医心医意

素问杏林 中医健康科普

花海兵　缪黎玮　著

U0380367

东南大学出版社
SOUTHEAST UNIVERSITY PRESS
·南京·

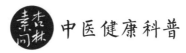

图书在版编目(CIP)数据

医心医意:“杏林素问”中医健康科普 / 花海兵,缪黎玮著.—南京:东南大学出版社,2019.7 (2019.12重印)
ISBN 978-7-5641-8428-5

Ⅰ.①医… Ⅱ.①花… ②缪… Ⅲ.①中医学—普及读物 Ⅳ.①R2-49

中国版本图书馆CIP数据核字(2019)第102294号

医心医意——“杏林素问”中医健康科普

Yixin Yiyi——XingLin Suwen Zhongyi Jiankang Kepu

著　　者	花海兵　缪黎玮
出版发行	东南大学出版社
地　　址	南京市四牌楼2号 (邮编:210096)
出 版 人	江建中
责任编辑	褚　蔚(电话:025-83790586)
经　　销	全国各地新华书店
印　　刷	江阴金马印刷有限公司
开　　本	880mm×1230mm　1/32
印　　张	6.25
字　　数	205千字
版　　次	2019年7月第1版
印　　次	2019年12月第2次印刷
书　　号	ISBN　978-7-5641-8428-5
定　　价	55.00元

本社图书若有印装质量问题,请直接与营销部联系。电话(传真):025-83791830。

杏林素问 ★

告之以其败，语之以其善，导之以其所便，开之以其所苦。

杏林素问告诉你，中医其实很朴素。

江苏省中医药文化建设及推广项目
无锡市卫健委中医药专项资助项目（ZYZD201806）
无锡市软课题“治未病”科普创新项目
无锡市企会协作项目“经方、验方”科普推广
江阴市家庭中医药小药箱科普读本
江阴市中医药进校园活动读本
江阴市中医“治未病”工程技术研发基地项目
江阴市中医药适宜技术推广项目

同亮林杏

前言 FOREWORD

作为基层临床的中医师，我们天天与患者打交道，深知他们的痛苦和需求，疾病的发生与个人在精神、社会、经济、工作、学习、生活方式、家庭等多个层面的影响都有很大的关系。

大家总抱怨现在医学科普鱼龙混杂，很多患者辨别能力有限，容易对号入座、一知半解、草木皆兵，导致对疾病的恐慌和对治疗依从性的下降。如果专业医生不站出来做科普，一些伪科普就会危害老百姓的健康和利益。

一个真正的好医生，总是愿意病人越看越少，希望大家少生病，甚至不生病，或者生病后能让病情不加重，科普工作就可在这些方面起到很好的效果。“上医治未病”，医生的感动和满足不应该仅仅来自治疗疾病，更应该来自减少生病。科普工作有价值、有意义，做科普也是一种情怀，对医生和患者都有好处。

所幸，我们生活中遇到的许多健康问题都还属于小毛病，只要有正确的健康理念，通过合理的方法措施调整，是能够恢复的。而针对这些小毛小病的及时干预，能够防止一些重大疾病的发生。

让经典与创新拥抱，让传承与科技融合，2018 年我们创建了“杏林素问”中医健康科普公众号，期冀让更多的人来了解中医、了解专业的医学科普。我们把传统的中医知识用漫画的形式画给大家看，以现代“桂枝”和“龙砂山人”的问答形式来展开和诠释。

"杏林素问"中医健康科普从"心、体、食、药"四个方面来讲述中医的治病之法、保生之术、养心之道，由——心语心药，养生箴言；体康身健，保生之术；食在中医，养身防病；药法自然，固本祛疾；医脉相承，海纳百川等五个板块展开。我们要普及的不仅仅是一方一药，更是传播来自中医的智慧生活方式，志在以"杏林素问"为链接点，集结中医人，讲述中医事，发扬中医术，传承中医道！

需要指出的是，人体是复杂的，医学对于疾病的认识还不够完善，当遇到具体疾患的时候，还是应该寻求医生的专业帮助。

书中的疏漏、不足部分还请读者批评指正。

花海兵　缪黎玮

2019年5月

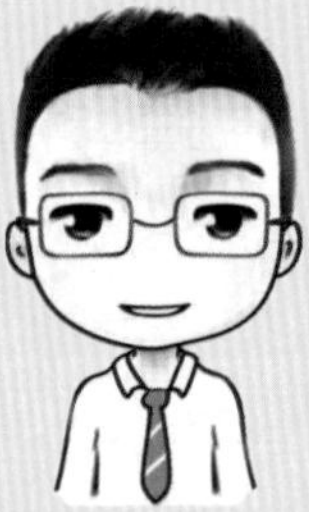

龙砂山人

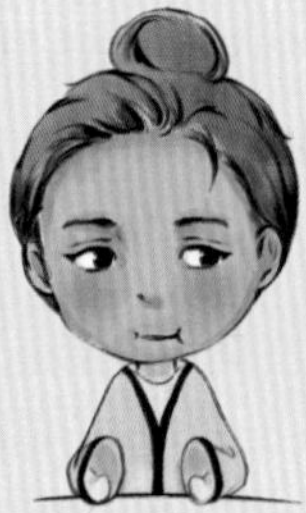

桂枝

序言 PREFACE

江阴的中医氛围很浓，其独特的地理位置和良好的人文环境，加之长久以来当地中医前辈们矢志不渝的努力，孕育诞生了学术特色鲜明的“澄江学派”和“龙砂医学流派”，其与交汇带的“吴门医派”和“孟河医派”互有交融而又自成体系，在江阴乃至江苏甚或全国中医发展史上都留下了浓墨重彩的一笔。

江阴出名中医，有“龙砂八家”、柳宝诒、曹颖甫、承淡安；有国医大师夏桂成，国医名师徐福松、徐荷芬；还有在经方医学和五运六气研究中极具影响的黄煌、顾植山……中医是江阴的一张名片，江阴也是中医的福地，江阴的民众喜欢中医，需要中医。

如何更好地将中医药科普与时代特点、群众需求、现代技术相结合，塑造正能量的中医新媒体形象，江阴“杏林素问”团队构建了“线上—线下—平面”的立体化中医科普传播体系，创新性地融合了多种媒介形式来系统、实用、生动地阐述中医药的丰富知识和文化内涵，为传播渠道和传播内容的立体化做出了积极的探索。

团队以开放多元的方式、深入浅出的语言、生动活泼的漫画，把深奥的学理转化为寻常百姓能够听得懂的话，诠释了中医“看的是病、救的是心、开的是药、给的是情”这种医心医意的医者情怀。

中医药发展迎来了天时、地利、人和的历史性机遇。这些年，见证了江阴新生代中医团队的成长，无论是江阴中医学术流派的梳理、名医学术经验的总结，还是区域中医治未病模式的探索，以及每期赠送的《江阴中医》和现在即将出版的《医心医意——“杏林素问”中医健康科普》，江阴的青年中医全心“读中医书、说中医话、想中医事、做中医人”。我赞赏海兵他们对中医的执着，故乐而为序。

江苏省中医药发展研究中心主任
江苏省中医药学会副会长、秘书长 黄亚博

2019年5月

目录 CONTENTS

听说中药方是厨子开的？ 1

古代有这么一个人，他叫伊尹，他辅助商汤灭了夏朝，为商朝的建立立下了汗马功劳。别人问他该用什么来治理天下呢？他说“以鼎调羹”“调和五味”，也就是后来老子所说的“治大国若烹小鲜”。

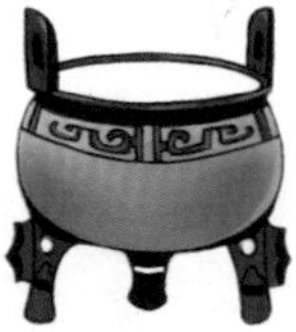

他写了一本书叫《汤液经》，把《神农本草经》中的草药一锅子煮煮。

我们今天的方子就是这么来的。

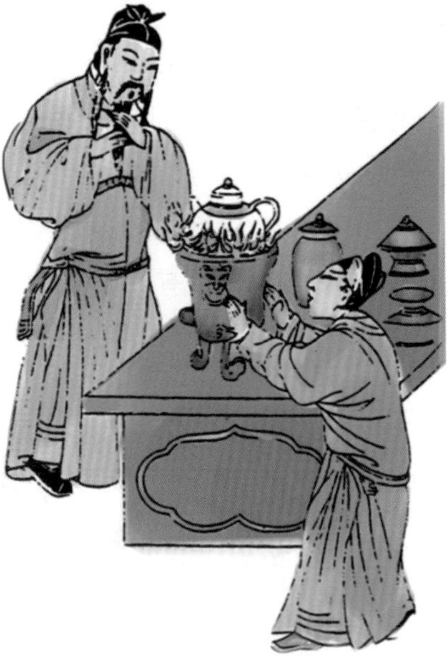

药之用，
或取其气，
或取其味，
或取其色，
或取其性，
或取其质，
或取其性情……

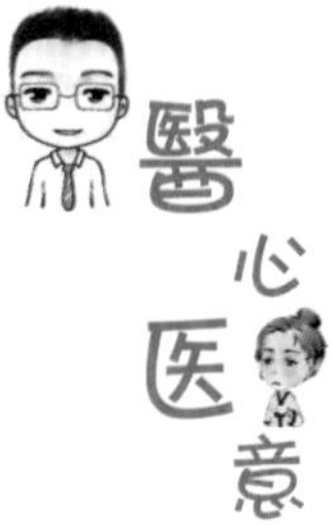
醫
心
医
意

大家都听过有八大菜系，其实煮中药也像做菜一样，让我们来看看中药都有些什么烧法吧？

【粤】 广东人爱煲汤，不知道大家有没有听过**炙甘草汤**？

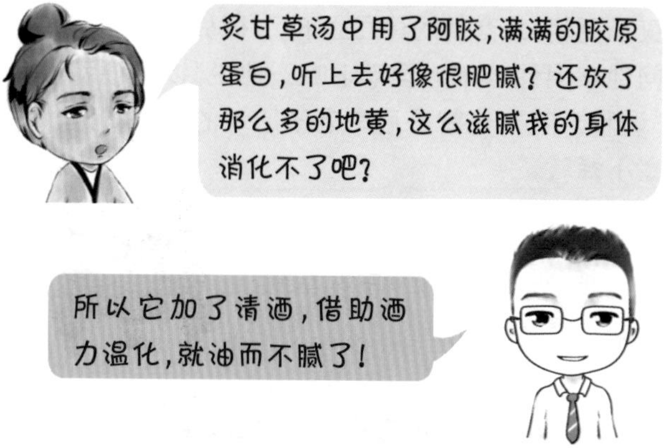
炙甘草汤中用了阿胶，满满的胶原蛋白，听上去好像很肥腻？还放了那么多的地黄，这么滋腻我的身体消化不了吧？
所以它加了清酒，借助酒力温化，就油而不腻了！

有的人劳心耗神，一没休息好就容易心慌慌的，去检查却没什么大问题，或者只是查出来心脏早搏，医生说不需要治疗，但自己却心慌觉得不舒服，人比较瘦弱，老觉得力气不足，这种**气阴两虚、心脉失养**的心慌，就可以用它。

【鲁】 北方人爱吃羊肉，有一首名方火遍大江南北，它就是**当归生姜羊肉汤**。

女性冬天因为气血不足而手脚冰冰的，月经量比较少甚至闭经的，属**内寒和血虚**的人可以用它，特别适合冬天喝。

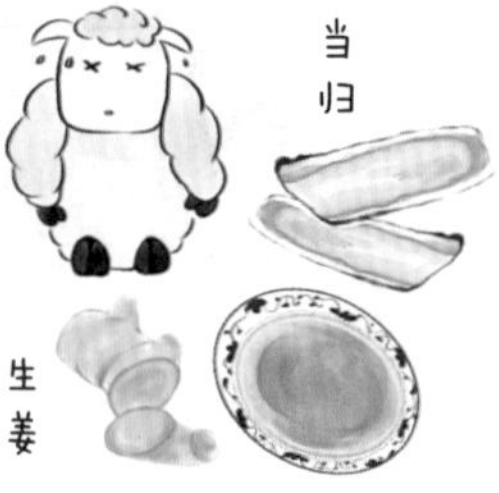
当归
生姜

【浙】

杭帮菜中有用茶叶做调料的，中药里也有这么一个方子叫**川芎茶调散**，主治风邪头痛或是感冒引起的恶寒、发热、鼻塞等。

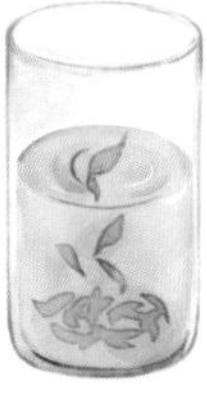

【苏】

苏帮菜精致秀气，我们的**薯蓣丸**就像是这个菜系的，它药味多、药量轻，很讲究。这么讲究的丸子当然不适合日常吃了，《伤寒论》说它主治“虚劳诸不足，风气百疾”。

适合吃东西特别少、胃口不好、行动无力的虚弱之人，比如肿瘤等慢性消耗性疾病、长期营养不良等。

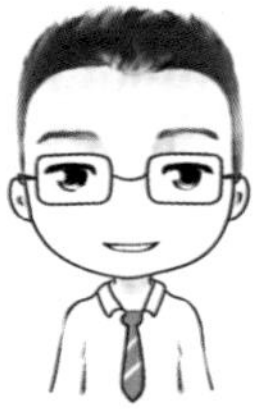

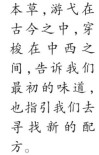

还有甜甜的**小建中汤**，加了饴糖，可以缓中补虚。有的人平常容易胃痛，这种痛隐隐的、不剧烈，腹部按上去不难受反而觉得舒服一点，喜欢吃热的食物，容易疲劳，说话多了也会觉得累，脸色黄黄的，就可以用它。

【川】

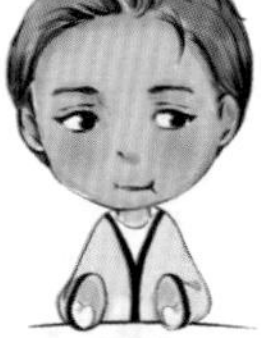

你们这口味太甜了，我吃不惯，给我上一个川菜，我觉得我需要火锅来拯救一下！

本草，游弋在古今之中，穿梭在中西之间，告诉我们最初的味道，也指引我们去寻找新的配方。

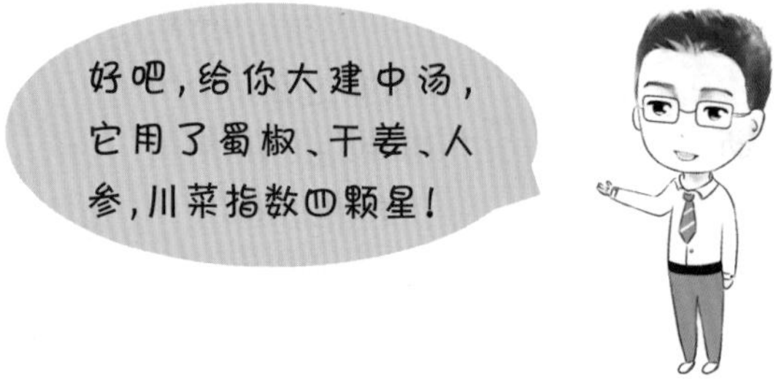
好吧，给你大建中汤，
它用了蜀椒、干姜、人
参，川菜指数四颗星！

【西】

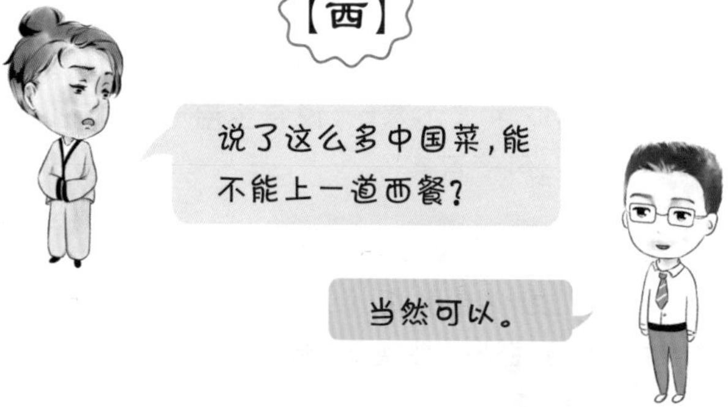
说了这么多中国菜，能
不能上一道西餐？
当然可以。

唐末五代有个人叫李珣，他写了本书叫《海药本草》，专门记载外来药物，他祖父是波斯人，世代售卖香药。这本书中记载的乳香、没药，被民国医家张锡纯拿来与当归、丹参伍用，做成活络效灵丹，“治气血凝滞，痃癖癥瘕，心腹疼痛，腿疼臂疼，内外疮疡，一切脏腑积聚，经络湮淤”。

在那个时代，波斯传了不少方药进来。据说当年唐太宗得了痢疾，张澹给他用了一张波斯传入的方子，叫悖散汤，又名乳煎荜茇煎，还叫牛乳补虚破气方。

> 今天的我们也有不同的做法，
> 泡一杯网红玫瑰花加芭乐茶，给心情不好的你；
> 冲一杯肉桂粉姜汁撞奶，给胃寒的你；
> 煮一碗百合麦冬莲子汤，给口干、心烦失眠的你。

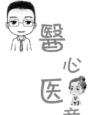

溥仪的消食药：大山楂丸 2

宣统三年，辛亥革命爆发，清朝旧制被彻底废除，旧帝沿用宣统年号仍住在紫禁城内，他就是末代皇帝溥仪。

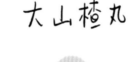

据《清代宫廷医话》记载，他早上喜欢吃豆浆油饼，平时很容易消化不良，几乎隔不了几天就会伤食一次，所以每天三餐后都要吃**大山楂丸**。这丸子的主要配方是“焦三仙”，消食作用很好。

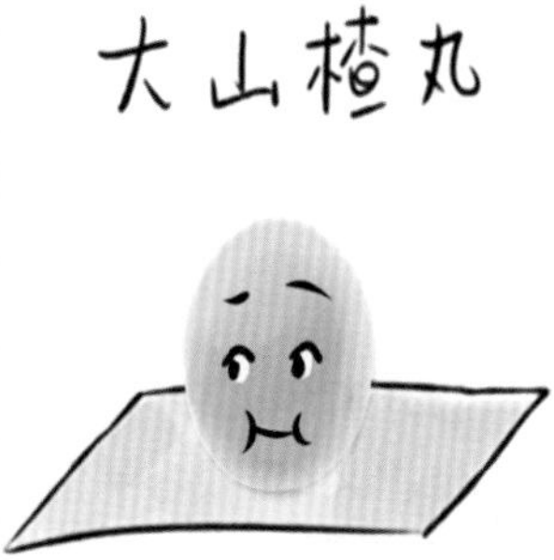
大山楂丸

有一回溥仪伤食又加上感冒，太医赵文魁给他请脉，见他头晕肢倦，胸满作呕，手心发热，左寸关浮数，右寸关洪数，舌苔黄白，诊为胃蓄饮热，微感风凉。用清解止呕化饮之法调理，处方如右：

粉葛根二钱 **薄荷**一钱
连翘二钱 **竹茹**一钱
焦三仙各三钱 **橘红**八分
枳壳二钱

这里面就用了焦三仙，它不是一味药，而是**焦山楂、焦神曲和炒麦芽**这三味。山楂善于消肉食积滞，我们爱吃的冰糖葫芦就是它。

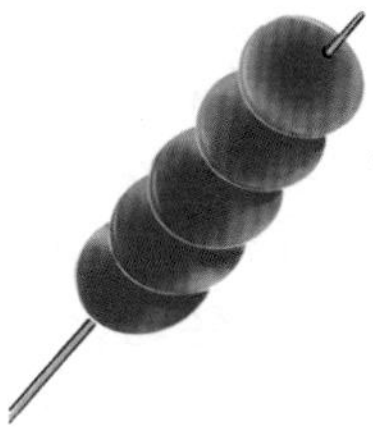

大山楂丸，组成：山楂、六神曲（麸炒）、炒麦芽，助消化、除油腻、健脾胃，适用于肉、食、米、面诸积。

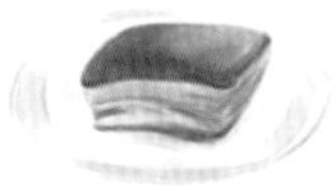

过年大鱼大肉吃多了，吃山楂可以帮助消化。

山楂还能活血化瘀，瘀血体质者可以吃，比如有冠心病、动脉硬化的人。它还有降血脂的作用。

山楂酸甜好吃，但吃起来也不是百无禁忌的。首先，脾胃虚弱的人不适合吃，胃酸过多的人不适合吃。它能活血，所以孕妇也不能吃。另外，不能空腹吃，也不适合生吃，吃完要刷牙，否则不利于牙齿健康。还有的人吃了食量大增，反而增加体重，那就适得其反了。

宫廷里的人多吃肥甘厚味，加上养尊处优，饭后活动范围又小，很容易消化不良而伤食，所以消食导滞法在宫廷医学中较常见。现代社会很多人的饮食、生活习惯也是这样。

节假日里各种情况引起的积食，焦三仙都能很好地化解。痰多的加橘红，化痰又理气。气滞的加佛手，理气又能缓解郁闷。

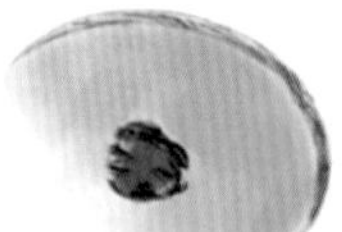

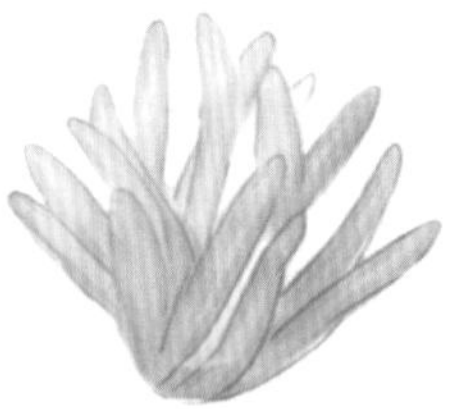

如果出现腹胀、矢气频多，症状轻的话，可开代茶饮。选药平和，剂量轻巧，作为日常的养生治病小药茶。

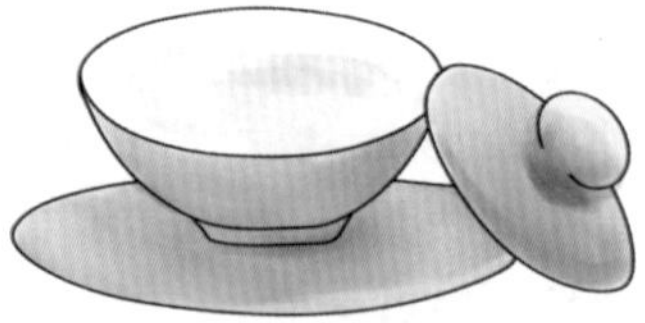

脾虚胃口差，试试资生丸 3

小孩不吃饭不长肉怎么办？

《岳美中医案》里有一则病案：
一个12岁的小女孩，身体矮瘦，
稍微活动下就感到劳累气短，
懒懒的不喜欢玩耍，
读书写字十分钟就觉得眼睛抽痛。

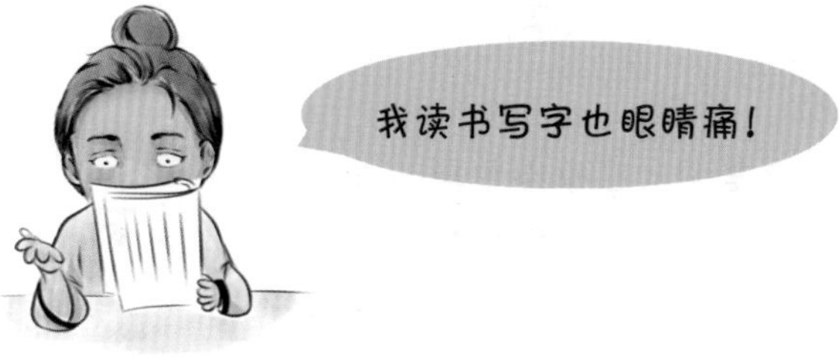
我读书写字也眼睛痛！

她母亲本就体弱多病，生她又比较晚，
女孩生来就先天不足，发育得不够好，
她的脸白白的，眼白也很白，吃得很少，
大便有时候不成形，脉象摸着也是虚软的。

这孩子，每顿只吃几粒米。

大资生丸，补不足，损有余，调升降，兼顾脾虚所致的生化不及和运化失常两方面，药味虽平常，平常之中见真奇。

她没有别的病，只是脾胃不足，
于是给她开了资生丸。

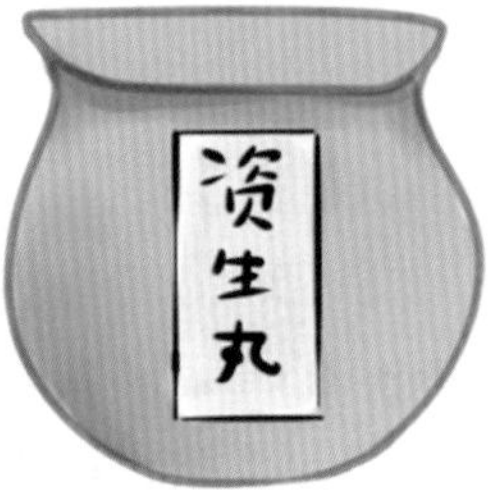
资生丸

用了20天后，
小女孩食量变大了，
脸色、精神、活力也慢慢恢复。

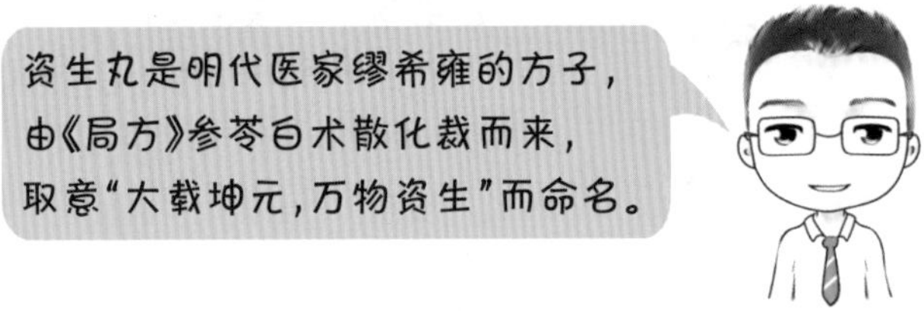
资生丸是明代医家缪希雍的方子，
由《局方》参苓白术散化裁而来，
取意“大载坤元，万物资生”而命名。

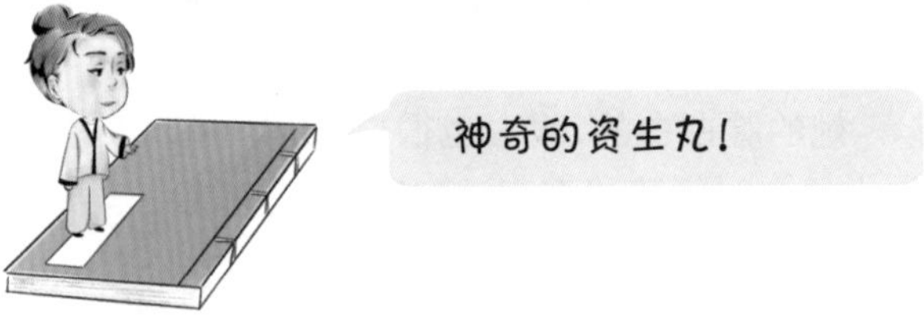
神奇的资生丸！

这个方子重在补脾胃，
辅以调脾胃，
用来治疗吃得少、吃得不香的脾虚证，
也适合老年人。

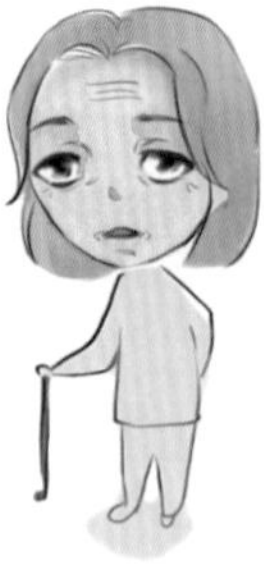

睡眠被占领的人，你听说过子午流注吗？ 4

以前我们从不失眠，现在我们的睡眠时间去哪了？

有太多的理由占领我们的睡眠：

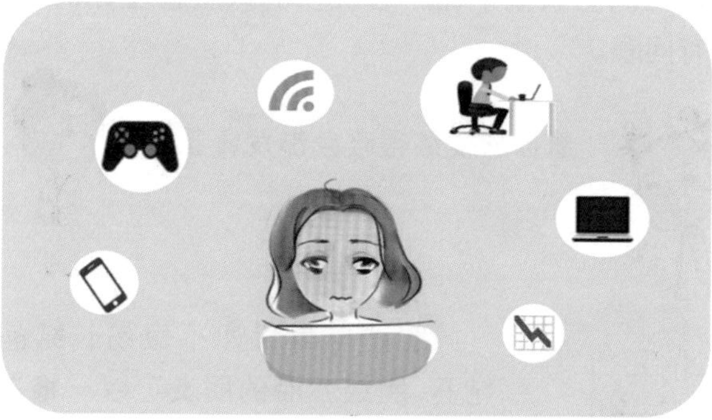

生活那么精彩，为什么我们需要睡觉呢？西方的大佬说因为“**生物钟**”！它揭示了我们的作息规律。

其实早在千年以前，我们的老祖宗就认识到了这一点，他们叫它“**子午流注**”。

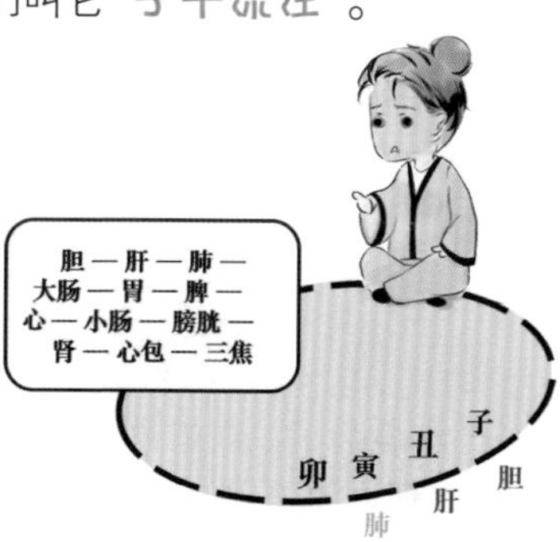
胆—肝—肺—
大肠—胃—脾—
心—小肠—膀胱—
肾—心包—三焦
子
丑
寅
卯
胆
肝
肺

经脉气血受自然界影响有时盛、有时衰，并有一定规律。血气应时而至为盛，血气过时而去为衰，逢时而开，过时为阖。

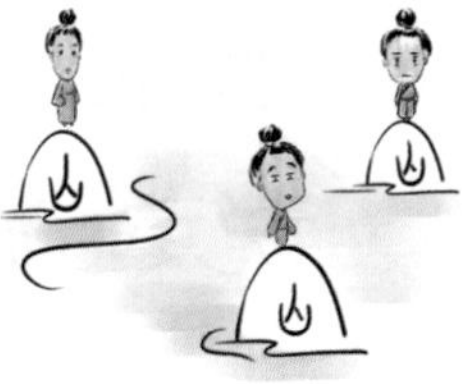

子午就是时间，流注就是气血，我们体内的气血就像水流一样，按时辰在经络中流动。

针林秘籍《针灸大成》上说，每当半夜十一点，我们的阳气就静悄悄地开。所以过了十一点反而就不容易犯困了。夜里十一点到一点叫子时，是**胆经**的工作时间。长期不让胆经工作的人脸色差，肝胆容易有问题。

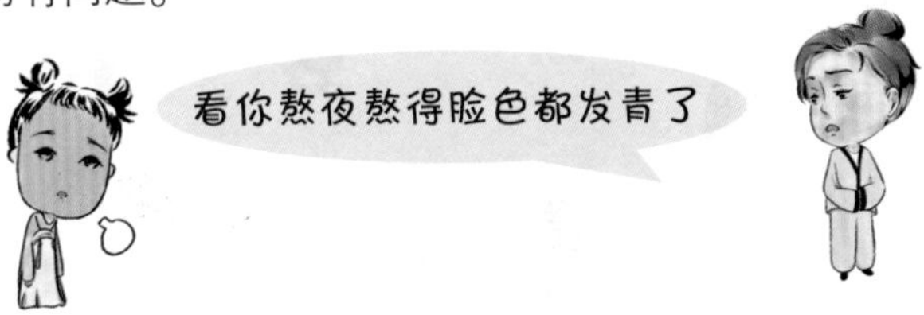
看你熬夜熬得脸色都发青了

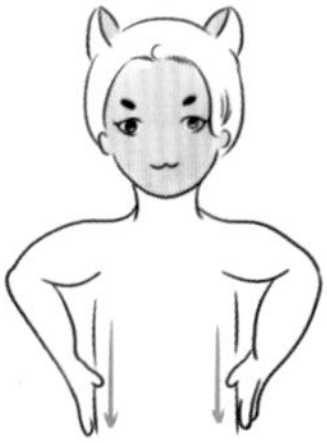

胆汁排毒代谢不良易长结晶结石，胆经淤滞的朋友可以**一推二敲三按**。“一推胸胁两侧、二敲大腿外侧、三按胆经穴位。”怎么做呢？用手掌面紧贴着身体侧面，从上而下缓慢、均匀地推，推的时候注意自然呼吸，不要屏气。

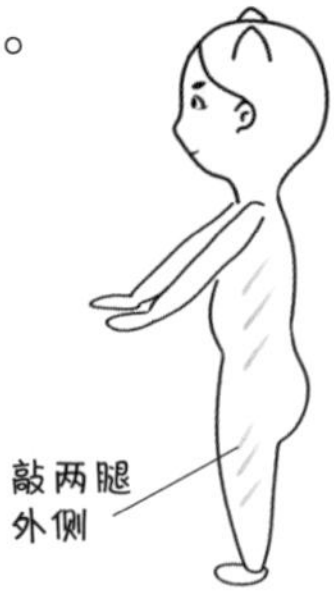
敲两腿
外侧

大小腿外侧用敲法，手握空心拳，沿直线从上到下轻轻敲。

还可以用手指点按胆经上的穴位。

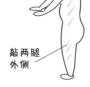

需要注意的是，有些人不适合做。比如身体虚弱的、有慢性严重疾病的、局部皮肤有破损、血小板低的，月经和怀孕期间也不适合。

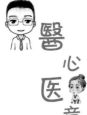

推敲了胆经之后经气流动，有的人会因此难以入睡，这时可以推敲背部膀胱经（距离脊椎两侧1.5寸和3寸，左右各两条），还有背后正中线上的督脉。推敲它们有助于睡眠。

气血走完胆经就走肝经，夜里一点到三点叫丑时。血液回到肝排毒和修复，长期熬夜肝脏的负担就重，人也烦躁易怒容易倦怠。

两胁肋部不舒服的人、经常生闷气的人，可以擦两侧胁肋部。用两手掌面紧贴在胁肋部，按直线来回摩擦。

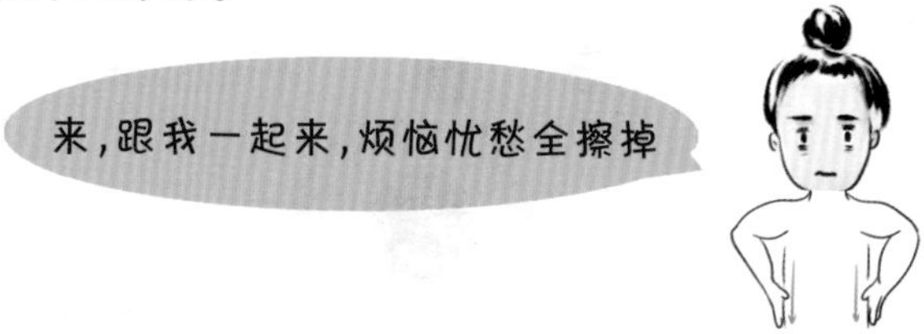
来，跟我一起来，烦恼忧愁全擦掉

夜里三点到五点是寅时，我们处于深睡眠状态，肺经却将新鲜的气血输送到全身，身体的各部位开始由静转动，准备迎接新一天的开始。

寅时：迎接新一天

从亥时到寅时是我们身体休养的时间，即晚上九点到早上五点，晚上九点后就不要剧烈运动和想事情了，到十一点前自然入睡。

中午十一点到一点叫作午时，午时心经旺盛，小睡片刻能养心，让我们一下午都精力充沛。睡不着的闭目养神片刻也好，这就是我们常说的“子午觉”。

睡好觉才能养好身体和精神。养生就是摸索出自然和身体的规律，然后顺应它。

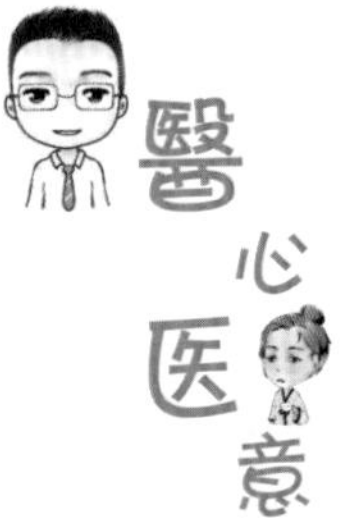
醫
心
医
意

『杏林素问』中医健康科普

5 枸杞——保温杯宠儿就是我！

南宋诗人陆游曾经说：
“雪霁茆堂钟磬清，晨斋枸杞一杯羹。”
自古以来，枸杞就是居家保健常用品，
到了现代，更是我们保温杯的常客。

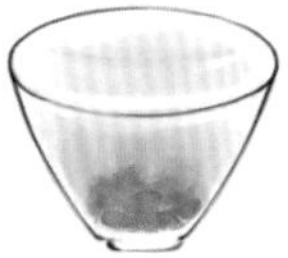

它的热潮漂洋过海外国人把它当作干果来吃。
画风是这样的：

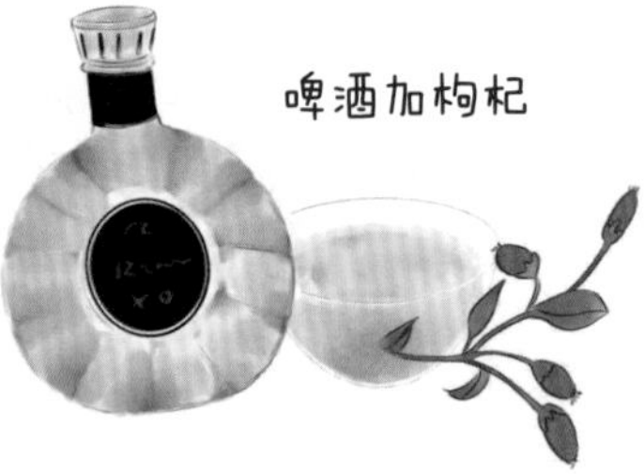
啤酒加枸杞

枸杞味甘多液，性微凉，为滋补肝肾良药。

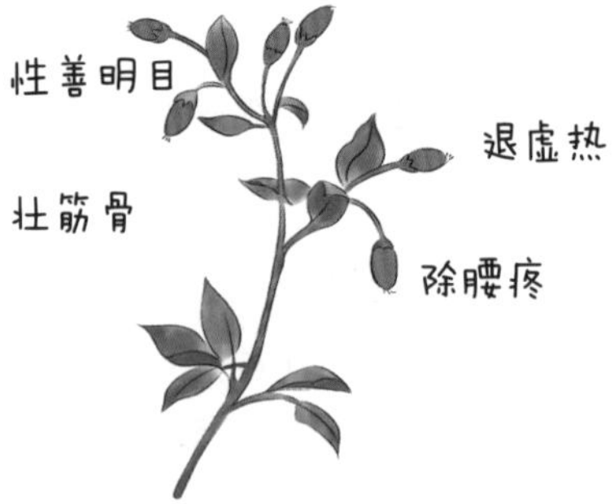
性善明目
退虚热
壮筋骨
除腰疼

古有“隔家千里，勿食枸杞”之谚，认为它能补肾壮阳，是甘温之品。民国中医大咖张锡纯却认为，枸杞不该是温热之性，因为它能**退虚热**。

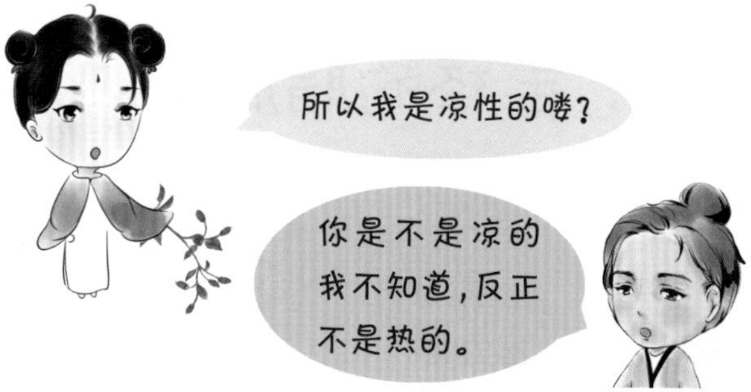
所以我是凉性的喽？
你是不是凉的我不知道，反正不是热的。

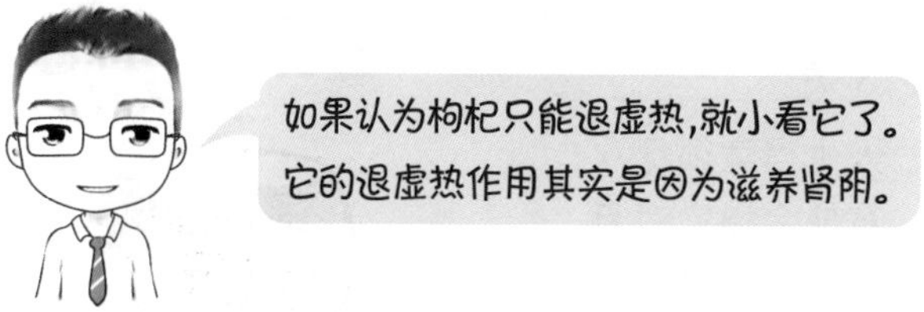
如果认为枸杞只能退虚热，就小看它了。它的退虚热作用其实是因为滋养肾阴。

《中国药典》说它用于：虚劳精亏，腰膝酸痛，眩晕耳鸣，内热消渴，血虚萎黄，目昏不明。

枸杞这么好，却也不是人人都合适。消化不良、便溏泄泻者忌服，湿气重、舌苔黏腻的人最好也别吃。

那么枸杞怎么吃呢？可以**嚼着吃**，还可以**代茶饮**：如烦躁易怒、两目干涩、视物模糊，可用菊花、枸杞子、决明子各3克，沸水冲泡代茶饮用。如感到心悸心慌、气短烦渴，可用党参9克，五味子3克，麦冬6克，沸水冲泡代茶饮用。

还能**煮粥**，介绍一款杞实粥，芡实适量，滚水淘洗四五次，又用滚水泡透备用。枸杞子选肥大赤色者，用水淘一次，滚水泡透备用。粳米适量，滚水淘洗四五次备用。第二天早晨，用砂锅一口，先将水烧滚，下芡实煮四五沸，次下枸杞子煮三四沸，又下粳米，共煮至浓烂香甜，空腹食之。

杞实粥

《眼科阐微》

杞实粥内用粳米，
芡实先煮再枸杞。
目得精气方能明，
填精重在养胃气。

6 年轻的你，年轻的脂肪肝……

不知不觉中，脂肪肝越来越年轻化了，
是什么原因引起的呢？

第一回合

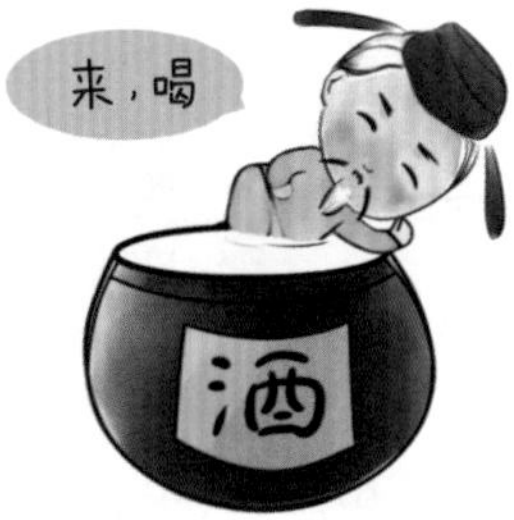
来，喝
酒

人生得意须尽欢，
莫使金樽空对月。
烹羊宰牛且为乐，
会须一饮三百杯。

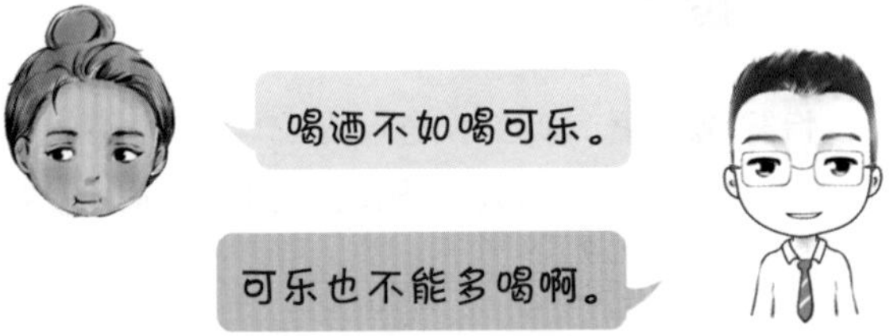
喝酒不如喝可乐。
可乐也不能多喝啊。

有数据表明，每天饮酒超过80~160 g，酒精性脂肪肝的发病率会增加5~25倍。值得警醒的是，长期大量摄入高糖类饮料的朋友，也会成为脂肪肝的重点光顾人群。所以不光酒不能喝，高糖类饮料也不能多喝。

第二回合

胡吃海塞，外卖每餐。
足不出户，肚子叠起。
体重多少，随它去吧。

有数据表明，30%~50% 的肥胖合并脂肪肝，所以体重管理很重要。

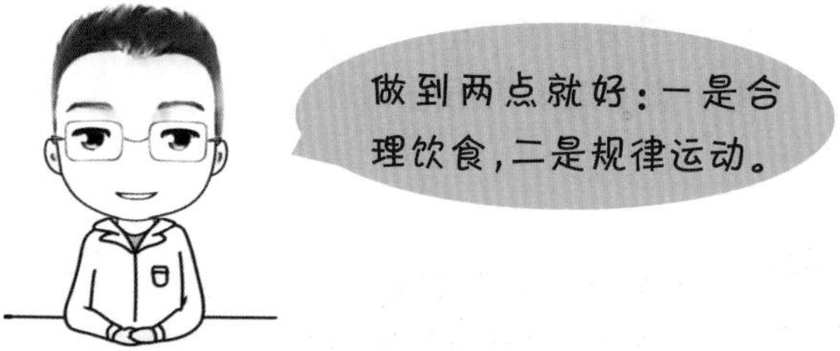
做到两点就好：一是合理饮食，二是规律运动。

合理饮食：注意饮食清淡，多吃新鲜蔬菜瓜果，基本原则为“一适两低”，即适量蛋白、低糖和低脂肪。

规律运动：重要的事情说三遍：锻炼，锻炼，锻炼！选择适合自己的锻炼方式。当然也要劳逸结合，避免过度劳累。平常可慢跑、游泳、骑自行车等，根据自己的身体情况量力而行。

第三回合

有人认为很多人都有脂肪肝，轻度中度的不要紧。这样的想法是不对的，不能掉以轻心，以免铸成大患。

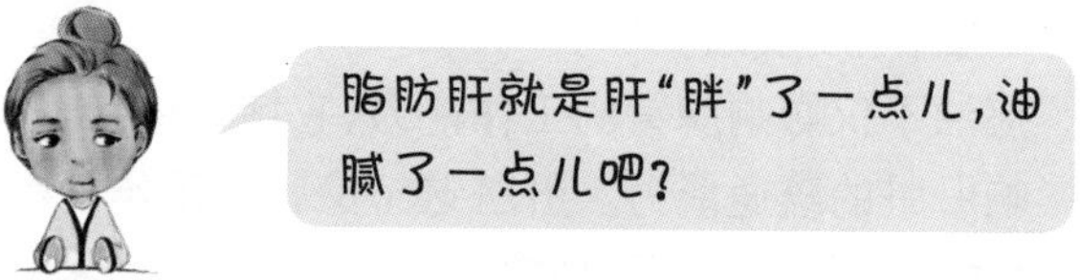
脂肪肝就是肝“胖”了一点儿，油腻了一点儿吧？

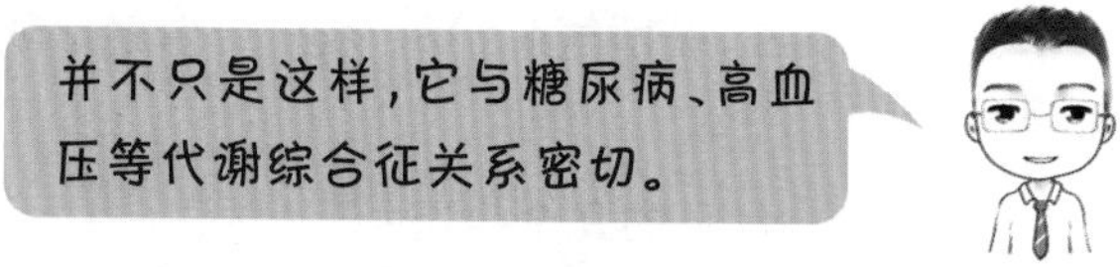
并不只是这样，它与糖尿病、高血压等代谢综合征关系密切。

数据显示，45%的脂肪肝患者伴有腹部肥胖、血压升高、血糖异常、血脂异常等。

所以脂肪肝的危害不仅限于肝脏，还会导致糖尿病、高血压等“套餐疾病”。

其实不需要去追求养生秘法，大道至简，做到以下就好：

一是合理饮食，
二是规律运动。
三是睡好觉，
四是心情好。

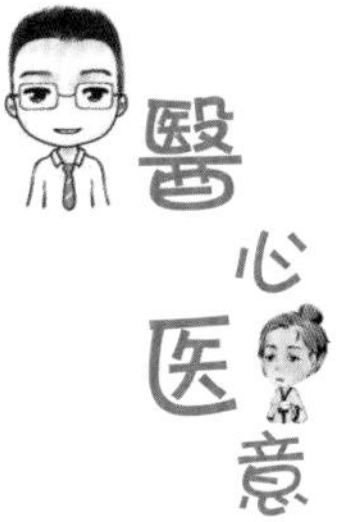
醫心医意

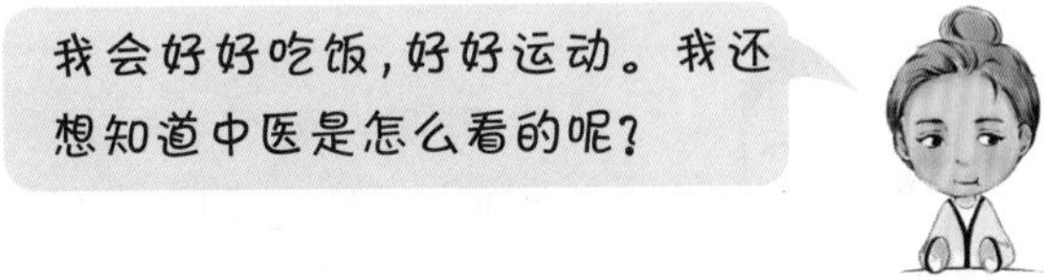
我会好好吃饭，好好运动。我还想知道中医是怎么看的呢？

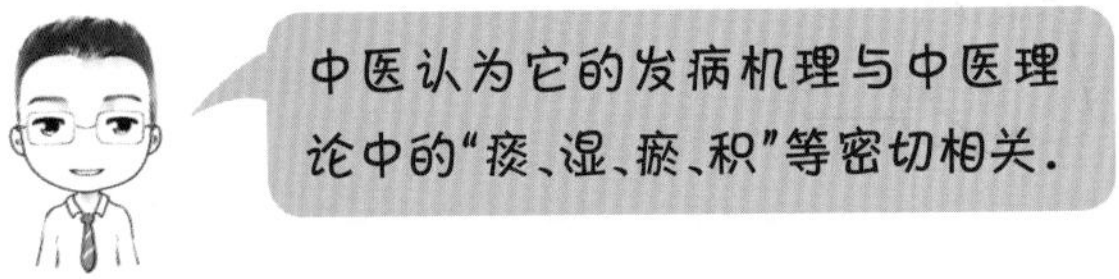
中医认为它的发病机理与中医理论中的“痰、湿、瘀、积”等密切相关。

病机主要是肝失疏泄，脾失健运，湿热内蕴，痰浊内结，瘀血阻滞，最终形成痰瘀互结，痹阻于肝脏脉络，多为虚实夹杂。

这个痰不是咳吐的痰，而是广义的痰，是因各种情况停留在体内，不能运化消除，并在某处聚集凝结的黏稠物。

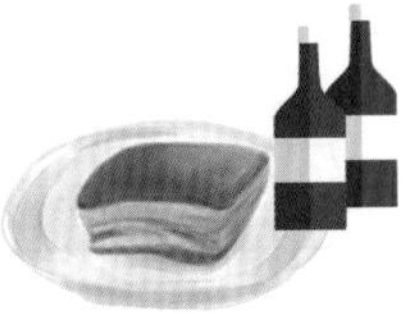

当人吃了大量的肥肉，脾胃消化不了，本来脾胃只要白天工作，现在你给了它白加黑都做不完的工作，长久下去脾胃就虚了，工作就越积越多，体内就变得越来越油腻，酿成痰浊。

痰浊不仅影响脾胃的工作能力，它堵在体内，还会影响肝脏的疏通能力。肝脏这个交警的工作受影响，气血就堵了，气滞了，血瘀了。

脾虚酿生痰浊，肝郁气血淤滞，痰瘀结合就形成了脂肪肝。

常见的几个情况：

肥人多痰湿

中医认为肥人多痰湿，治疗时用化痰、利湿浊、健脾、疏肝之法。医家们常用的方子有：五苓散、二陈汤、平胃散等，根据具体情况辨证论治。

我院有“降脂合剂”：该方由制苍术、石菖蒲、生山楂、泽泻、丹参、荷叶、决明子、枸杞子等组成。

酒客多湿热

中医认为酒是个湿热的东西，去除湿热，要根据具体情况辨证论治，可用金钱草、蒲公英等煎汤代茶饮。

肝郁

气滞型脂肪肝患者，可见胁肋胀痛，肝区不适。

1. 金归楂橘茶：郁金、当归、山楂、橘皮各5 g，加水同煎取汁代茶饮，每日1剂，分早中晚3次服。适用于气滞夹瘀型脂肪肝。

2. 金香茶：郁金、香橼皮各5 g，木香3 g，加水适量，煎取药汁代茶饮，每日1剂，分早中晚3次服。适用于肝郁气滞型脂肪肝。

3. 三花茶：玫瑰花、桂花、茉莉花各10 g，加水煎取药汁，或沸水冲泡代茶饮，每日1剂，分早中晚3次服。用于肝郁气滞型脂肪肝。

血瘀

1. 红花山楂橘皮茶：红花2 g，山楂、橘皮各5g。水煎取汁，分数次当茶饮。适宜于血瘀型脂肪肝。

2. 荷叶山楂丹参茶：荷叶、山楂、丹参各10 g，泡茶饮。可用于各类脂肪肝，尤宜于血瘀型脂肪肝。

给我们的肝脏减负去“油”吧！

脂肪肝是可逆性病变，尤其是轻度脂肪肝，如果好好调整饮食结构，再配合适当的运动，可以使细胞内沉渍的脂肪逐渐减少，肝功能也能恢复正常。

7 药如人生，五味杂陈

说到中药，一个字——苦。

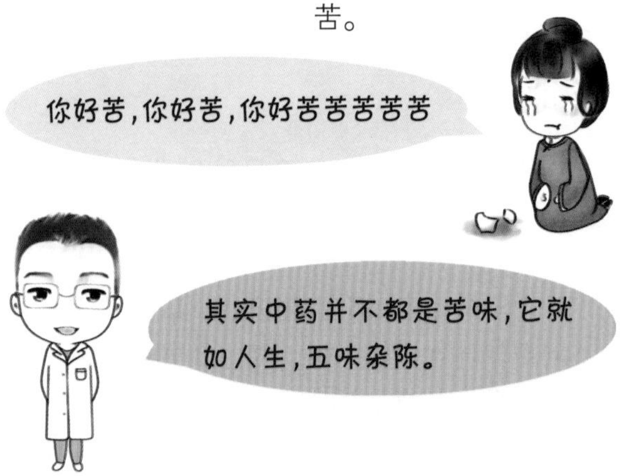
你好苦，你好苦，你好苦苦苦苦苦
其实中药并不都是苦味，它就如人生，五味杂陈。

首先它也有**甜甜**的。你们有没有听过一个方子，叫甘麦大枣汤？里面有甘草、小麦、大枣。

适合失眠的、郁闷的人，这是一张柔和的安抚方。

> 妇人脏躁，喜悲伤欲哭，象如神灵所做，数欠伸，甘麦大枣汤主之。——《金匮要略》

它还能是**酸**的。有一味药叫酸枣仁，有一个以它为主的方子叫酸枣仁汤。失眠的人可以喝，也适合神经衰弱、神思耗损的人。但对于实热证的失眠就不合适了。

> 虚劳虚烦不得眠，酸枣仁汤主之。——《金匮要略》

有时它又是辛辣的。受了风寒，头痛鼻塞、身体困痛，可用生姜几片、连须葱白，加上红糖、胡桃捣碎，用滚水冲一大盏，趁温热的时候喝，让身上出一层薄薄的汗。这就是《食鉴本草》中的五合茶。

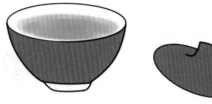

中药五味杂陈，中草药就像是一位穿越千年的旅人，跨越山海，遇见海的味道，顺手来一碗海藻玉壶汤，化痰软坚，理气散结，滋阴泻火。

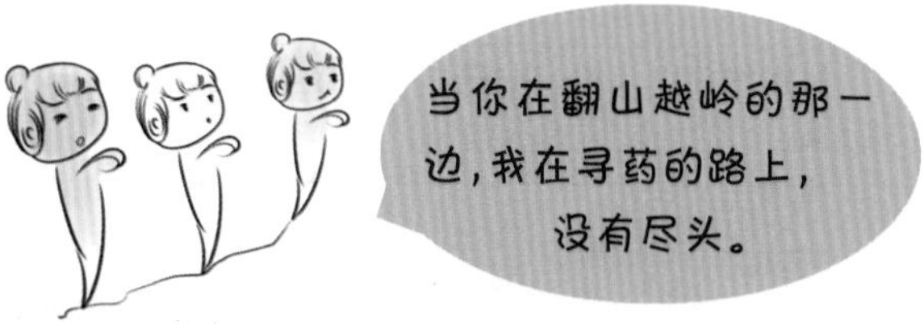
当你在翻山越岭的那一边，我在寻药的路上，没有尽头。

你听过中药的“三品四气五味”吗?

《神农本草经》将中药分为上、中、下三品，即上药、中药、下药，上药养命，中药养性，下药治病。中药的四气是指药物的寒、热、温、凉四种不同的药性。五味是指药物表现出的气味具有酸、苦、甘、辛、咸五种。

中药它不只有苦味，就着人生这味佐料，酸甜苦辣，百般滋味在心头。

8 记忆中的茯苓饼

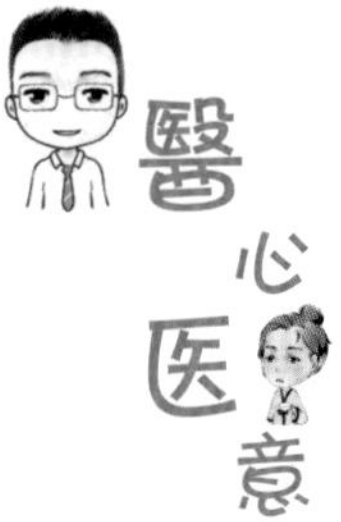

醫
心
医
意

少时的记忆中，有没有一种薄薄的圆饼？皮子白白脆脆的，馅料香软甜糯。它就是茯苓饼，是一种传统名点。

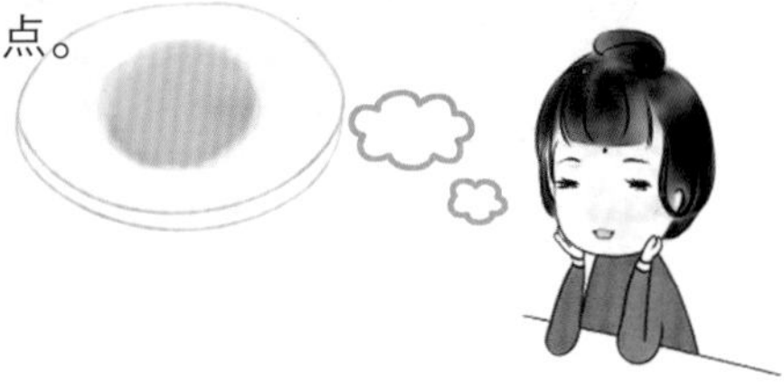

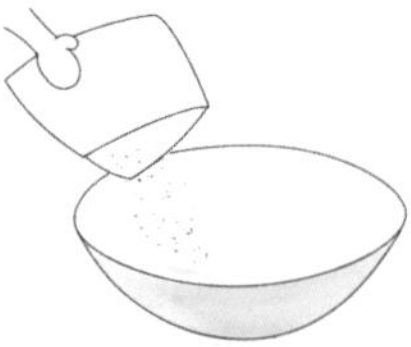

以茯苓霜和精白面做成薄饼，中间夹有蜜饯松果碎仁，用蜂蜜、砂糖熬熔调拌。

> 早在约800年前，南宋《儒门事亲》中就有记载："茯苓四两，白面二两，水调作饼，以黄蜡煎熟。"

茯苓，是多孔菌科寄生植物茯苓菌的干燥菌核。西汉《淮南子》有记载："千年之松，下有茯苓。"

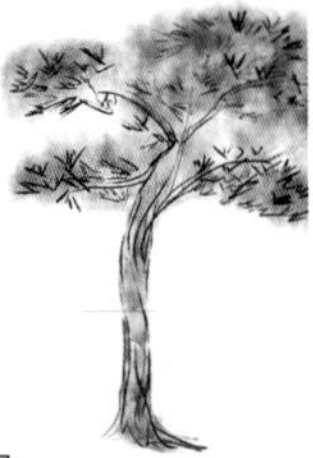

它性情和缓，能补——调养脾胃；
能泻——利水渗湿。

中医认为脾能运化水湿，脾虚的人水湿不化，就容易聚生痰湿水饮。茯苓泻中有补，对脾虚兼有痰湿的人更适用，它也因此成了除湿的网红之一。

网红除湿达苓

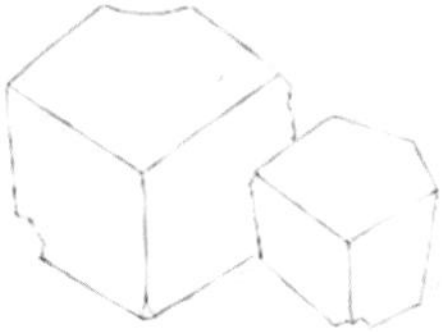

块状的茯苓入煎剂不易煎透，必须切薄片或捣为末，方能煎透。

粥

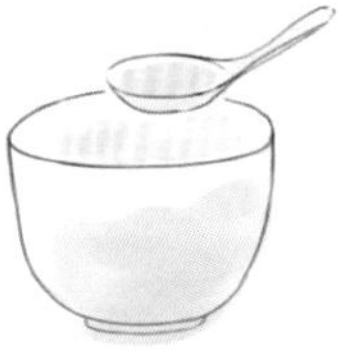

茯苓、粳米适量煮粥，亦可加芡实、莲子等。

茯苓包子

山药粉、茯苓粉加冷水适量浸成糊状，蒸30分钟取出，调面粉和好，发酵调碱制成软面，包成包子，蒸熟。

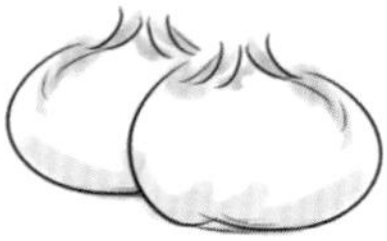

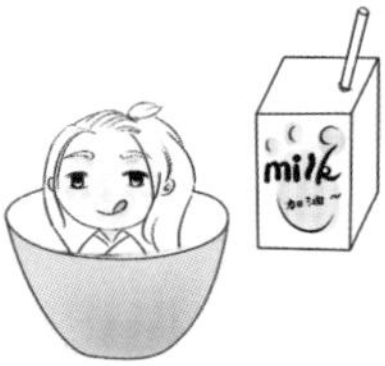
milk

茯苓牛奶燕麦饮

茯苓粉、燕麦片加入牛奶中，冲服。

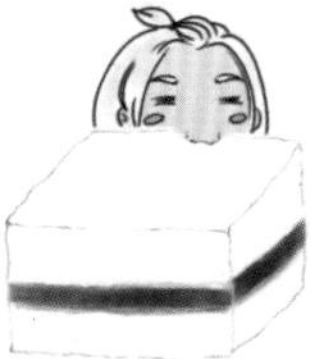

茯苓糕

茯苓粉、糯米粉、粘米粉、枣泥馅适量，蒸糕。

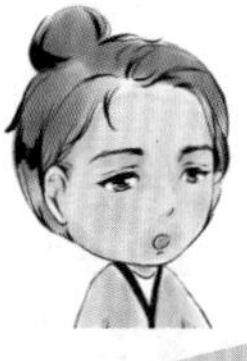

什么人不适合用呢？

阴虚、津伤口干的人，还有肾虚多尿、虚寒滑精的人，因为茯苓渗利，会加重虚损。

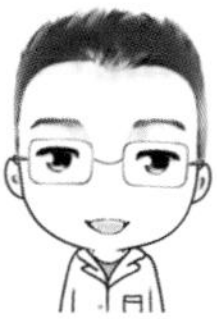

茯苓，味甘、淡，性平，归心、肺、脾、肾经，利水渗湿、健脾、宁心。

9 春困正当时，你睡得好吗？

春雨淅沥小花摇，春风暖暖叫人困。

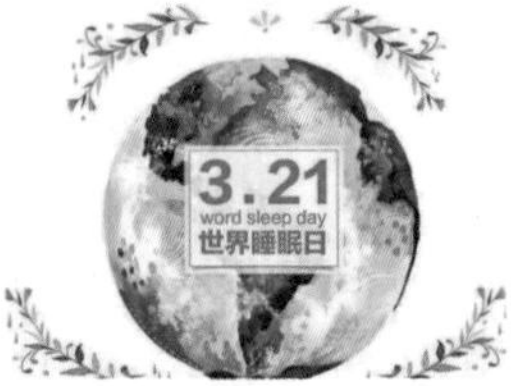
3.21
word sleep day
世界睡眠日

犯春困的人秒睡没烦恼，但有些人，翻来覆去睡不着，好不容易犯困了，却该起床上班了。还有的人，乱梦颠倒一晚上，都不知道自己睡没睡着。

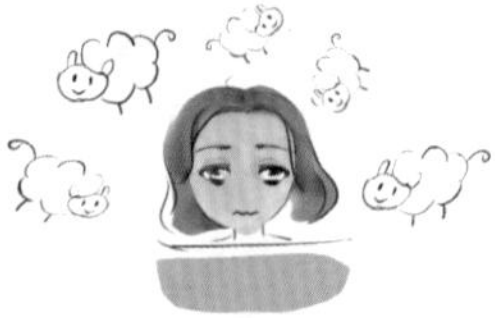

传说可以数羊，结果数了无数只。是谁说数羊有用的？

常见的失眠有哪几种呢？根据表现我们把它分为三种：入睡困难型、保持睡眠困难型、早醒型。

多梦，入睡困难，醒后难以入睡，睡后精力不恢复，对声音敏感，睡眠时间短，容易惊醒……随之而来的是失眠带来的各种不适。有的人甚至想到晚上睡觉就焦虑恐惧。很多失眠的人喜欢胡思乱想，失眠本身也会使人出现各种症状，长期失眠会引起神经衰弱甚至抑郁。

拿什么拯救你，睡眠？

首先，我们要弄清失眠的原因。
各种因素纷繁复杂。

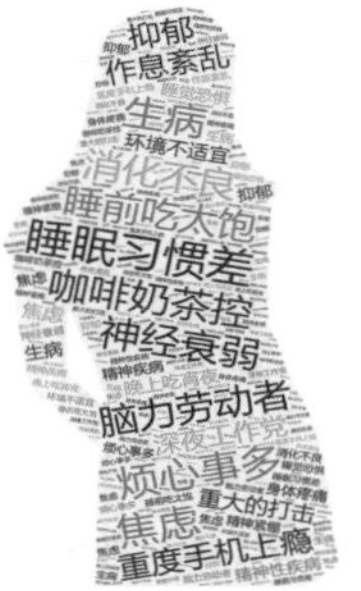

抑郁
作息紊乱
生病
环境不适宜
消化不良
睡前吃太饱
睡眠习惯差
咖啡奶茶控
神经衰弱
脑力劳动者
深夜工作党
烦心事多
重大的打击
焦虑
重度手机上瘾
精神性疾病

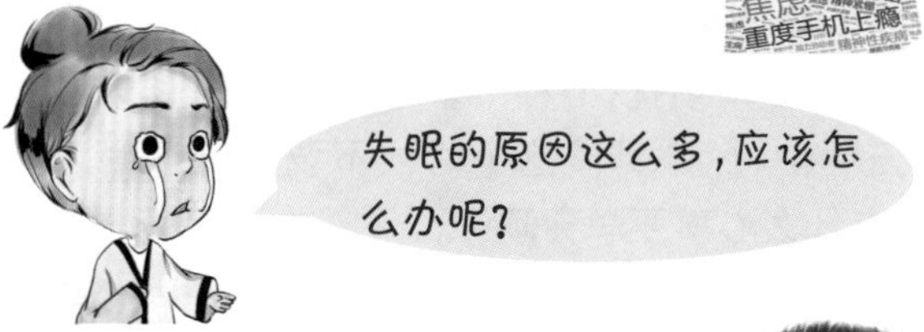

失眠的原因这么多，应该怎么办呢？

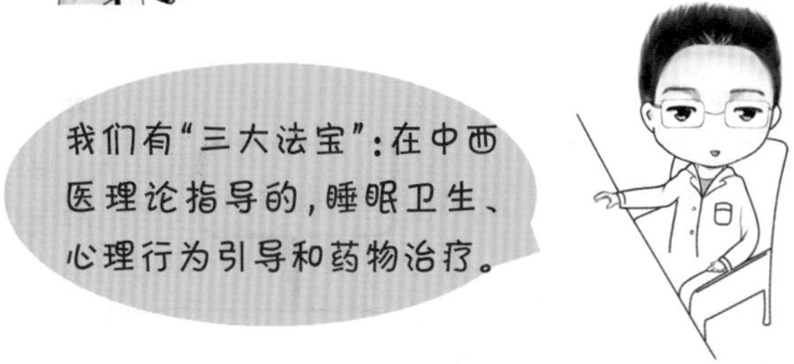

我们有“三大法宝”：在中西医理论指导的，睡眠卫生、心理行为引导和药物治疗。

服药千服，
不如一宵独卧；
服药千朝，
不如独卧一宵。

睡眠卫生教育，要“规律作息，健康睡眠”。很多人失眠是长期不规律作息引起的，所以睡眠卫生教育不可或缺。

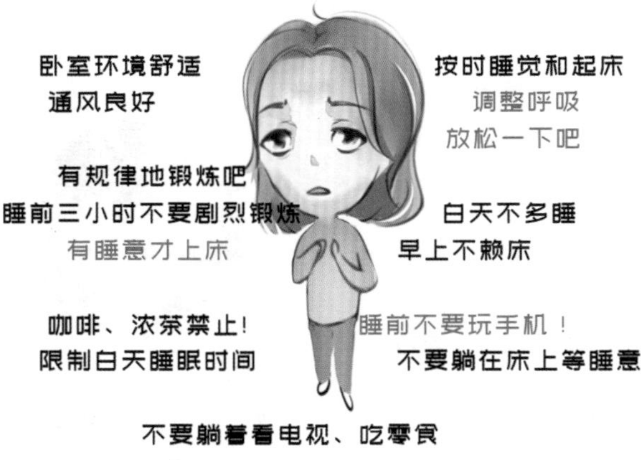

卧室环境舒适
通风良好
按时睡觉和起床
调整呼吸
放松一下吧
有规律地锻炼吧
睡前三小时不要剧烈锻炼
白天不多睡
有睡意才上床
早上不赖床
咖啡、浓茶禁止！
睡前不要玩手机！
限制白天睡眠时间
不要躺在床上等睡意
不要躺着看电视、吃零食

其实前面说的很多条大家都知道，但做不做得到呢？一失眠就想依赖药物治疗，这是偷懒的想法。越来越多人失眠其实是“主动失眠”，长期熬夜，睡眠时间被工作、娱乐、情绪……严重消耗，所以重中之重是要培养良好的睡眠习惯，知行要合一。

心理疏导和行为引导。很多人失眠是因为有烦心事，心中烦扰，心神不宁，就会失眠。所以中医说先睡心，后睡身。这个时候不要自己一个人闷着，有什么心事要学会倾诉。

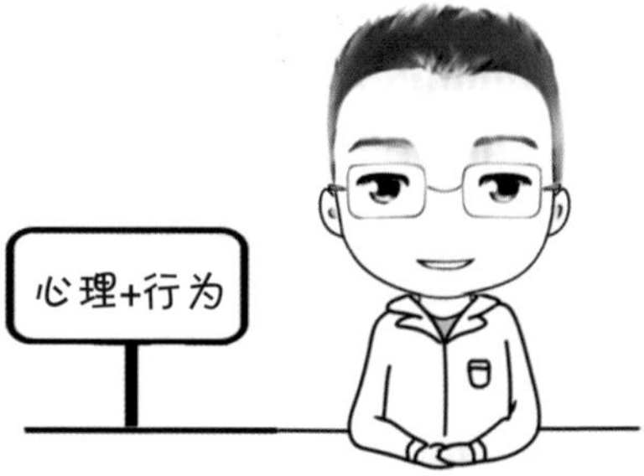
心理+行为

有人说我已经不去想心事了，但还是睡不着。那也不要焦虑，我们继续下一步：行为疗法。首先，要照着第一条做，培养良好的睡眠习惯。其次，要学会放松，通过冥想、意象联想等来放松你的内心。然后集中精神关注你的呼吸，把你的呼吸慢、慢、慢……地舒缓下来，最后放松你的身体、肌肉、关节。这些都是放松训练，也叫松弛疗法。

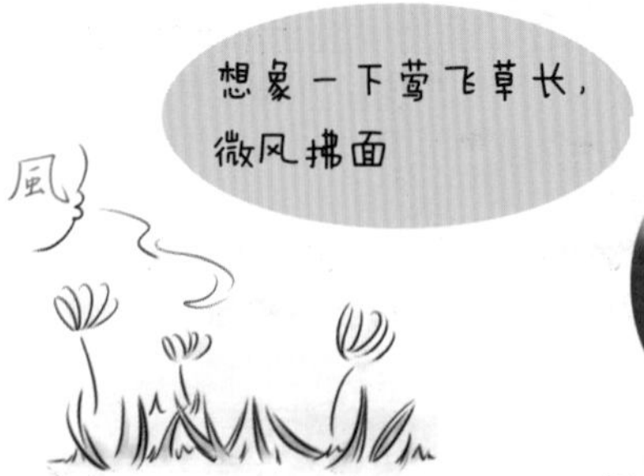
想象一下莺飞草长，
微风拂面
風

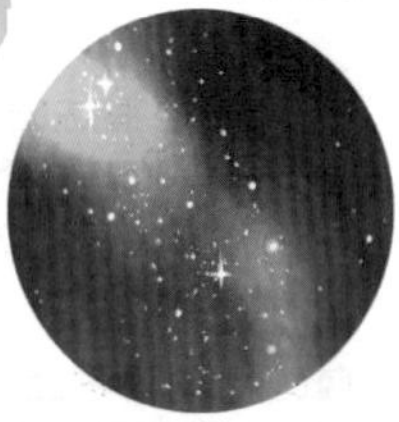

想象一下漫天的星空，仿佛触手可及

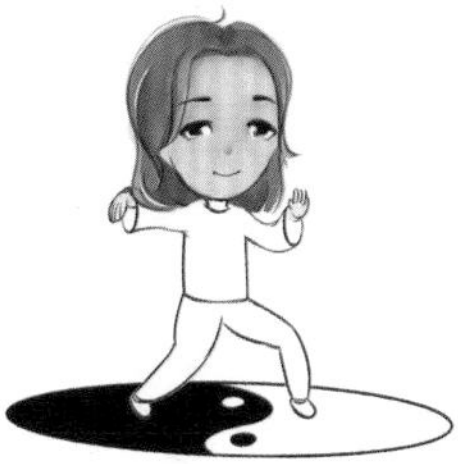

实在实在睡不着，也不要一直躺在床上，起来打一套八段锦、太极拳岂不更好？

药物。中医认为睡眠和心脑、脾胃、肝肾都有关，临床上往往见症溯源，对因、对症、对病、对人，因而遣药处方各不相同。常用方：

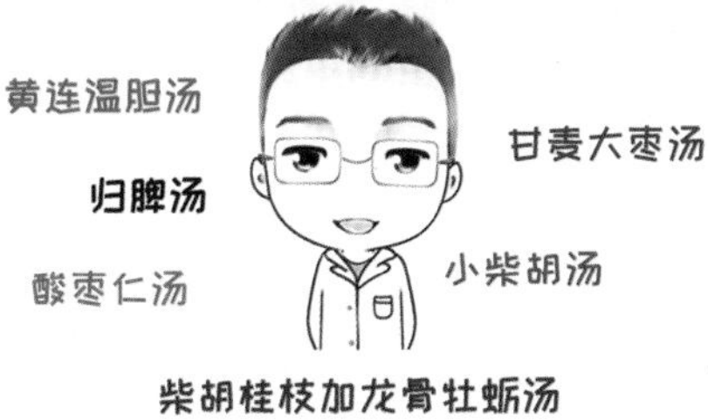
黄连温胆汤
甘麦大枣汤
归脾汤
小柴胡汤
酸枣仁汤
柴胡桂枝加龙骨牡蛎汤

除了这些，中医还有哪些常用的方法呢？

泡脚和药枕很常见，也安全。

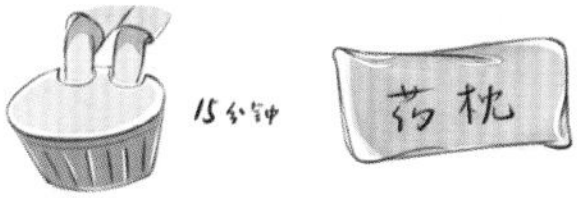
15分钟
药枕

但还是有一部分人不适合做。

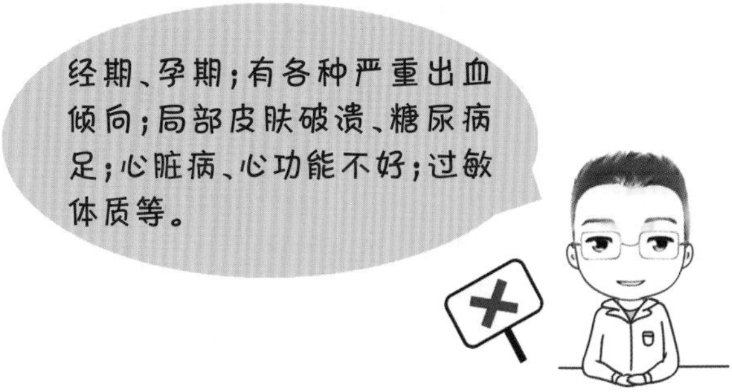
经期、孕期；有各种严重出血倾向；局部皮肤破溃、糖尿病足；心脏病、心功能不好；过敏体质等。

养生之诀，当以睡眠居先，睡能还精，睡能养气。

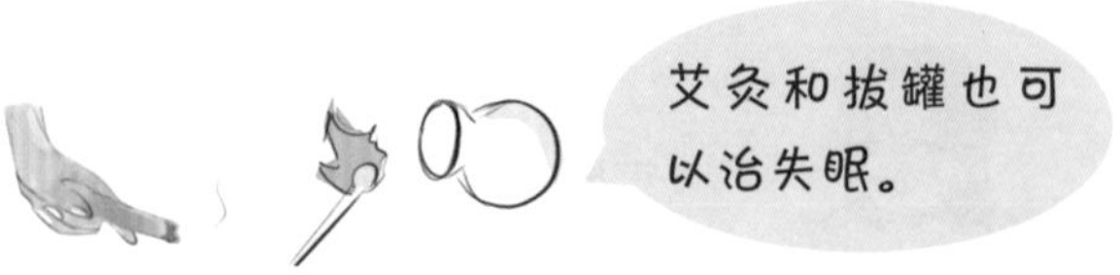
艾灸和拔罐也可以治失眠。

艾灸针对的是辨证属偏虚的人群，适合偏阳虚、寒证的人。使用人群比较局限，呼吸系统疾病，特别是哮喘的人禁用。

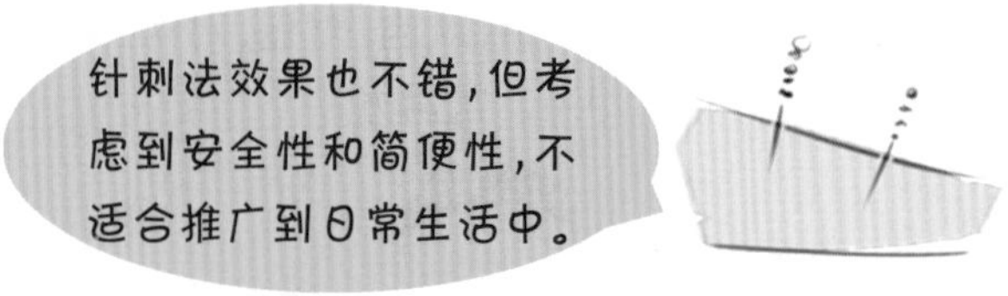
针刺法效果也不错，但考虑到安全性和简便性，不适合推广到日常生活中。

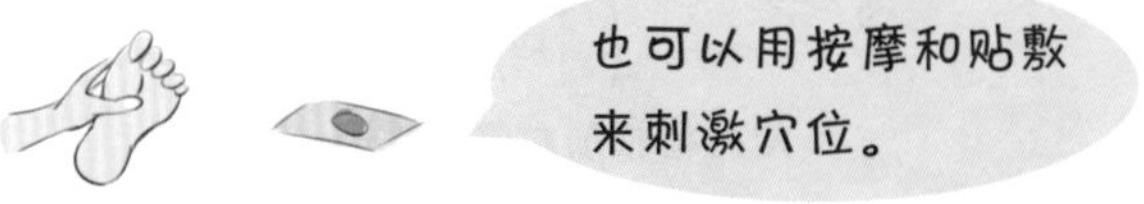
也可以用按摩和贴敷来刺激穴位。

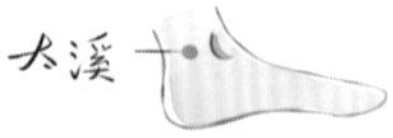
太溪

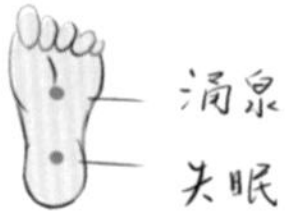
涌泉
失眠

可选太溪、涌泉、失眠穴，按揉穴位3~5分钟，力度以微微胀痛为好，热水泡脚后按揉效果更好。

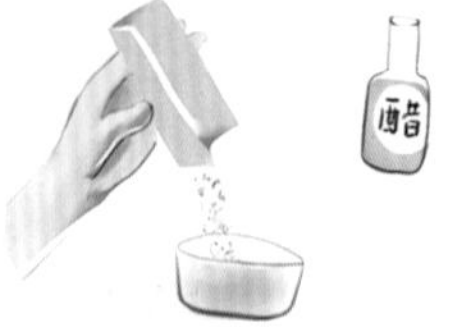
醋

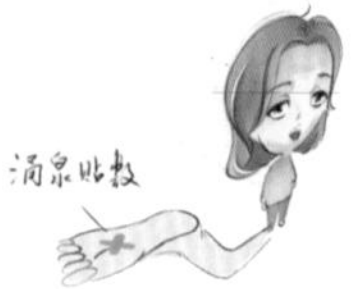
涌泉贴敷

还可以穴位贴敷，拿等份黄连、肉桂、炒酸枣仁、琥珀，研细末，用醋调成糊状，做成铜钱大小。在睡前敷涌泉穴，每晚一次。第二天早上拿掉，一般贴敷7~10次。

另外，还可以耳穴埋籽，选取神门、皮质下、交感、内分泌等穴位。注意睡前半小时内不宜按压，以免兴奋皮层后不容易入睡。

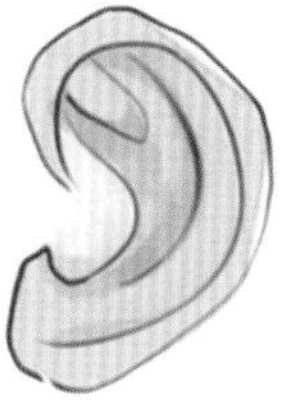

治疗失眠的方法你都知道了吗？

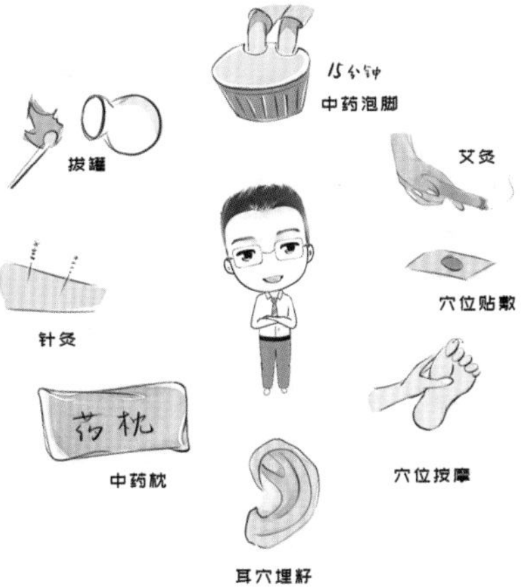
15分钟
中药泡脚
拔罐
艾灸
穴位贴敷
针灸
药枕
中药枕
穴位按摩
耳穴埋籽

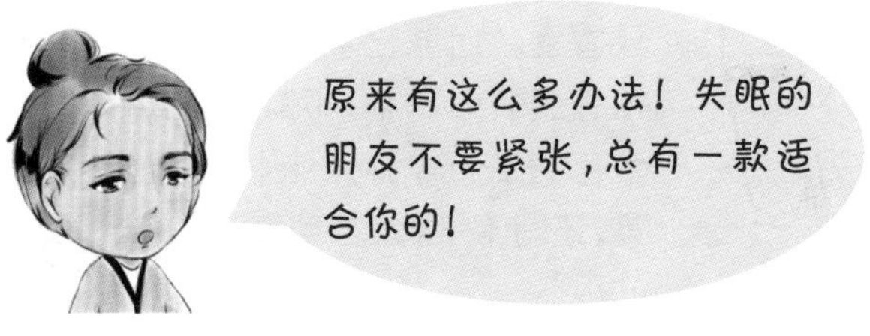
原来有这么多办法！失眠的朋友不要紧张，总有一款适合你的！

养生第一要就是**睡好觉**，调养心神。
春分时节，你睡好了吗？

《素问·四气调神大论篇》曰：“春三月，此谓发陈。天地俱生，万物以荣。夜卧早起，广步于庭，被发缓形，以使志生。此春气之应，养生之道也。”

10 一起动手做中药香囊吧

有这样的传说：安史之乱起，唐玄宗带着杨贵妃一行人仓皇西狩，马嵬坡六军不发，唐玄宗牺牲了杨贵妃的生命，让她独自去承担酿成国家战乱的责任。

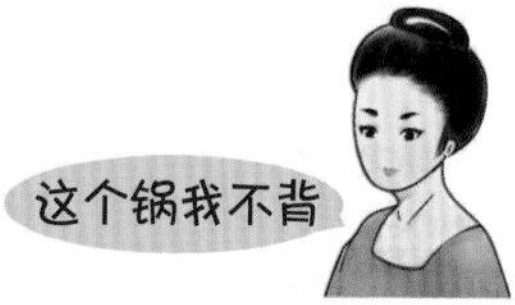
这个锅我不背

杨贵妃被绞杀后，尸体被匆忙就地埋葬，待到收复西京以后，唐玄宗派人悄悄将她的遗体移葬。办事宦官发现遗体只剩下莹莹白骨一架，唯有贵妃临死时佩戴在胸前的香囊还完好似昔，他把香囊取下复命。垂垂老矣的玄宗见到香囊睹物思人，当年骊山歌舞的欢乐宛在，伊人的浓爱只留下眼前这只香囊。“肌肤已坏，而香囊犹存”，他把香囊装入衣袖，不禁老泪纵横。八十年过去了，诗人张祜感叹此物此事，还写下了《太真香囊子》一诗。

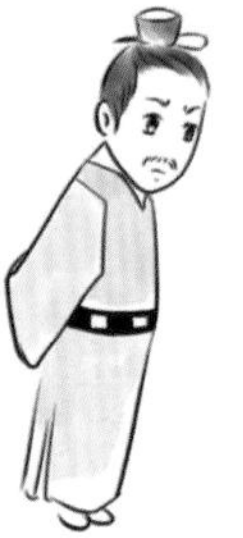

其实早在殷商时期，人们就佩戴或悬挂有芳香气味的药物，用来驱赶害虫、防治疫病。《山海经》中就记载了佩戴薰草防疫说。

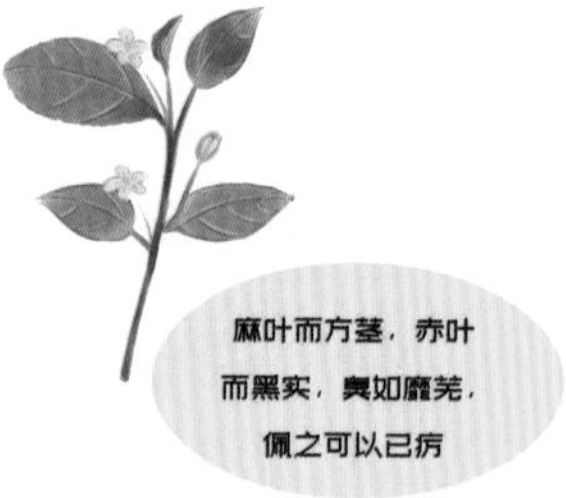
麻叶而方茎，赤叶
而黑实，臭如蘼芜，
佩之可以已疠

时至现代，佩戴香囊仍是中国民俗之一。香囊又叫香袋、花囊，有用彩色绸缎做成的，绣上各种古老神秘的图案纹饰，制成形状、大小不等的小绣囊，装上多种浓烈芳香的中草药细末。

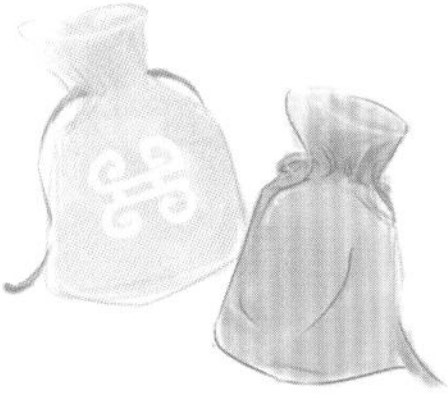

常用的中药材料主要有：

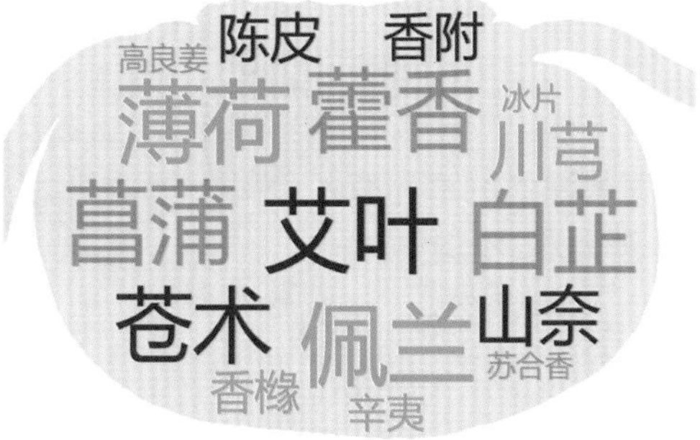
陈皮
香附
高良姜
薄荷
藿香
冰片
川芎
菖蒲
艾叶
白芷
苍术
佩兰
山奈
苏合香
香橼
辛夷

中药也可以请医生根据需要个性化配制，也可以用“三香散”。

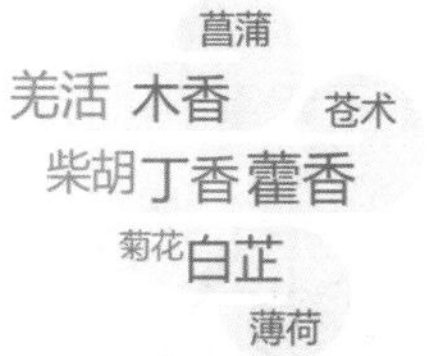
菖蒲
羌活
木香
苍术
柴胡
丁香
藿香
菊花
白芷
薄荷

取中药各3克研成细末——装入细棉袋——缝好——放进香囊中。填充量约为香囊大小的1/3，再将香囊口缝合好，就大功告成啦！

最后提醒一下，孕妇、婴幼儿和过敏体质不要用。

《太真香囊子》

［唐·张祜］

蹙金妃子小花囊，
销耗胸前结旧香。
谁为君王重解得，
一生遗恨系心肠。

11 咽不下去、吐不出来，是什么让你如鲠在喉？

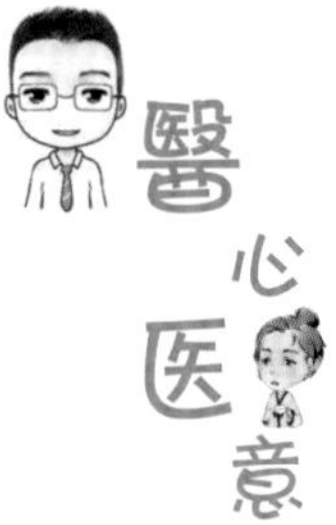
醫
心
医
意

咽不下去、吐不出来，喉咙里总是不舒服。慢性咽炎怎么办？

大家最熟悉的草药有：胖大海、罗汉果、西青果等。

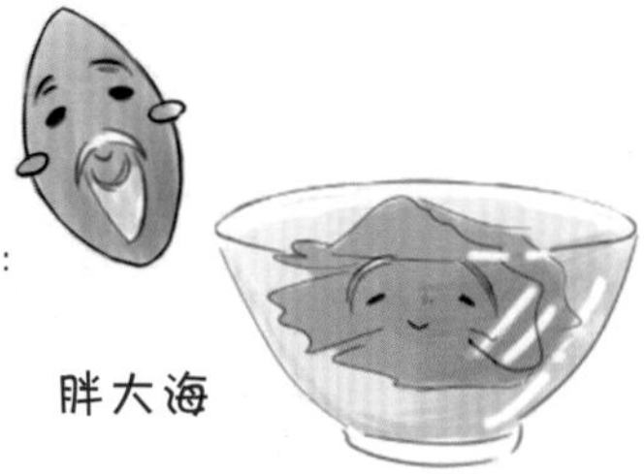
胖大海

但有人说喝了效果不好，这是因为胖大海性凉，清肺热而利咽喉。对生气、阴虚、脾气虚的人就不管用了，而且药力轻，只适合轻症。

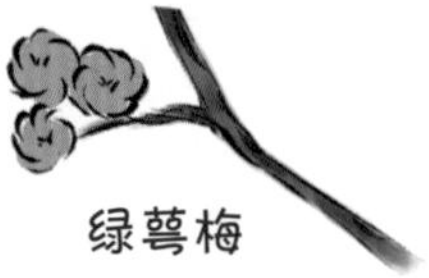
绿萼梅

常生气的人容易得慢性咽炎，平常可以喝花茶，芳香疏肝，缓解郁闷。比如用绿萼梅、玫瑰花泡茶。

如果气郁明显，胸闷胁胀，老是叹气，喉咙里堵塞感明显，可以加佛手、紫苏梗、橘红等。

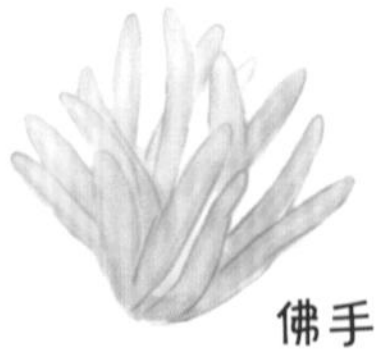
佛手

气郁之人，气的流动滞涩，容易凝结成痰，气滞痰阻，如鲠在喉，用半夏厚朴汤（姜半夏、茯苓、厚朴、苏叶、生姜）效果不错。

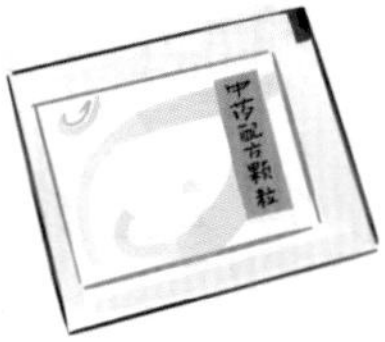
中药配方颗粒

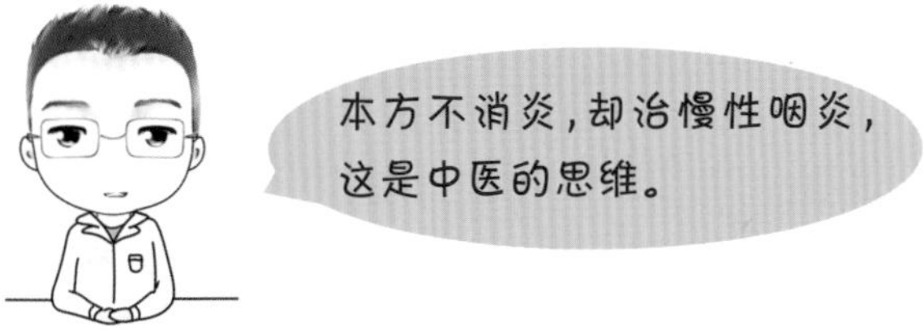
本方不消炎，却治慢性咽炎，
这是中医的思维。

有的人要说很多话，比如老师，中医认为多语则耗气伤津液。据《清宫医话》记载，太医喜欢用玄麦甘桔汤，对口鼻干燥、咽喉痛，属于阴虚有热的人更适合。

阴虚同时有气虚的人，说话没力气，可用太子参、生地、沙参、麦冬煎茶喝。

中药理气疏肝解郁的很多，但是如果自己在家服用，当选适合自己的、药力较轻的，才能长服无碍。

无明显气郁、阴虚的人，如果脾虚清阳不升，津液不能上承濡养咽喉，也会导致慢性咽炎。这时理气、清润效果都不够好，而应该调理脾胃功能，但此时不用健脾常用药苍术、白术。

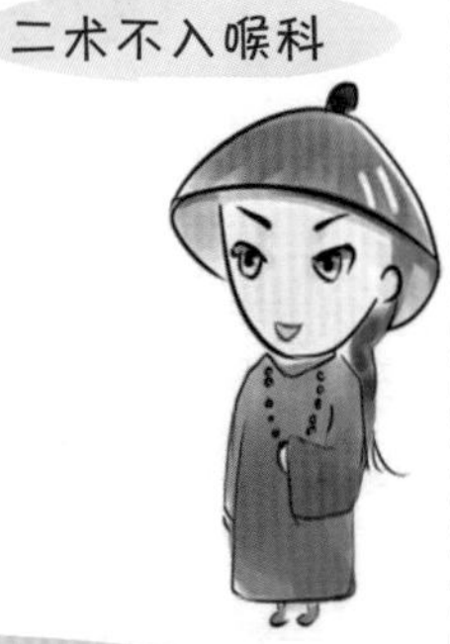
二术不入喉科

古时中医认为，因苍、白术性温而燥，有伤阴之弊，偏于阴虚者应慎用。轻症可选白扁豆、炒薏苡仁、山药，健脾而不伤阴。

温燥辛辣刺激之物，烟酒、熬夜之类，当然都要戒除。

凡事放宽三分心，郁怒忧愁少思虑。

12 空调、Wi-Fi、西瓜，夏天你怎么过？

夏天怎么过？有人说——

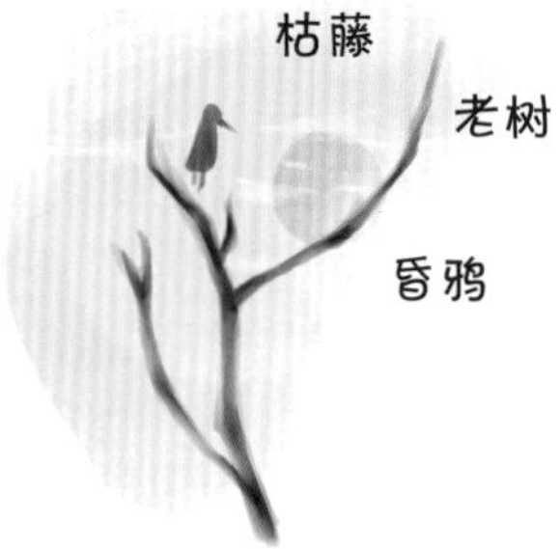
枯藤
老树
昏鸦

枯藤　老树　昏鸦，

空调 Wi-Fi 西瓜，

葛优同款沙发，

夕阳西下，

你就往那一趴！

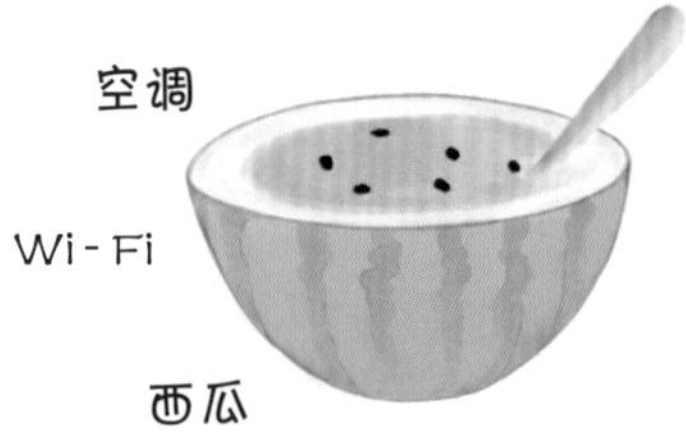
空调
Wi-Fi
西瓜

夏天应该怎么过呢？

宜　夜卧早起

中医认为熬夜会消耗阴液，夏天出汗多，本来就损伤津液，如果再熬夜就更容易伤阴，所以要早睡早起。

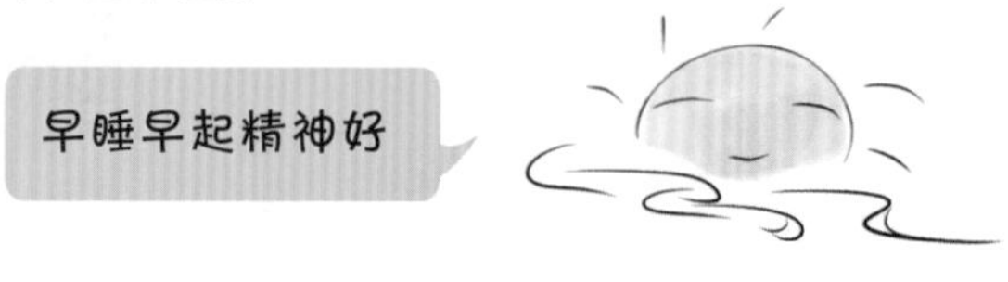
早睡早起精神好

宜 佛系

夏天热了人就容易烦躁，
这时候需要“佛系三连”。

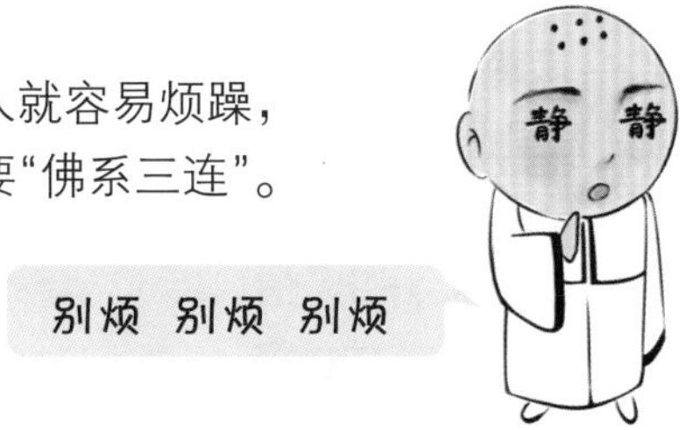
静 静
别烦 别烦 别烦

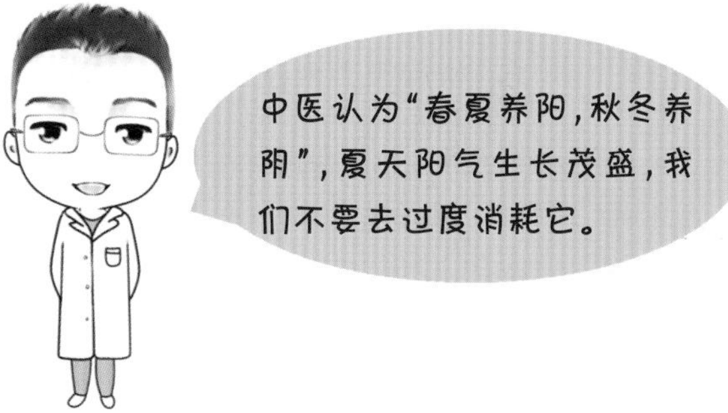
中医认为“春夏养阳，秋冬养阴”，夏天阳气生长茂盛，我们不要去过度消耗它。

忌 贪凉

夏天本来阳气升散，我们的毛孔放松张开着，空调温度过低，体表的阳气就被冷气直接冷却了。

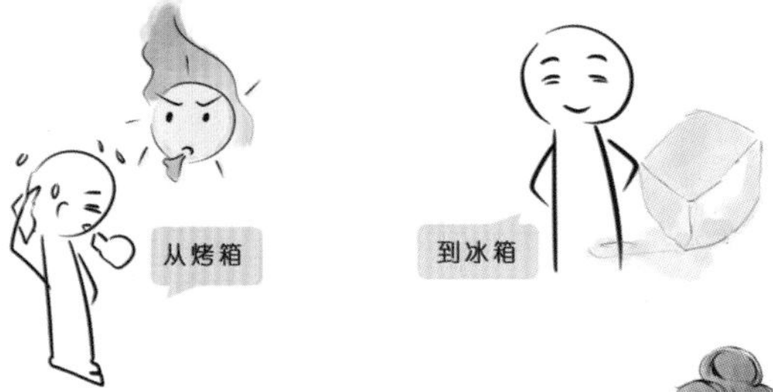
从烤箱
到冰箱

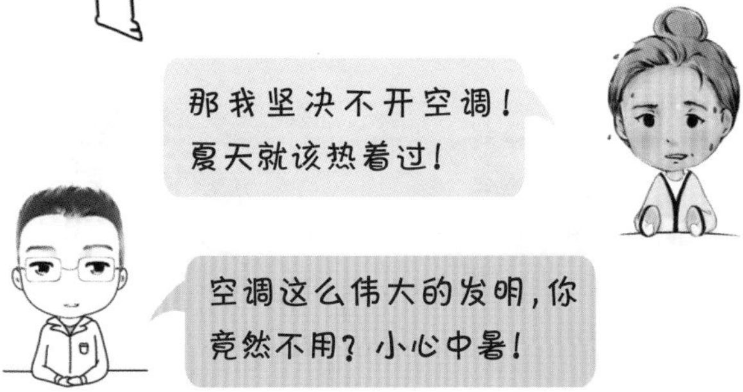
那我坚决不开空调！
夏天就该热着过！
空调这么伟大的发明，你竟然不用？小心中暑！

宜从虚堂静室水亭木阴洁净空敞之处，远却贼风，自然清凉。心宜恬淡，冰雪胸怀。

吹空调时冷风不要直接对着人体，腰背、肚子、关节注意保暖。空调温度不要太低，室内外温差不要过大，傍晚时候出门散步消散暑气。

夏日里因为空调冷气太过冻感冒的，可以来一碗姜汤。出现发热、汗出、怕风冷的，可以给你一碗桂枝汤。

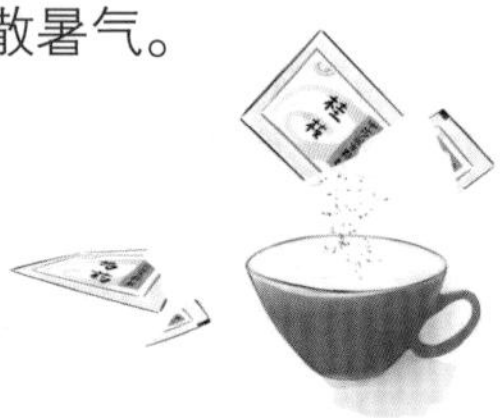

忌　大风天里大汗出

夏天出汗了要及时擦干，喝温水补充水分，补充一点淡盐水，吃一些新鲜蔬菜和水果来补充钾和维生素，比如橙子、香蕉等。

忌　饮冷

我们都知道不能多吃冷饮，但水果也不能多吃，这一点往往容易被我们忽略。中医认为许多水果偏于寒凉，寒凉易伤脾阳，消耗人体的阳气，水果只能作为辅助食品，有人却把它当作正餐，夏天食欲不好时就只吃西瓜。

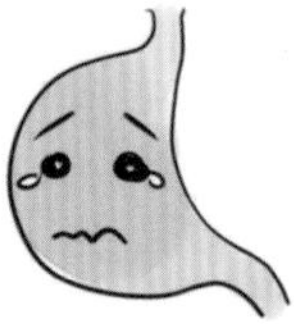

如果长期这样吃，容易造成脾胃虚寒，吃饭后肚子胀，不消化，胃口反而更不好了，严重时还会拉肚子。

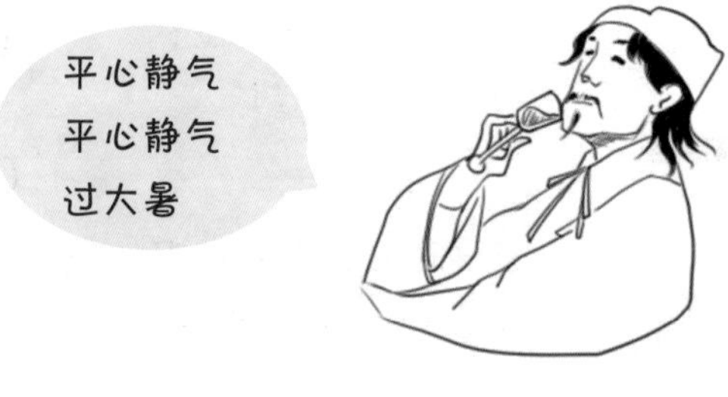
平心静气
平心静气
过大暑

良言一句三春暖，且开怀，莫使气郁百病缠 13

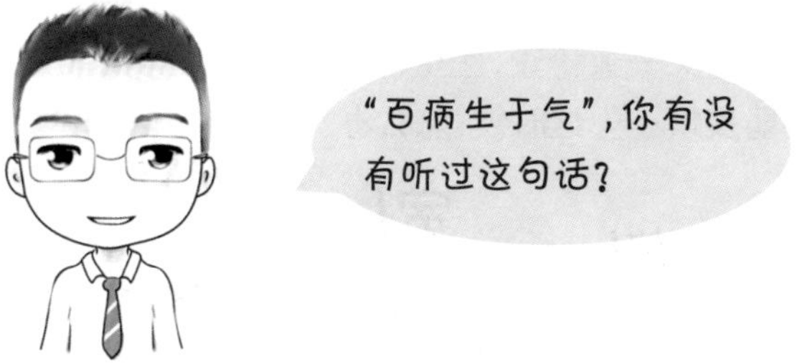
"百病生于气"，你有没有听过这句话？

你有没有这样的经历：当你郁闷难解的时候，好像呼吸都不那么顺畅了，好像有什么堵在嗓子里，"如鲠在喉"。早在东汉末年，医圣张仲景就给它起了个名，叫它"梅核气"。

"气"，看不到，也摸不到。但是当你不开心的时候，你的人颓废着不动了，你的气也一样不流动了。它阻滞在身体的某处经络、脏腑，长年累月，变成一处解不开的结。

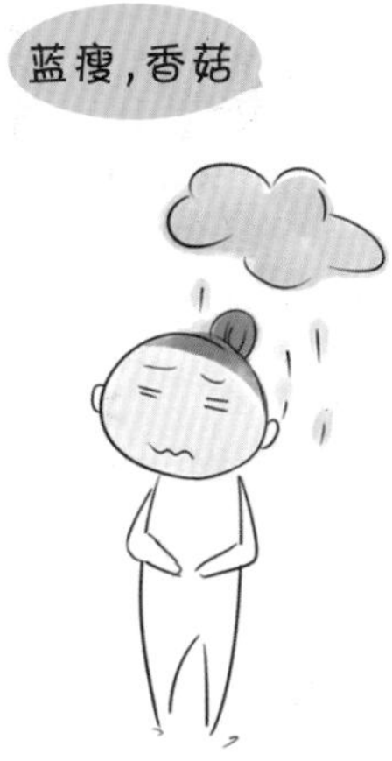
蓝瘦，香菇

心有千千结，你的身体也会跟着打结，你变得不想吃饭，因为不觉得饿，吃多一点就觉得肚子胀。你总是想叹气，胸胁两侧隐隐作痛。

人以天地之气生，四时之法成。
气和而生，津液相成，神乃自生。

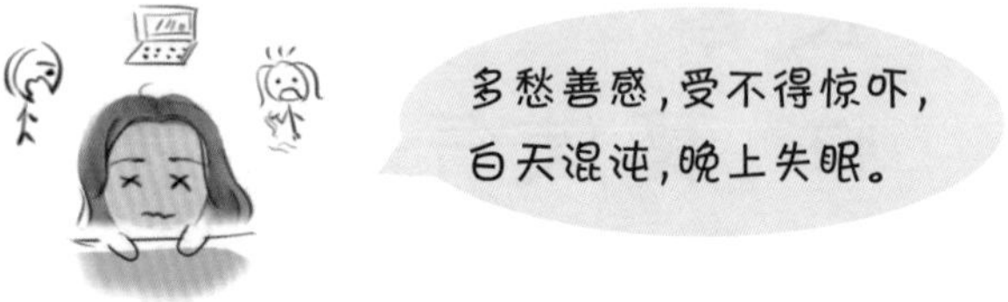
多愁善感，受不得惊吓，
白天混沌，晚上失眠。

你开始害怕自己会不会真的生病了，去医院做了一遍又一遍检查，医生都说没问题。你抑郁焦虑脆弱畏惧……这时候，怎么办？

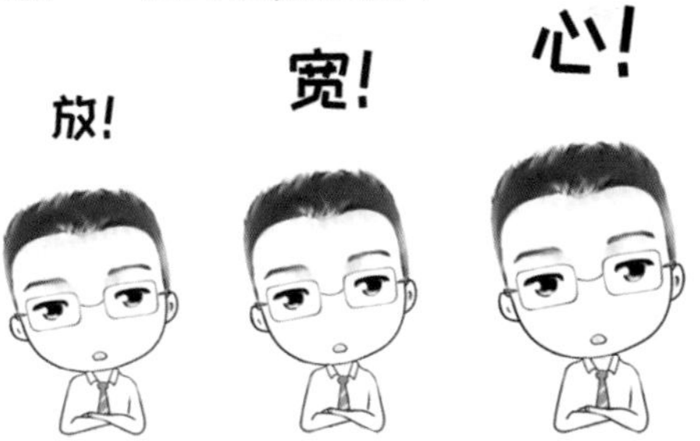
放！
宽！
心！

如果情绪上得不到发泄，就用身体的运动带动气的流动，让气的流动带动你的心情。

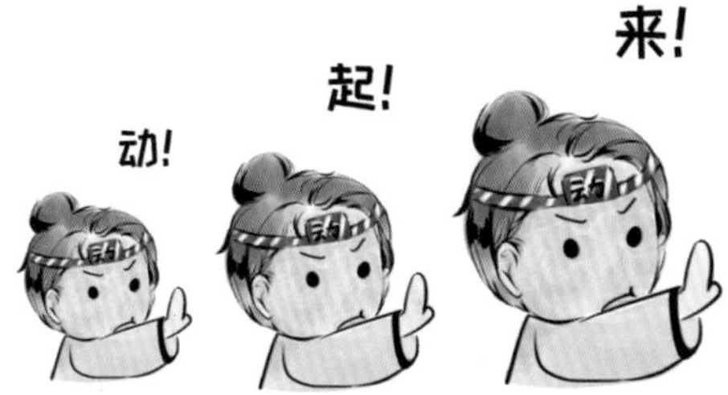
动！
起！
来！

给你全套的八段锦，简单不累，是不是更适合你？

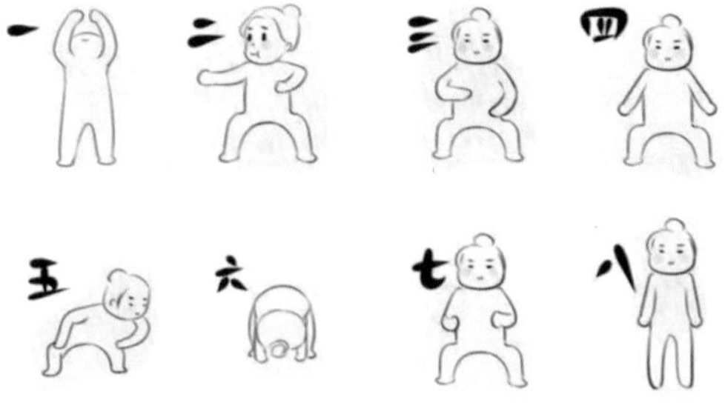
一
二
三
四
五
六
七
八

敲、拍、揉、按……经络通了，气就畅快了。

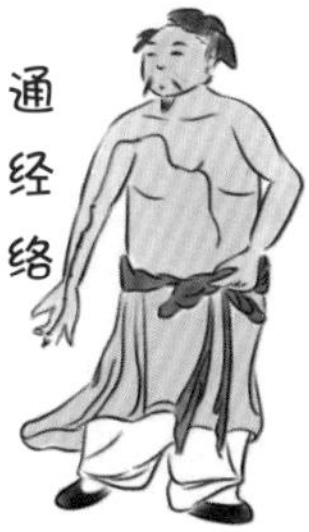
通经络

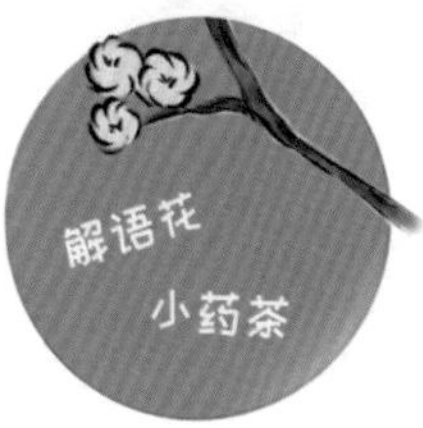
解语花
小药茶

喝花茶也可以解除郁闷，花茶清轻，淡香怡人。玫瑰花、绿萼梅、茉莉花，疏肝来解郁。佛手、陈皮、香橼，理气也和胃。选用药性平和、对症的药来代茶饮。

玫瑰花，亲肝理气，宁心安神。
茉莉花，理气止痛、温中和胃。

无奈你郁郁多年，心结早已让身体生了病。不吃药就能解决的，就不要依赖药物。需要药物帮助的，更不该讳疾忌医。

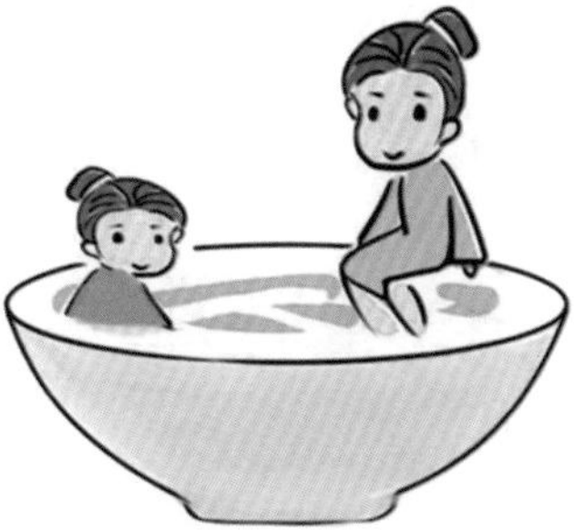

不要让情绪做你的主人，借一句良言让自己开怀，让“气”重新流动起来吧！

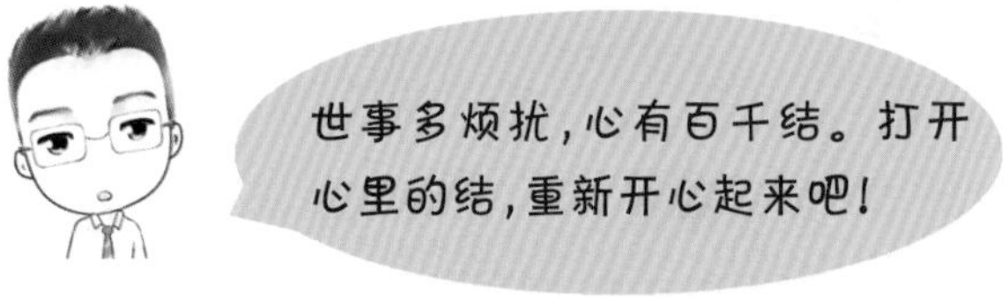
世事多烦扰，心有百千结。打开心里的结，重新开心起来吧！

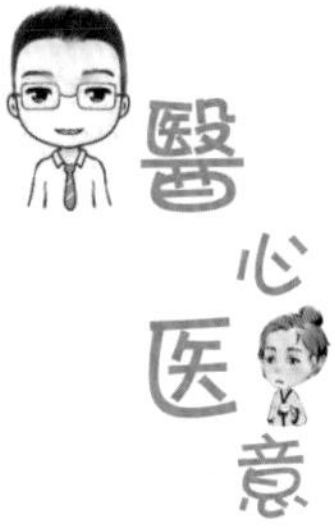
醫
心
医
意

14 我是大枣，他们说我不能补血，你怎么看？

有人说我补血，有人说我铁元素含量低，根本没有补血作用，有人说我富含维生素营养好，有人说我维生素含量一般般。

还有各种眼花缭乱的说法，谁能告诉我，我到底是个什么样的枣呢？

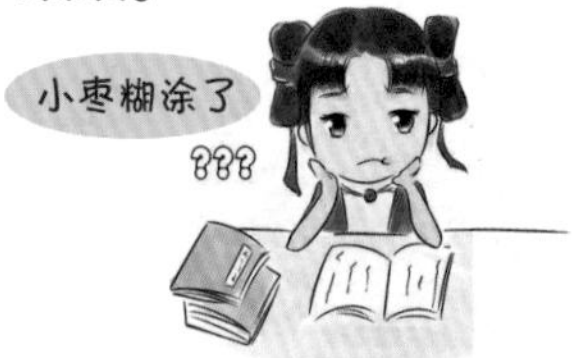
小枣糊涂了
???

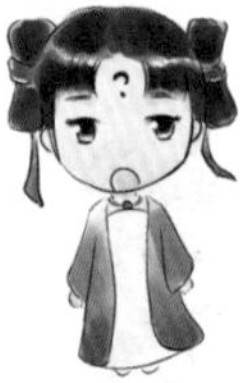
我能不能补血呢?

大枣有很多作用，最为大家熟知的是“养血”，也最受质疑。

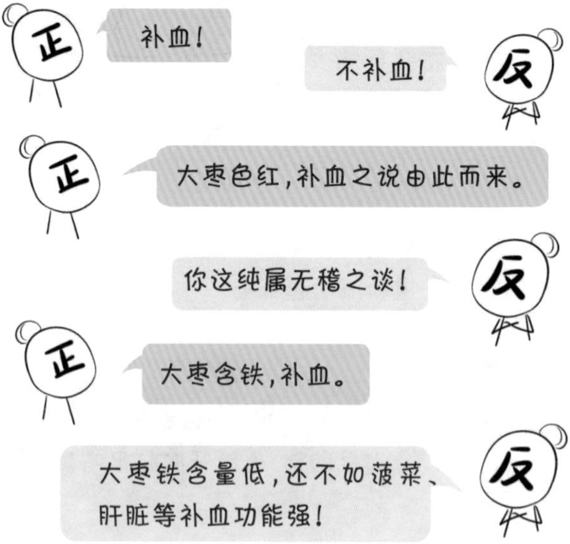
正
补血!
不补血!
反
正
大枣色红，补血之说由此而来。
你这纯属无稽之谈!
反
正
大枣含铁，补血。
大枣铁含量低，还不如菠菜、肝脏等补血功能强!
反

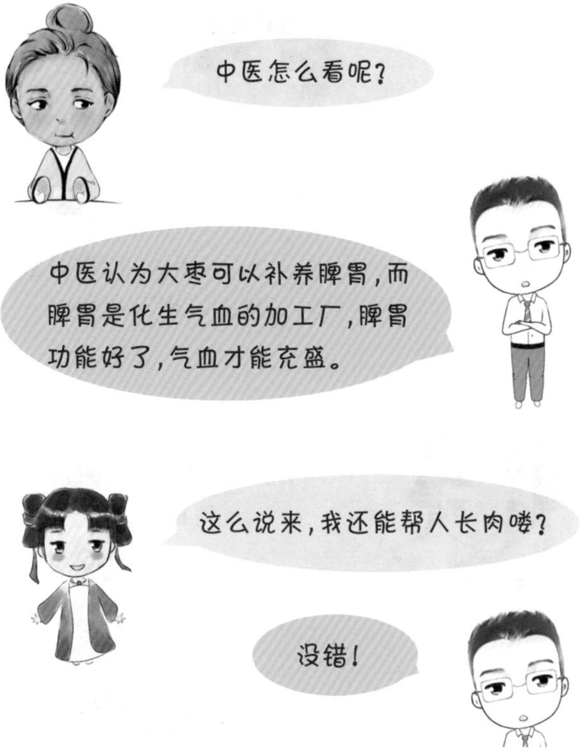
中医怎么看呢？
中医认为大枣可以补养脾胃，而脾胃是化生气血的加工厂，脾胃功能好了，气血才能充盛。
这么说来，我还能帮人长肉喽？
没错！

民国中医张锡纯记有两则医案：

邑中友人赵××，身体素羸弱，年届五旬，饮食减少，日益消瘦，询方于愚，俾日食熟大枣数十枚，当点心用之。后年余觌面貌较前丰腴若干，自言："自闻方后，即日服大枣，至今未尝间断，饮食增于从前三分之一，是以身形较前强壮也。"

表叔高××，年过五旬，胃阳不足，又兼肝气郁结，因之饮食减少，时觉满闷，服药半载，毫无效验。适愚远游还里，觌面谈及，俾用大枣六斤，生姜一斤，切片，同在饭甑蒸熟，臼内捣如泥，加桂枝尖细末三两，炒熟麦面斤半，和匀捏成小饼，炉上炙干，随意当点心服之，尽剂而愈。

《诗经》云：
"八月剥枣，
十月获稻，
为此春酒，
以介眉寿。"

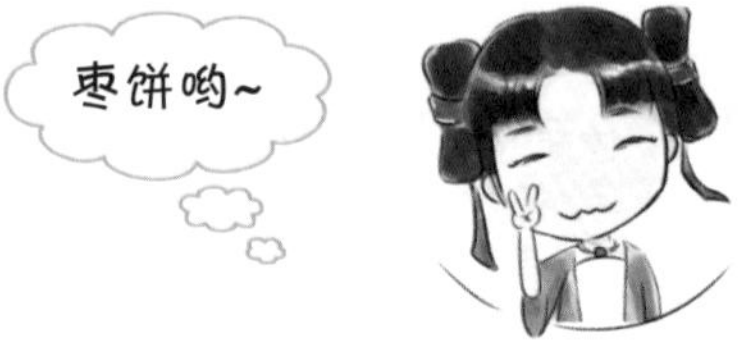
枣饼哟~

如果常吃大枣，不要生食，先用水煮，过一会把枣捞出，在饭甑上蒸熟，这样常吃也不会生热。

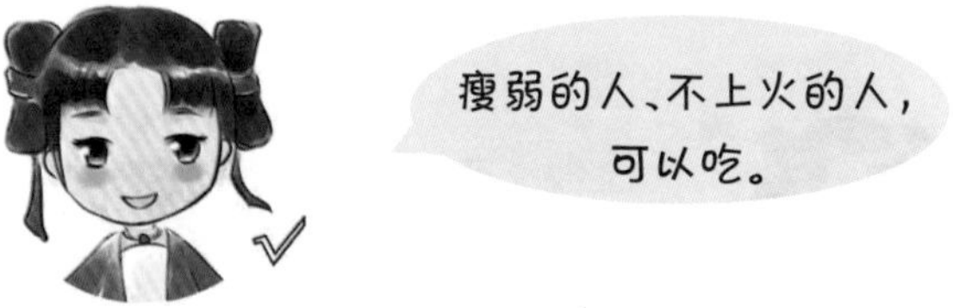
瘦弱的人、不上火的人，
可以吃。

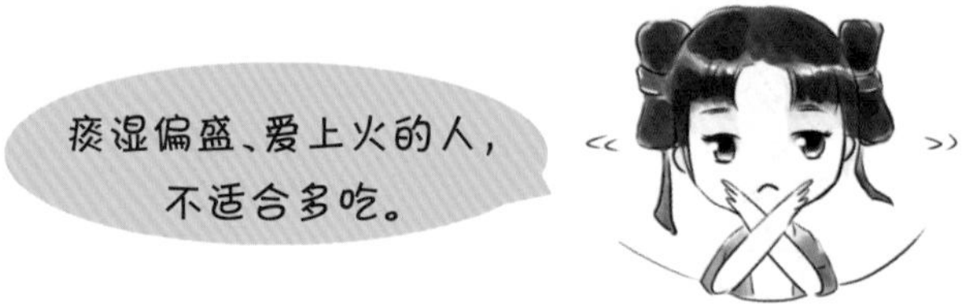
痰湿偏盛、爱上火的人，
不适合多吃。

《随息居饮食谱》还说，凡小儿、产后及温热、暑湿诸病前后，黄疸、肿胀并忌之。

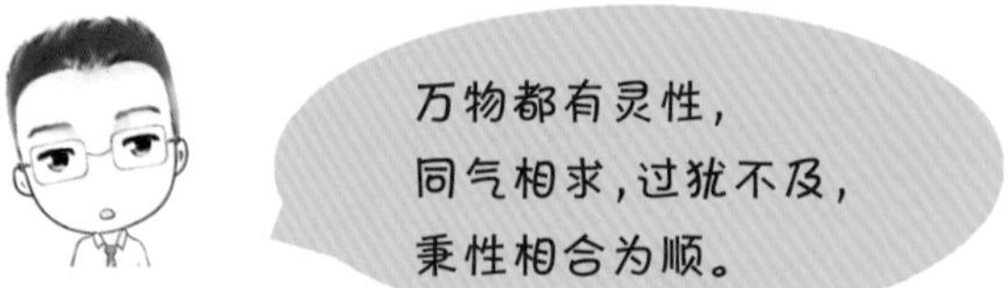
万物都有灵性，
同气相求，过犹不及，
秉性相合为顺。

脾虚不长肉，太医告诉你怎么办

15

乾隆十五年十二月初三日，太医给张晟看病。张晟这人本来体质就弱，脾肺两亏，中气不足。这一次他不仅吃饭没胃口，还拉肚子，有时候嗓子里觉得干干的，老是想咳嗽。太医一看，心里有数了——

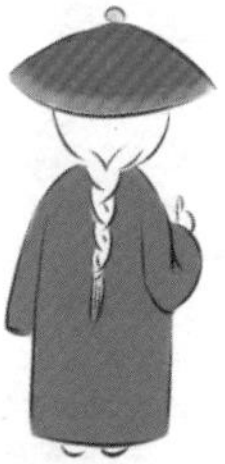
掐指一算，形气瘦弱

张晟对太医说：

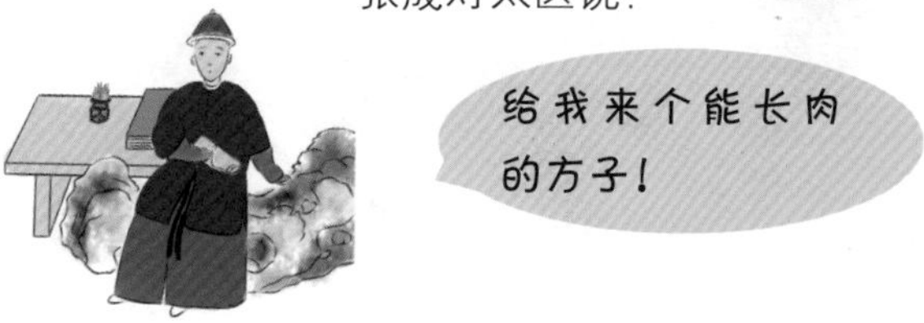
给我来个能长肉的方子！

太医想了想，开了归芍异功汤和云林润身丸，补气生肌，慢慢调理。

人参 三钱
茯苓 一钱
陈皮 八分
当归 一钱
扁豆 二钱
麦冬 一钱
炒白术 一钱五分
炙甘草 五分
炒谷芽 八分
炒白芍 一钱五分
建莲肉 二钱

张晟脾肺两亏、中气不足，所以用参、术、苓、草——也就是“四君子汤”，加上莲肉、扁豆一起健脾益气。辅以养血的当归、白芍，益脾阴、生胃津的麦冬，稍佐陈皮、谷芽行气消食。治疗素体脾胃虚弱，复见饮食积滞。

脾为后天之本、气血生化之源，中医治病先调脾胃。

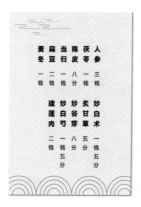

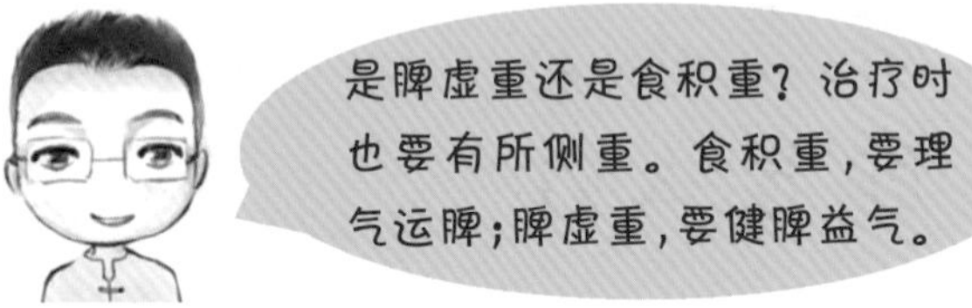
是脾虚重还是食积重？治疗时
也要有所侧重。食积重，要理
气运脾；脾虚重，要健脾益气。

可以用四君子汤加米熬粥喝，古人称它为“补气第一名方”，称其中正平和，寓“君子”意。也可把它们做进糕点里。

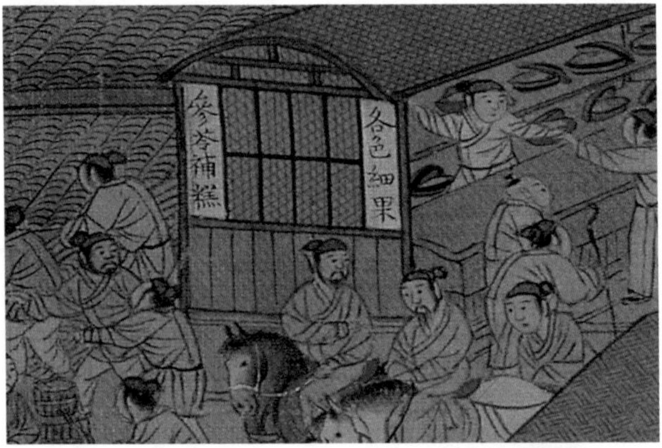
参苓補糕
各色細果

我们也可以学着做做糕点，像茯苓糕、枣泥山药糕、期颐饼等。

前两个很多人都听过，期颐饼大家可能不熟悉。“期颐”意指百岁之人，它出自张锡纯《医学衷中参西录》，老人气虚，不能行痰，致痰气郁结，症见胸部满闷、胁下作痛者。

以芡实、鸡内金、白面、白糖四味，做薄饼，烙成焦黄色。

是不是很想尝试呢！

郎世宁感冒记 16

话说康熙年间，有一位意大利画家漂洋过海来到中国，他就是27岁的郎世宁。

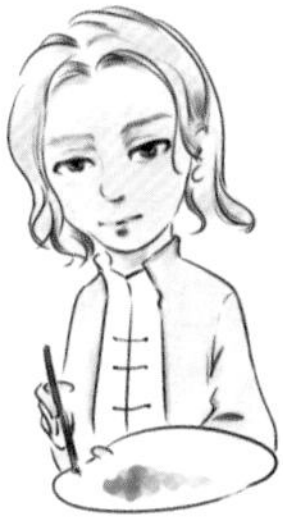
奉旨画画。

有一年的七月初六，郎世宁感冒了。

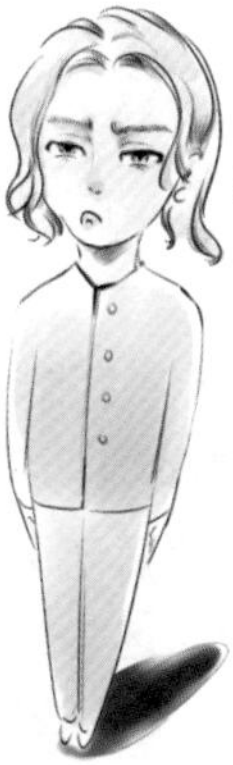
发热又怕冷
头痛
嗓子痛、口渴
闷闷的不舒服
身上也痛

请来太医一看，

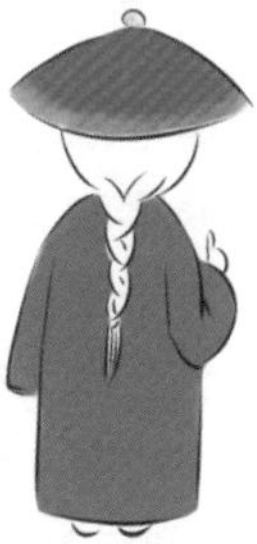
你这是受了暑热，
又感受了风寒。

给他开了疏风清暑饮：

香薷	羌活	防风	荆芥	前胡
薄荷	川芎	炒牛蒡子	桔梗	生甘草
生姜一片				

中医治疗，根据实际情况和需要，同病不同治，又能同治不同病。

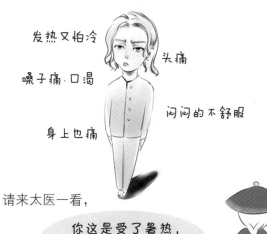

在清宫待了三十几年后的一天，九月二十三日，郎世宁又感冒了。

这次也是内有暑热，外感风凉。他先是吃过疏风清暑汤、和中汤，症状差不多好了，只是腰腿有点软，太医又给他开了肾气丸调理。

这两次感冒都是“暑热外感”。后一次暑热表证已经解了，但他的身体还没恢复过来，加上这时郎世宁已经快六十岁了，所以太医就用肾气丸来补肾培本。

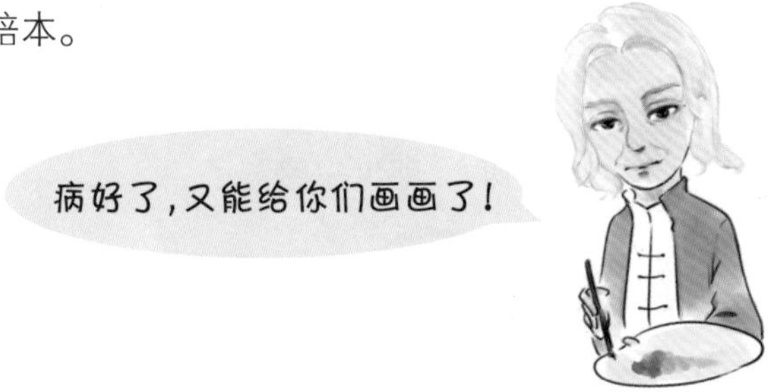
病好了，又能给你们画画了！

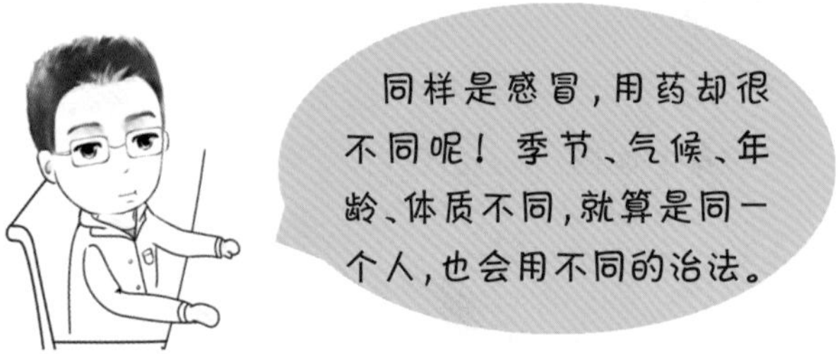
同样是感冒，用药却很不同呢！季节、气候、年龄、体质不同，就算是同一个人，也会用不同的治法。

年老或体质素虚，病后、产后体虚，气虚阴亏，卫外不固者，容易反复感冒，或感冒后缠绵不愈，证治也与常人感冒不同。

风寒、风热、暑湿感冒各有不同。随着季节变化，预防感冒的药物也有区别。冬春多用贯众、荆芥；夏季多用藿香、佩兰；流感用板蓝根、菊花、金银花等。日常常用的葱、大蒜、醋，也有预防感冒的作用。

听《清宫医话》说养胃 17

近代中国史最拉仇恨的女人是谁?

学过小学历史的都会说是慈禧。

她在清宫每餐鱼肉杂陈,养尊处优,勾心斗角,长年累月下来体质就弱了。

中年以后,她常常脾胃虚弱,大便容易失调。曾用黄芪、山药、莲子熬粥喝。

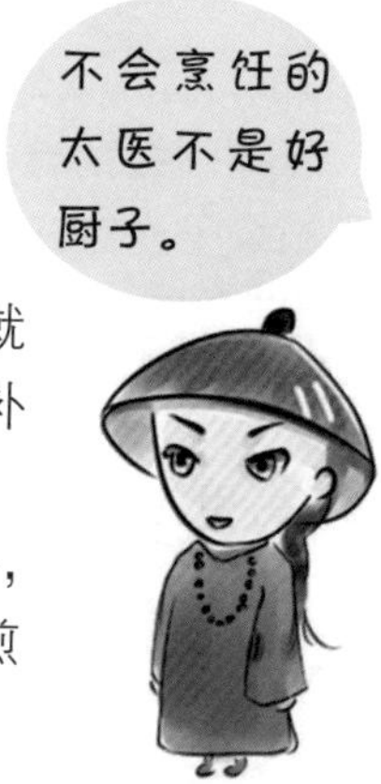
不会烹饪的太医不是好厨子。

如果头闷目倦,身体乏力,就用人参须和老米煮粥喝,用来补脾肺之气。

如果上面口渴,下面拉肚子,就用绿豆、鲜青果、竹叶、橙子煎服,用来生津滋胃。

养生先养脾胃,
胃强身体壮,
胃弱身体虚。
健脾燥湿,生津养胃。

她晚年喜欢吃**八仙糕**。据古医书记载,八仙糕是在明代创制的,首先出现在陈实功的《外科正宗》,是陈氏的家传方。

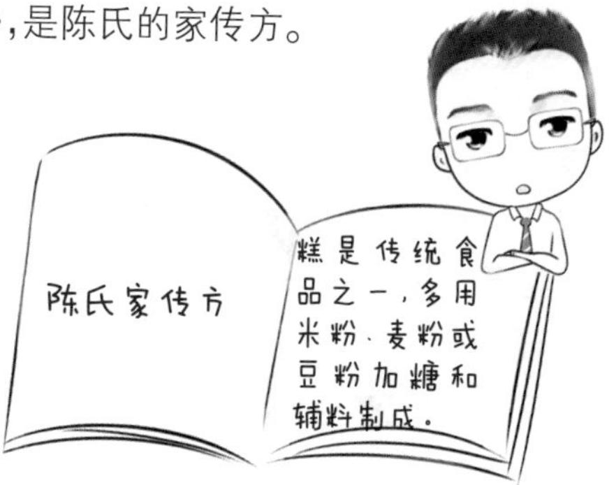
陈氏家传方
糕是传统食品之一,多用米粉、麦粉或豆粉加糖和辅料制成。

八仙糕由人参、茯苓、莲子、薏苡仁、山药等八种药物加工制成。药性中和，无偏寒偏热之弊。治疗食少体倦，易吐易泻。

清宫配方评价说：“八仙糕不寒不热，平和温补之方，扶养脾胃为主。”

人以胃气为本。年老体弱之人，久病大病之人，胃气本来就弱，滥用寒凉药物等，难以耐受药物秉性，这时就要用饮食调养来复苏胃气。

慈禧临终前一日，还用饮食疗法和养胃气。如御医施焕于光绪三十四年给她开方：

糗米饭锅巴培焦，研极细末，陈年火腿骨煅研极细末。二味等份共研匀，以红白糖和淡橘红水调羹，另用乌梅五钱、甘草一钱，煮水徐徐咽之。

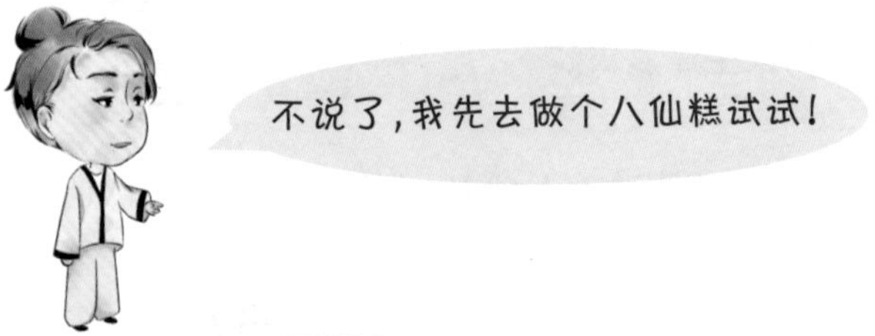
不说了，我先去做个八仙糕试试！

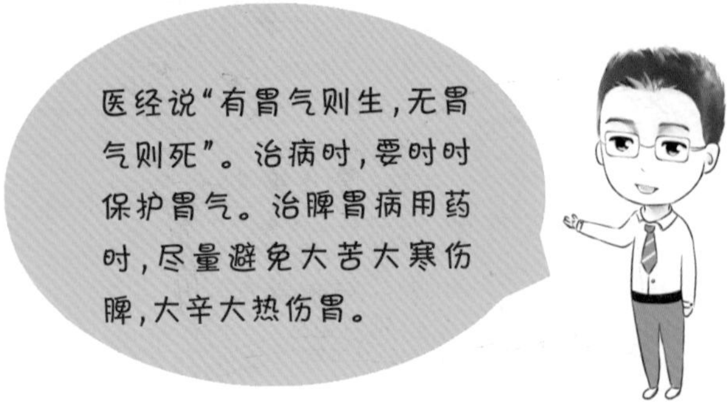
医经说“有胃气则生，无胃气则死”。治病时，要时时保护胃气。治脾胃病用药时，尽量避免大苦大寒伤脾，大辛大热伤胃。

中医流派知多少？ 18

武林中有各大门派，你知道医学中也有门派吗？跨我一起来数数中医几大学派吧！

医经学派

源自《汉书·艺文志》，
记载有“医经七家”，
以扁鹊、黄帝、白氏等命名。

但仅存《黄帝内经》一家。

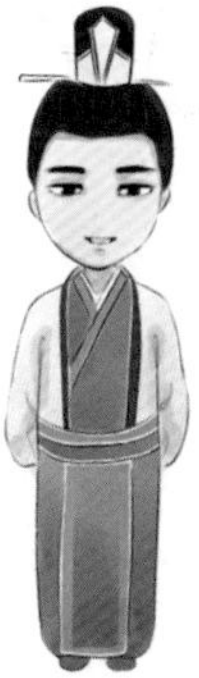
岐伯，医经七家只留下我们一家了。

经方学派

也是出自《汉书·艺文志》，
记载有“经方十一家”，
因娴熟于临床而著称。

伤寒学派

张机，字仲景，伤寒学派创始人。

东汉末年，战乱纷纷，百姓流离失所，瘟疫肆虐。张仲景家里本来是个大家族，有两百多人，还不到十年，就有三分之二的人因患疫症而亡。张仲景痛下决心学医，最终留下一本集大成之作——《伤寒杂病论》，被后人称为“方书之祖”。

不同的中医流派是在实践中不断创新而产生的，流派的理论丰富了中医的内涵。

《伤寒杂病论》

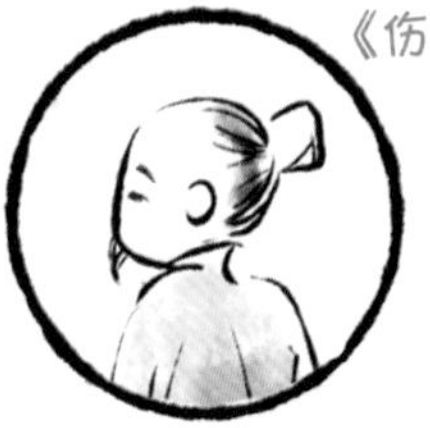

一生，
一本书，
流传千年，
成为后世难以企及的丰碑。

河间学派

代表人物刘完素，
宋金时期河间人，
河间学派创始人。

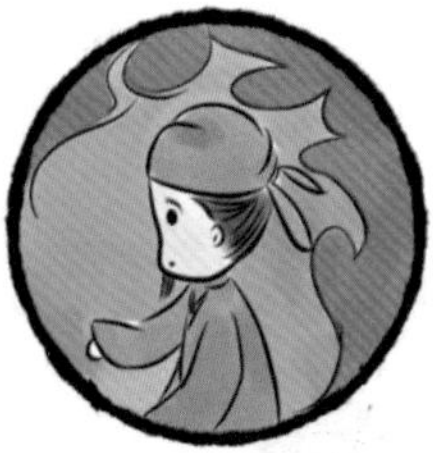

他有一句名言——“六气皆从火化”。

这句话的意思就是：“风、寒、暑、湿、燥、火”六气都可以化生火热病邪。刘完素最擅长用寒凉药。

易水学派

创始人是张元素，创立脏腑寒热虚实辨证体系。

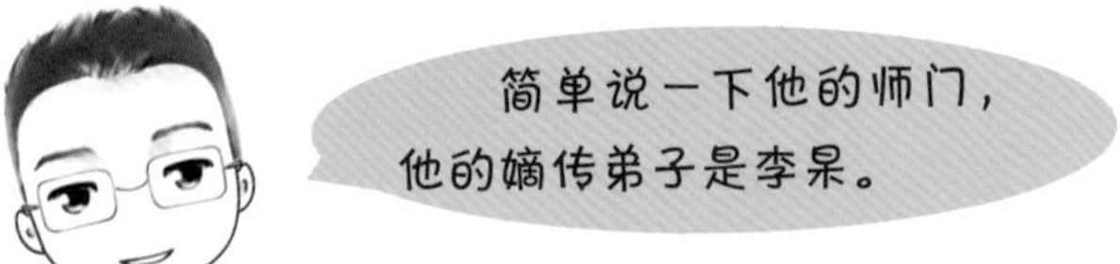
简单说一下他的师门，
他的嫡传弟子是李杲。

李杲写了《脾胃论》，是“补土派”的宗师。

据《元史》记载，李杲从小钻研医药，当时张元素因为医术高超而闻名于燕赵，李杲就捐了千金来跟师学习。

因为他的母亲生了重病，他家请了很多医生来看，可是医生们的说法治法都不同，他母亲尝遍了各种方药，病情却没有好转，最终过世了。从这以后，李杲就发誓要找到一位高明的医生去拜师。只有深刻地去研习医理，才能慰藉他生命中的这个遗憾。

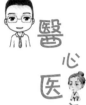

攻邪学派

攻邪派创始人是张从正，即张子和。
这一派认为：

~~不要随随便便来个人就用补药~~
而是随随便便来个人都要祛邪，
他们擅用汗、吐、下法。

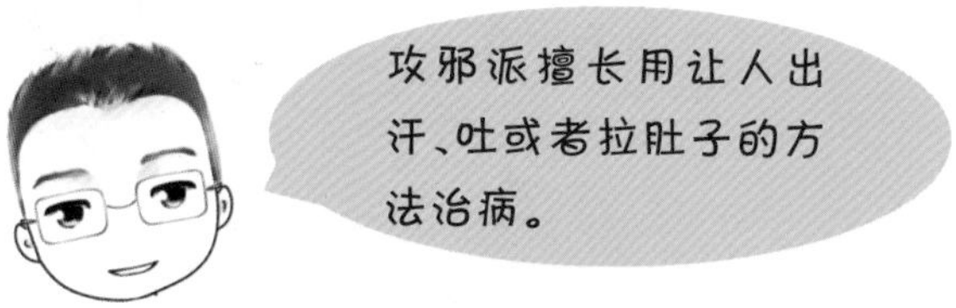
攻邪派擅长用让人出汗、吐或者拉肚子的方法治病。

中医理论说“扶正祛邪”，张子和归纳的“汗、吐、下”法就属于其中的“祛邪”部分。他认为如果不先祛除外邪，正气就不得安宁。他认为通过攻邪之法，可以调畅气机，疏达气血，就像治理洪水的时候除了要筑基，更要疏通河道，祛除了壅滞才能使气血通达。

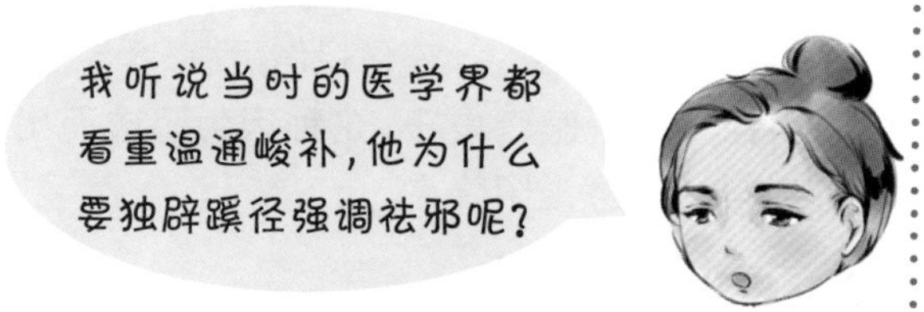
我听说当时的医学界都看重温通峻补，他为什么要独辟蹊径强调祛邪呢？

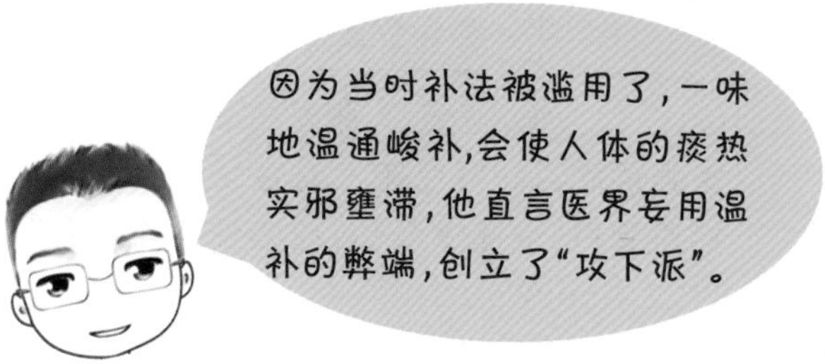
因为当时补法被滥用了，一味地温通峻补，会使人体的痰热实邪壅滞，他直言医界妄用温补的弊端，创立了“攻下派”。

“汗、吐、下”不只是发汗、呕吐、泄下三种治法，而是代表了三种祛除外邪的途径。

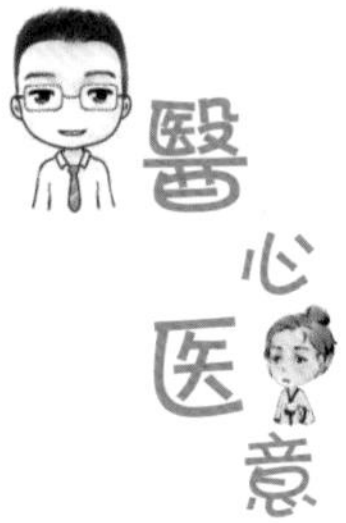
醫
心
医
意

丹溪学派

俗话说名师出高徒，朱丹溪是刘完素的三传弟子。

丹溪30岁时，母亲生病了，但是找不到能把他母亲看好的医生，于是他就立志学医，埋头苦学5年，终于治好了母亲的病。

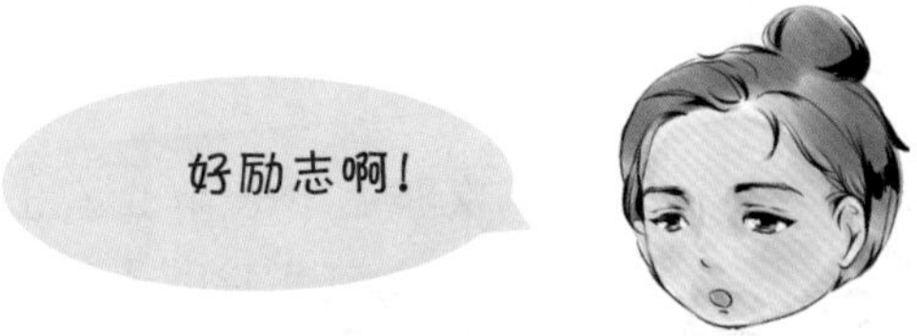
好励志啊！

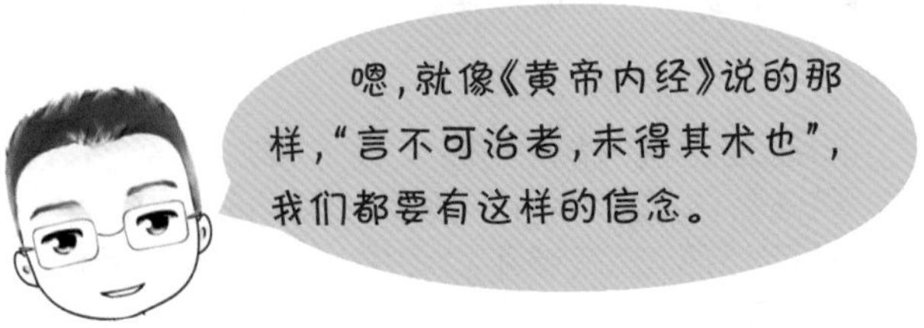
嗯，就像《黄帝内经》说的那样，“言不可治者，未得其术也”，我们都要有这样的信念。

朱丹溪的名言是：“阳有余，阴不足”（你们的阳气绰绰有余！你们这是妥妥的阴虚！）。

他认为我们要保护阴气。比如我们现代人喜欢熬夜，焦虑担心的事太多，容易耗伤阴血，容易上“虚火”，长口腔溃疡，眼睛发干，这种因为阴虚而出现“虚火”症状，就要“滋阴降火”。

温补学派

以薛己、孙一奎、赵献可、张景岳、李中梓等为代表的医家强调脾胃和肾命阳气对生命的主宰作用，他们或侧重脾胃，或侧重肾命，都擅长用甘温药物，后世称为“温补学派”。

简单介绍两位大咖——张景岳、李中梓。

张景岳最有名的一句话是：

善补阳者，必于阴中求阳，
则阳得阴助而生化无穷；
善补阴者，必于阳中求阴，
则阴得阳升而泉源不竭。

据此创制左归丸、右归丸诸方是治疗先天水火不足的主方。

李中梓最有名的一句话是：
至虚有盛候，大实有羸状。

治法是能够被确立的，人的身心状态是多变的，医者的用法是灵活的，以“常”为度才能圆机活法。

温病学派

明清之际，瘟疫肆虐，尤其在江浙一带流行猖獗，而且南方气候溽暑，热病盛行，客观上促使江浙医家对温热病进行研究，逐渐地形成了温病学派。

温病学派的一大标志性人物是叶天士。

叶天士，名叶桂，清康熙六年至乾隆十一年人，叶氏祖父和父亲都是医生，他从小跟着师傅学儒，晚上跟着父亲学医，14岁时父亲亡殁，后来就跟着父亲的门人学习，到24岁时已经先后拜了17位老师。

据说他忙到完全没有时间写书，我们现在看到的《临证指南医案》是后人整理的。

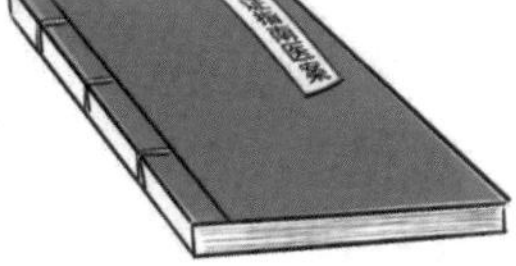

汇通学派

受西方医学影响而出现的融合中、西两种医学的流派，创始人团队有唐容川、张锡纯、朱沛文、恽铁樵等。

唐容川在《中西汇通医经精义》中说："西医亦有所长，中医岂无所短……不存疆域异同之见，但求折衷归于一是"，明确提出"中西医汇通"口号。

所谓中医、西医或中西医结合，都只是一个人为的概念，如果抛掉所谓"西医"的有色眼镜和所谓"中医"的超前理念，以人为研究对象，我们是不是能找到新的诊疗思路？

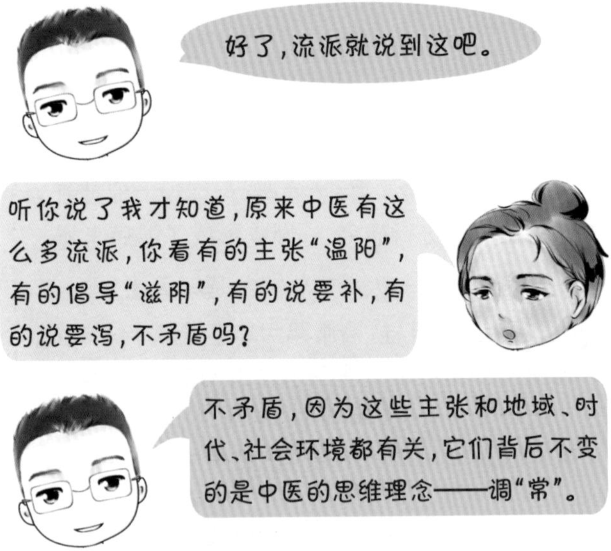
好了，流派就说到这吧。
听你说了我才知道，原来中医有这么多流派，你看有的主张"温阳"，有的倡导"滋阴"，有的说要补，有的说要泻，不矛盾吗？
不矛盾，因为这些主张和地域、时代、社会环境都有关，它们背后不变的是中医的思维理念——调"常"。

"常"就是常态、平常，我们把外邪祛除，把正气回复，把虚的补足，把壅实的除去，把滞留的疏通，都是为了让身体回复到平常的状态。另一方面，我们用每种治法的时候也要以"常"为度，寻常治法不要过度滥用，不寻常的治法不要随意妄用。

心慌失眠？龙眼给你补心脾 19

龙眼，液浓而润，古人都说它是心脾要药。

有的人心慌慌，晚上睡不好。白天爱忘事，经常觉得累，浑身没劲儿。胃口不好不想吃饭，容易拉肚子。舌头伸出来颜色较淡，把个脉细细弱弱。这种心脾两虚就适合吃龙眼。

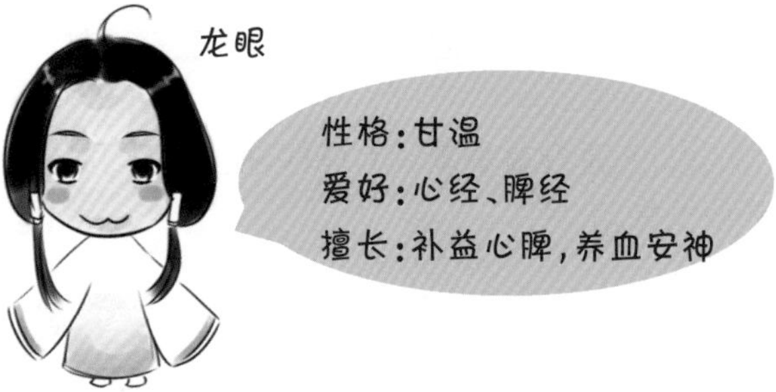
龙眼
性格：甘温
爱好：心经、脾经
擅长：补益心脾，养血安神

"南方桂圆北人参"，但要注意其性温助火。

日常生活中我们怎么食用呢？

制法：先用开水浸泡莲子，脱去薄皮，百合洗净，开水浸泡。将龙眼肉、莲子、百合、冰糖放入大碗中，加足水蒸透，即可食用。

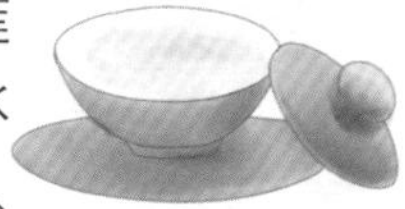

龙眼百莲羹

制法：将材料洗净，将粳米加清水中，文火煮8分钟。再下龙眼肉3-5个、枸杞子10g、大枣5枚，20分钟后煮成稀粥。

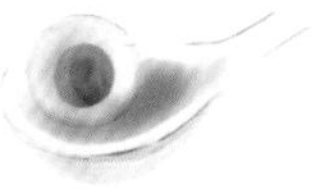

龙眼枸杞粥

《医学衷中参西录》中记有两则附案：

> 一少年心中怔忡，夜不能寐，其脉弦硬微数，知其心脾血液短也，俾购龙眼肉，饭甑蒸熟，随便当点心，食之至斤余，病遂除根。
>
> 一六七岁童子，大便下血，数月不愈，服药亦无效。亦俾蒸熟龙眼肉服之，约日服两许，服旬日痊愈。

龙眼虽好，却也不是人人都可以吃。

肺有郁火的人用甘温之品，反而会助长火力。

过度使用龙眼，会酿生湿热，所以舌苔厚腻的人不宜吃。

所以，凡是湿盛中满或有停饮、痰、火者，用的时候都要慎重。

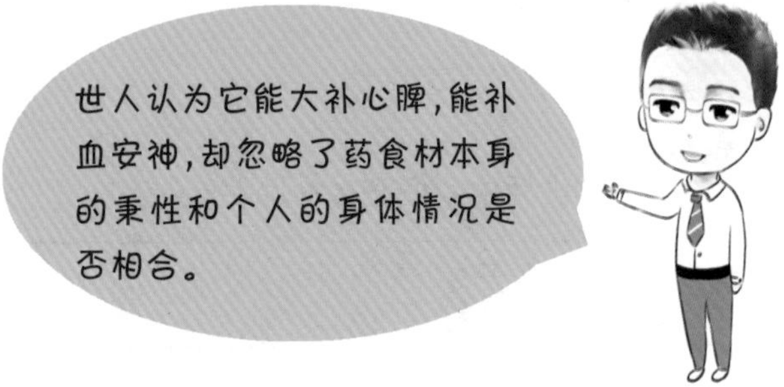
世人认为它能大补心脾，能补血安神，却忽略了药食材本身的秉性和个人的身体情况是否相合。

清朝名医徐大椿在《医学源流论》中说道："圣人之所以全民生也，五谷为养，五果为助，五畜为益，五菜为充，而毒药则以之攻邪。故虽甘草、人参，误用致害，皆毒药之类也。古人好服食者，必生奇疾，犹之好战胜者，必有奇殃。是故兵之设也以除暴，不得已而后兴；药之设也以攻疾，亦不得已而后用，其道同也。"——《医学源流论》

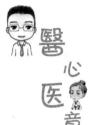

20 为什么这么热的天，你却怕冷？

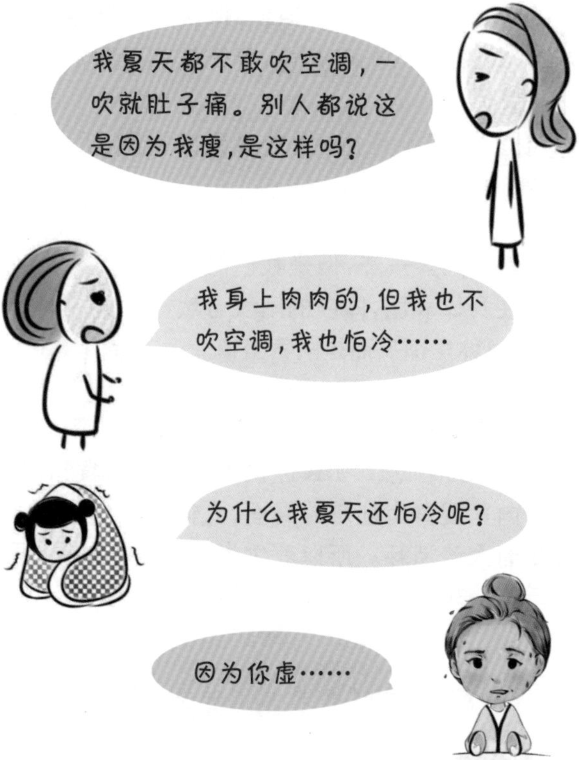
我夏天都不敢吹空调，一吹就肚子痛。别人都说这是因为我瘦，是这样吗？
我身上肉肉的，但我也不吹空调，我也怕冷……
为什么我夏天还怕冷呢？
因为你虚……

畏寒怕冷、四肢不温，是阳虚最主要的症状。

瘦人怕冷是因为形气弱

夏天怕冷的瘦人：神疲乏力、心悸失眠、头晕目眩、气短懒言、手脚怕冷、面色淡白或萎黄、唇甲色淡、舌淡脉弱……

胖人怕冷是因为阳气虚

阳气虚的人：畏寒肢冷、面色苍白、大便溏薄、小便清长、脉沉无力……

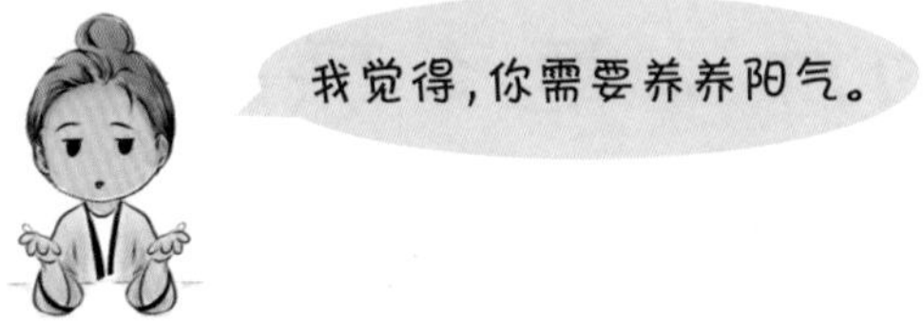
我觉得，你需要养养阳气。

夏天，大家都知道要消暑，但有一件事往往容易被忽略，很多人都不知道，夏天其实更要好好保养阳气。

很多人都不理解，为什么天这么热，反而要——养？阳？气？

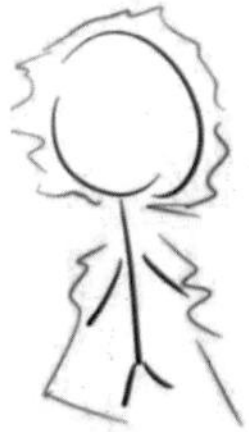

虽然夏天天气热，但是我们的阳气都飘在身体表面，体内的阳气当然就少了，身体里面反而是阴气坐镇。

人们感觉到身体是热的，但体内却因为阳气减少而呈现寒冷状态。如果进食大量的冰冻食物，就会使体内呈现雪上加霜的局面，人体的阳气因为冰冻食物而大量消耗。所以养生大法第一条就是，不去消耗它！

贪凉一时爽，阳气很难养！

少吃冰激淋，少喝冷饮，喝温热的水。
出汗了擦干，静息一会再去空调房间。
还可以：

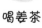

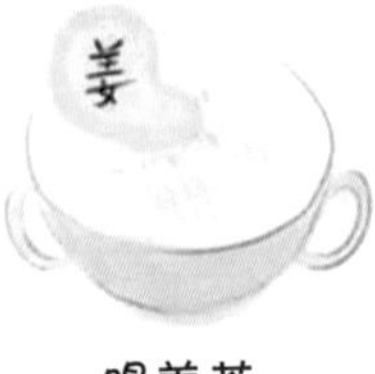
姜

喝姜茶

10 分钟
注意可别中暑了

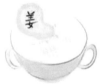

夏令感寒夹湿

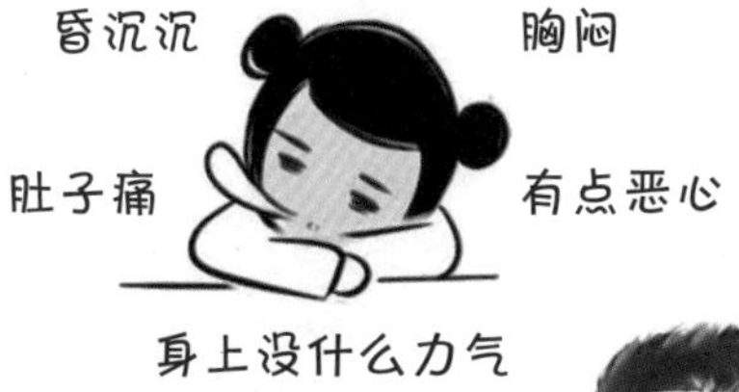
昏沉沉
胸闷
肚子痛
有点恶心
身上没什么力气

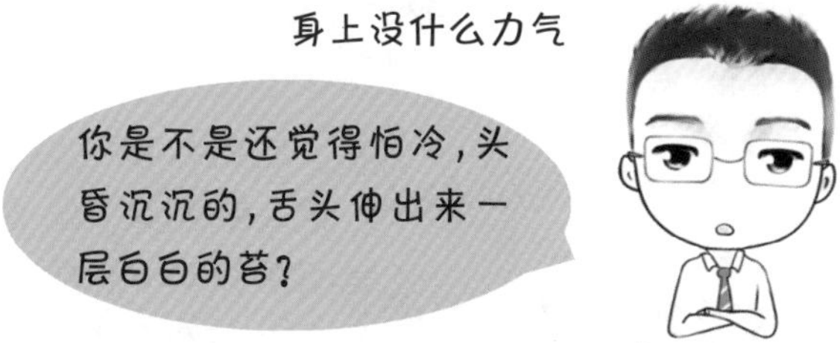
你是不是还觉得怕冷，头昏沉沉的，舌头伸出来一层白白的苔？

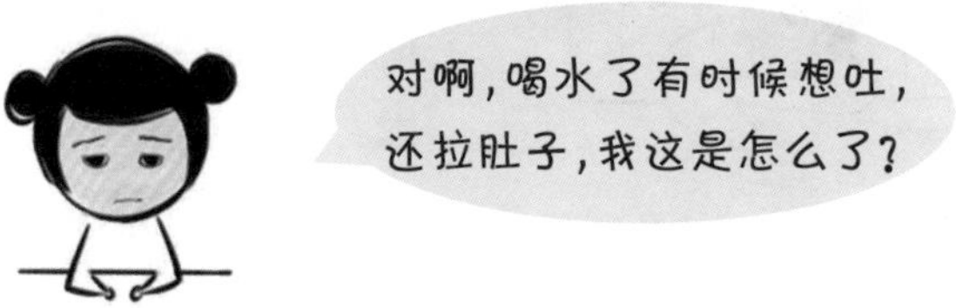
对啊，喝水了有时候想吐，还拉肚子，我这是怎么了？

这种情况中医叫“阴暑”。一方面，外感寒邪，腠理闭塞；一方面，饮食生冷，湿伤脾胃。可用香薷散，祛暑解表，化湿和中。

需要注意的是，香薷散偏温，如果暑温兼湿，虽然也有怕冷、无汗，但有口渴、脸色很红，就要加银花、连翘等清热之品。

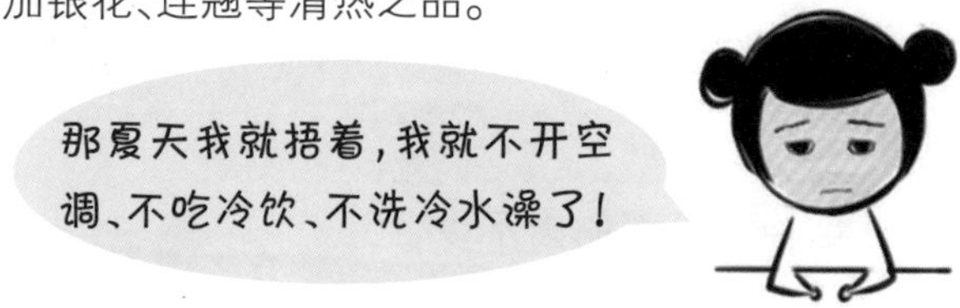
那夏天我就捂着，我就不开空调、不吃冷饮、不洗冷水澡了！

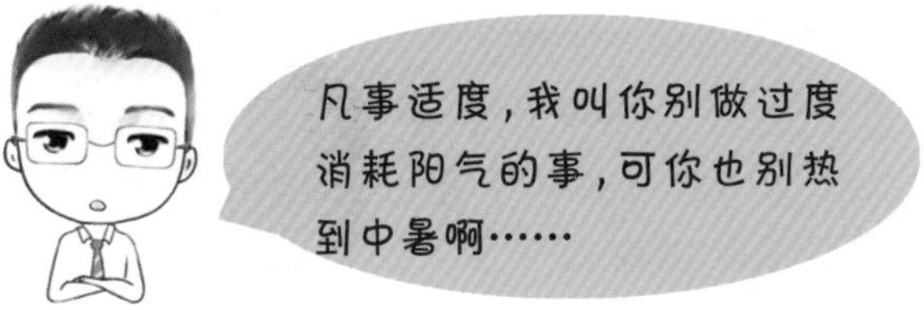
凡事适度，我叫你别做过度消耗阳气的事，可你也别热到中暑啊……

夏日炎炎反而多阴暑，通常是高温下人们过于避热贪凉而引起。

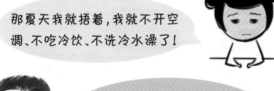

21 你气虚吗？

有的人不爱说话，说起话来有气无力，说话的声音很低。站着，想坐下；坐着，想躺下。坐没坐相，站没站相。

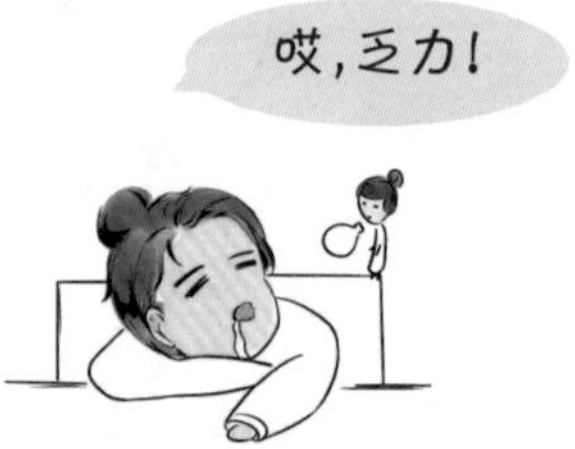
哎，乏力！

有人说，我工作时还能撑着，到家一躺下就不想说话、不想动了，别人熬夜了还特别精神，可我一活动就犯困。

有的人胃口不好，不容易饿，吃完肚子就胀，消化不了，所以长不胖，像古代书文里的书生。

有的人胃口还不错，但是脾气虚，没力气运化食物，吃的都屯着，所以胖胖的。像唐朝的美人珠圆玉润，但是骨子里弱，东汉医圣张仲景称之为“尊荣人”。

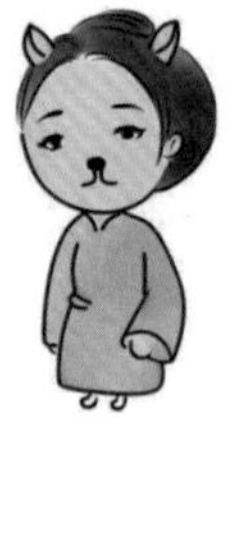

这种人腹部的肉不少，摸一下，肚子软软的不结实，皮肤湿湿的不干燥。

气虚没力气推动水液代谢，体内水液循环不好，水邪泛滥就会水肿。

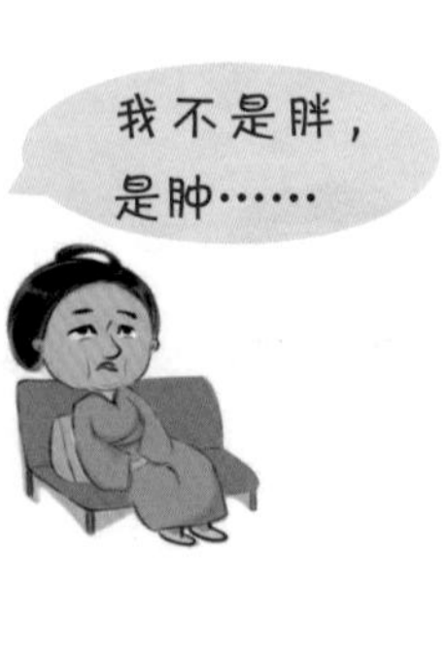
我不是胖，
是肿……

气虚的人不管是胖还是瘦，肌肉都松软不实，脸色萎黄唇色淡，舌头伸出来两边一圈的牙齿印，我们叫它“齿痕舌”。

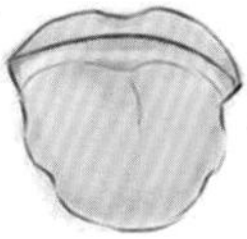
齿痕舌

气虚的人对外界环境适应能力也差，冬天怕冷，夏天怕热，正气不足所以容易生病。

总的来说，就是一派虚弱无力的症状：没力气，没精神，没食欲。

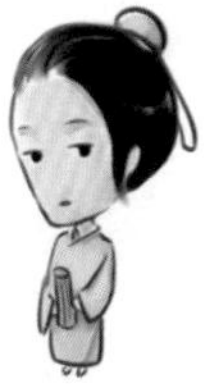
常年体弱多病

“气”到底是什么？中医学认为“气”有“卫气、营气、元气、宗气”“经络之气、脏腑之气”。

气虚的人身体素质差，抵抗力弱，所以更容易生病。

“气者，人之根本也。”气是构成人体和维持人体生命活动的最基本物质。

气虚易生什么病？

非正常出汗，什么事都没做也出汗，这种出汗方式叫“自汗”。这种出汗不是因为发热，而是卫气弱，毛孔就自己张开了。

卫气弱的人也会发热，一般低热，温度不高，用抗生素效果不好，病好了还是病恹恹的。卫气是温热的，弱了就会怕风怕冷，抵抗力不够就容易感冒，周围一有人感冒，气虚的人就感冒了，或者感冒刚好又得上了。

气虚的人内脏容易下垂，出现胃下垂、子宫脱垂、脱肛等。

气虚的人气血化源不足，就会面色萎黄没血色，月经有时会提前，量少颜色淡。

从脏腑之气看

肺气虚，稍微运动下就容易气短；
脾气虚，消化不好容易腹胀；
心气虚，活动后心慌胸闷；
肾气虚，有的人会腰酸腿软夜尿多。

为什么会气虚呢？

脑力工作者容易气虚，长期用脑过度劳伤了心脾。

有人说我没力气所以要多躺躺，但是久卧伤气，老躺着不运动反而使气机留滞，人就更虚弱了。

有的妹子节食减肥或者挑食，长期营养不良就容易气虚。

大病和久病损伤正气，像《琅琊榜》的“梅宗主”肯定有气虚。

经常使用清热解毒的药物等，滥用药物也会损伤正气。

还有先天因素，比如父母是气虚体质。

气虚要注意些什么？

起居有常

不熬夜，不纵欲，防外邪。
出汗了就擦干，不要吹风着凉。
合理安排工作和休息。

防寒护胃

寒冷对脾胃的刺激很大，要注意保暖。
忌寒凉药食，特别是夏天不可贪喝冷饮。
油腻厚味的食物会增加脾胃负担，气虚的人不宜吃。

合理运动

总是躺着反而容易气虚，
过度运动大量出汗又会导致气虚，
气虚的人要选择和缓的锻炼方式。

调畅心情

心情不好容易肝郁气滞，
脾胃功能就受影响。
要少思虑，放宽心，养正气。

气虚的人怎么吃？

气虚的人脏腑功能偏弱，食补时要用营养丰富又易于消化的食物。

宜

气虚宜平补，比如熟莲藕、山药、猴头菇、芡实米、莲子、大枣、花生、栗子、土豆、牛肉、猪肚、鸡肉、鳝鱼、鲢鱼、鳜鱼、蜂蜜、樱桃、葡萄、糯米、粳米等各种甘平、甘温、甘凉之品。最好用“焖、蒸、炖、煮、熬、煲”等方式加工。

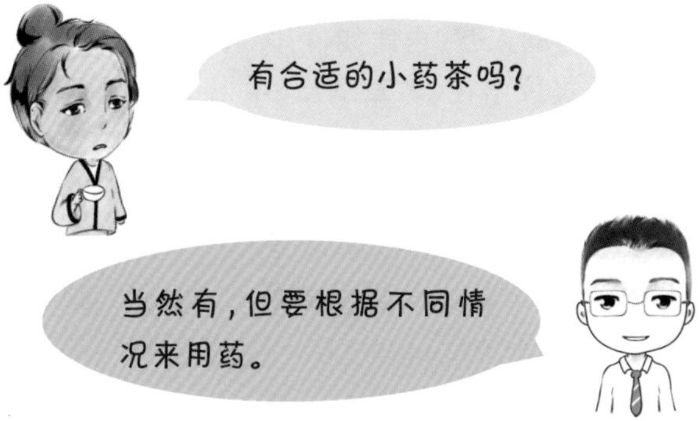
有合适的小药茶吗？
当然有，但要根据不同情况来用药。

气虚药食谱：
猪肚汤
十宝粥
黄芪鸡汤
山药粳米粥
山药鲫鱼豆腐汤
枣泥山药茯苓糕

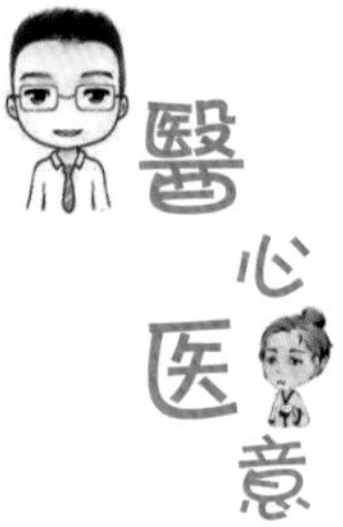
醫
心
医
意

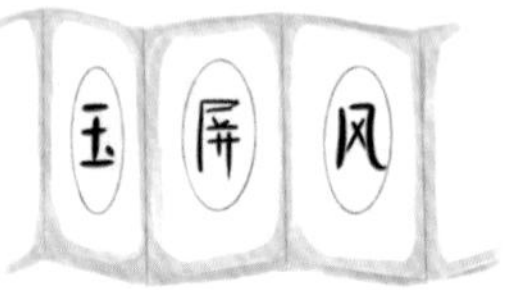
玉
屏
风

肺卫气虚的人，容易感冒、自汗，可用玉屏风散（黄芪、炒白术、防风，出自《丹溪心法》）。

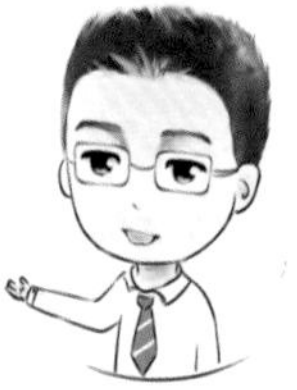

脾胃气虚的，可用炙黄芪3g、淮山药6g、生麦芽6g泡水喝，也可用四君子汤等。气虚兼痰湿的人，体虚乏力，食少便溏，可用参苓白术散（出自《太平惠民和剂局方》）。

此外，心气虚可用养心汤，肾气虚有肾气丸等。

根据个人情况，先从调整生活方式做起，效果不及可选用药茶辅助，有治疗需要的就去找中医师，不必讳疾忌医，不可偷懒贻误病情，不能不经辨证而随意用药。平常可以按摩“足三里”穴位。

忌

不吃生冷和寒凉药食，如苦瓜、西瓜、生莲藕、荸荠、柚子等。大热的羊肉等，要加凉润之品平抑热性。另外，食物最好不用“煎、烤、油、炸”等加工。

还要少吃消耗性药食。比如山楂消食性好，但不适合气虚的人吃；再比如，荷叶清暑利湿，用来减脂，但清·吴仪洛在《本草从新》中指出：“荷叶升散消耗，虚者禁之。”

俗话说“冬吃萝卜夏吃姜”，萝卜理气通气，生姜辛温散气，大蒜、香菜、胡椒、薄荷耗气，葱、韭菜、虾蟹海鲜发物类，宽胸理气的紫苏饼，对气虚的人来说，这些都不适合。

中医是怎么看人的？ 22

长久以来，人类对于生命体的认识已经从宏观的器官、组织，到细胞，再深入到细胞内部。分化、再生、衰老、病变……

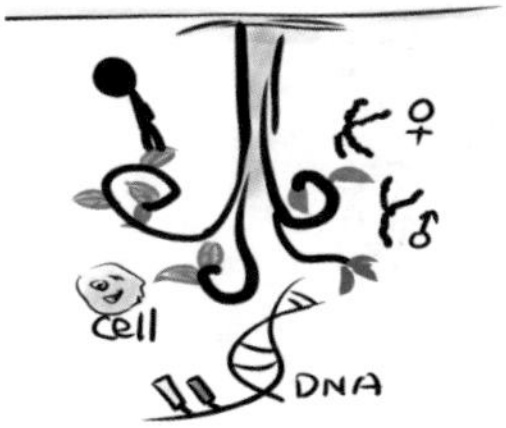
Cell
DNA

有太多因素会影响我们的身体状况：

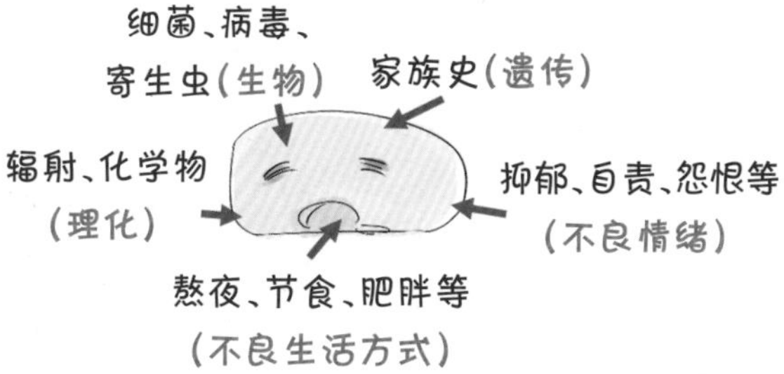
细菌、病毒、
寄生虫（生物）
家族史（遗传）
辐射、化学物
（理化）
抑郁、自责、怨恨等
（不良情绪）
熬夜、节食、肥胖等
（不良生活方式）

我们试图从各个角度来解读生命和疾病。

大家常觉得其他学科对人的解读很具体，而中医学却很模糊，其实，中医看人也有一套理法。

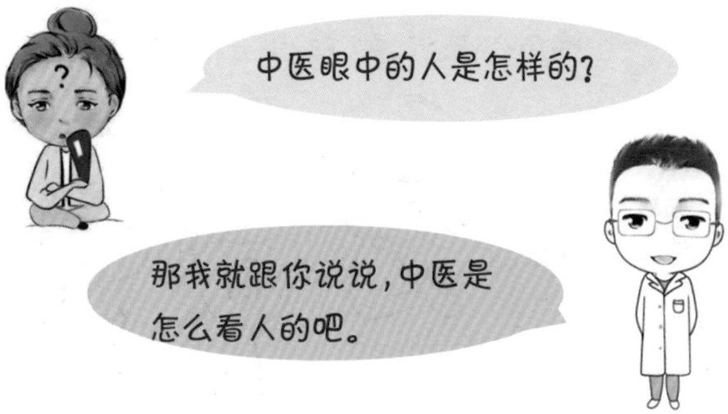
中医眼中的人是怎样的？
那我就跟你说说，中医是怎么看人的吧。

中医强调整体观念，重视人体的统一性和完整性。

我们用眼睛去观察，
我们用身体去感受。

中医看人的时候，先要看他的整体状态，看人的“神—色—形—态”。

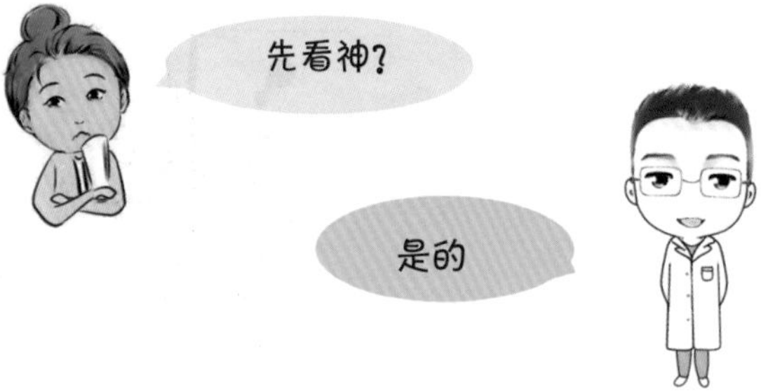
先看神？
是的

比如一个人精神不振，健忘困倦，声低懒言，怠惰乏力，动作迟缓等，我们说他的神气就是不足的，你也可以理解为能量值低。

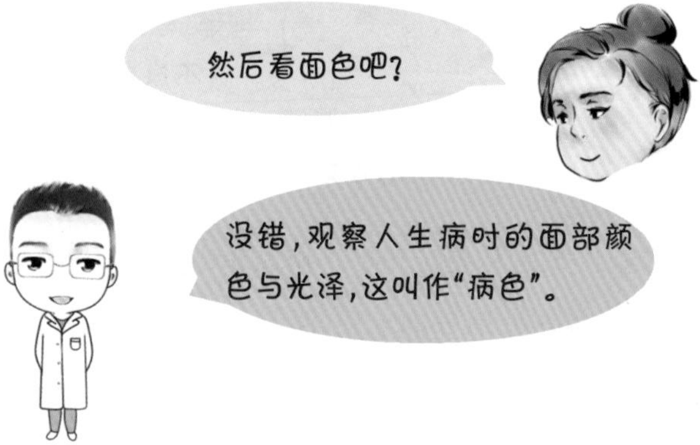
然后看面色吧？
没错，观察人生病时的面部颜色与光泽，这叫作“病色”。

病色有青、赤、黄、白、黑五种。

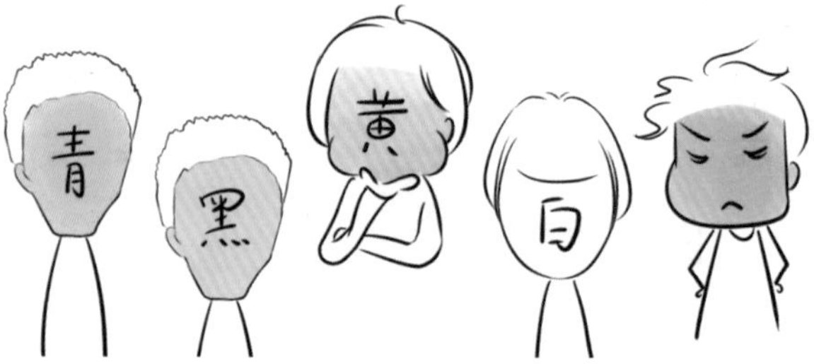
青
黑
黄
白

面色青灰，口唇青紫，多属血瘀。

面色淡黄憔悴，称为萎黄，多属脾胃气虚。

面色发黄而且虚浮，称为黄胖，多属脾虚，有湿邪。

面色通红，提示有热。

面色㿠白而虚浮，多为阳气不足。

面色淡白而消瘦，多属营血亏损。

面色苍白，多属阳气虚脱，或失血过多。

面黑而焦干，多为肾精久耗。

面色青黑，且剧痛者，多为寒凝瘀阻。

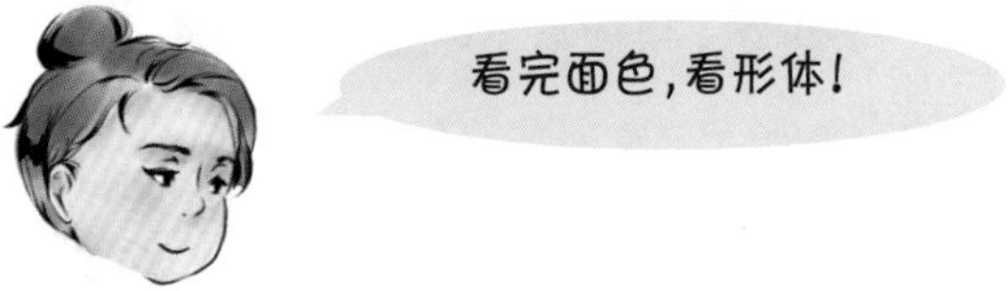
看完面色，看形体！

中医学注重对形神统一生命体的关注，是对人体生命的综合认识。

比如我们常听说："瘦人多火、肥人多湿"，瘦人、肥人也不只是体重的差别。中医说胖的人有四种：

有的人懒得说话，容易累，还经常头晕健忘，这是气虚不能化脂，叫"脂人"。多是均一性的胖。

有的特别怕冷，小便清长，大便容易稀，这是阳虚，叫"肥人"。

有的身上的肉软泡泡的，油腻腻的，容易打呼噜，平常大鱼大肉，营养过剩，堆积着消化代谢不了，容易出油，这是痰湿，叫"膏人"。身上也胖，但腹部更明显，围着肚子一圈肉。

还有的是"肉人"，这种人肌肉结实，有的人性情急躁，急脾气，多见湿热。

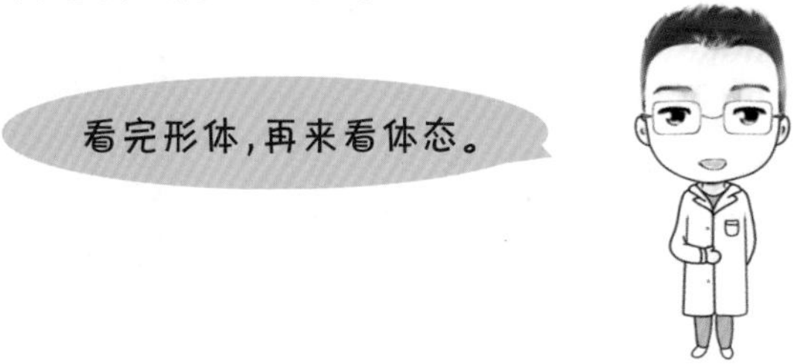
看完形体，再来看体态。

有的人能坐着不站着，能躺着不坐着，坐着也希望趴着，说话不多，好像讲话都费力气，所谓“少气懒言”，这是气不足。

再看有的人，一进诊室就高声喊，医生啊，我哪里哪里不舒服！这样的气会不足么？不会的。

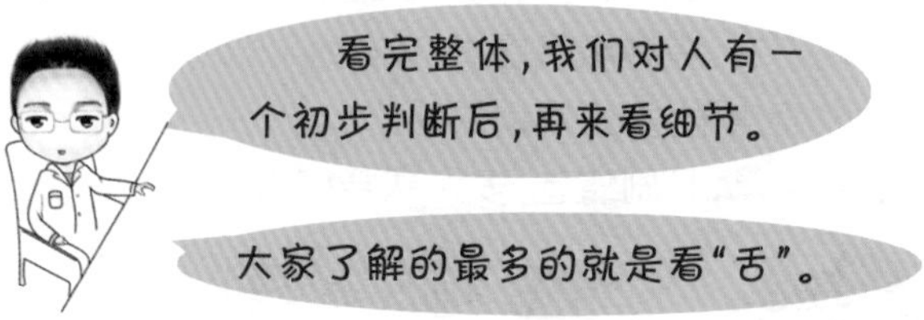
看完整体，我们对人有一个初步判断后，再来看细节。
大家了解的最多的就是看“舌”。

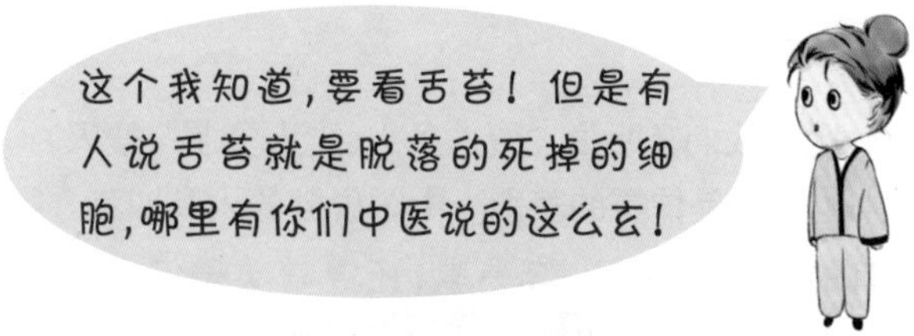
这个我知道，要看舌苔！但是有人说舌苔就是脱落的死掉的细胞，哪里有你们中医说的这么玄！

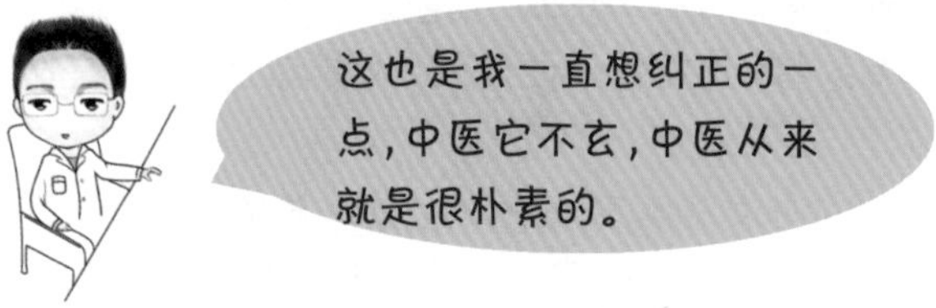
这也是我一直想纠正的一点，中医它不玄，中医从来就是很朴素的。

打个比方，我们烧菜的时候锅盖上会有水蒸汽，烧水的时候是清的，烧粥的时候是稠的，烧菜的时候是油腻的。我们的脾胃呢就像一口锅，它也会蒸腾水汽，舌苔就是由胃气所化。

比如舌苔黄腻的，我们说这提示体内有湿热、痰热，或饮食积滞化热，或外感暑热、湿温，这叫黄腻苔。

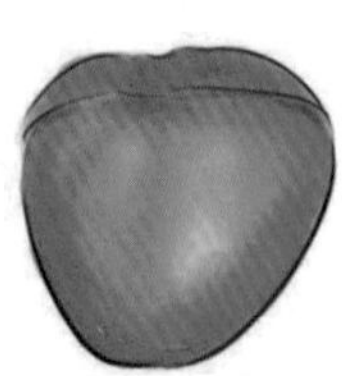
黄腻苔

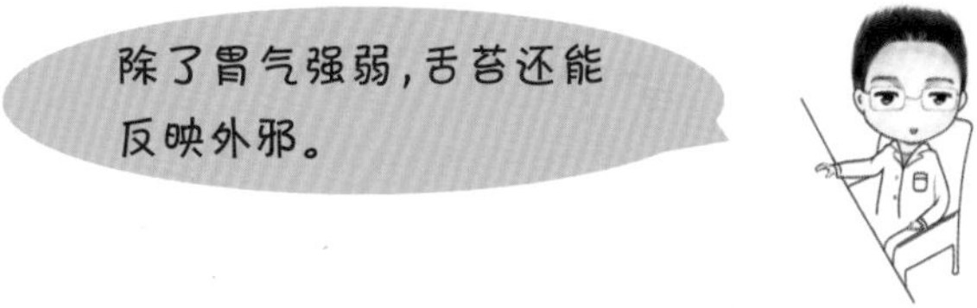
除了胃气强弱，舌苔还能反映外邪。

比如你感冒了，受了风寒，舌苔是发白的，感受了风热，舌苔是发黄的。

如果舌苔很厚，说明邪气较深，病情好起来慢，舌苔薄薄的，邪气就浅，恢复也容易。

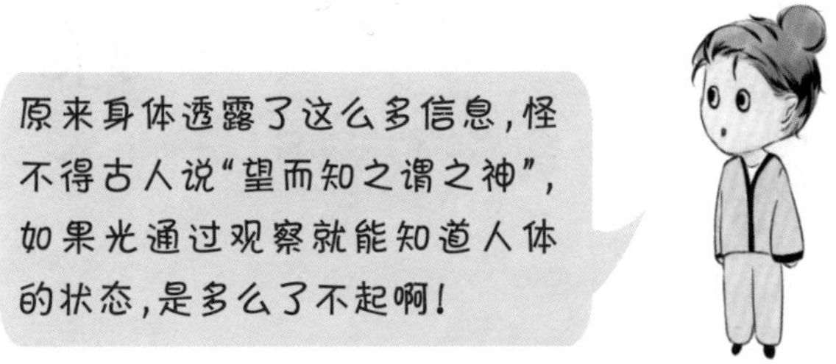
原来身体透露了这么多信息，怪不得古人说“望而知之谓之神”，如果光通过观察就能知道人体的状态，是多么了不起啊！

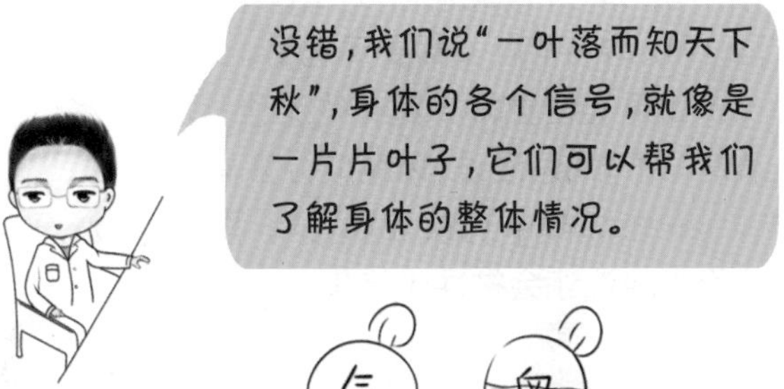
没错，我们说“一叶落而知天下秋”，身体的各个信号，就像是一片片叶子，它们可以帮我们了解身体的整体情况。

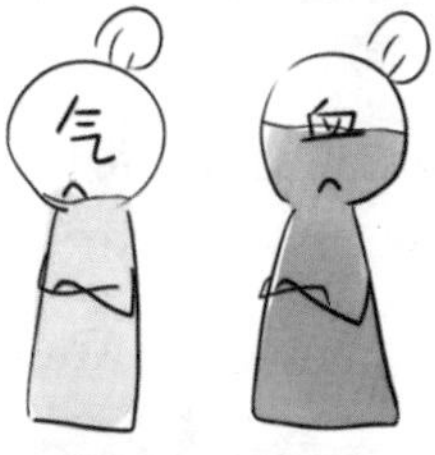
气
血

通过看精神状态，面色形体和体态，还有舌诊，你了解了自体的哪些信息呢？

“一叶落而知天下秋”，身体的各个信号，就像是一片片叶子，它们可以帮我们了解身体的整体情况。

23 中药怎么煮？

煮中药前，洗不洗？

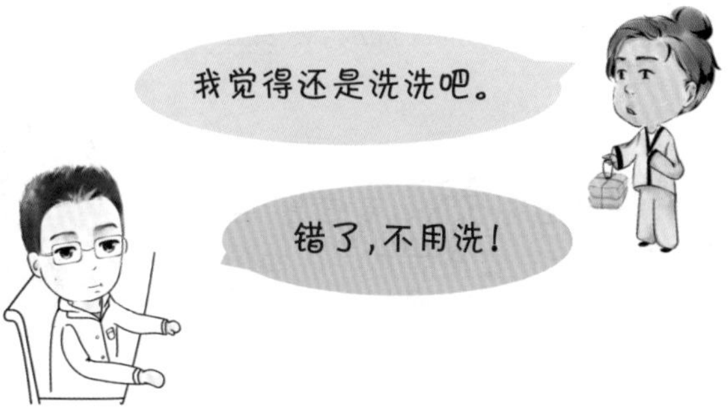
我觉得还是洗洗吧。
错了，不用洗！

中药饮片在炮制加工过程中已经过净制处理，所以泡药前就不需要清洗了。

如果实在觉得草药有些泥沙，可以用水迅速漂洗一下，切忌浸洗，以免成分丢失。

一些细微中药饮片如马勃、海金沙、滑石粉等用水冲洗还会被冲走流失。

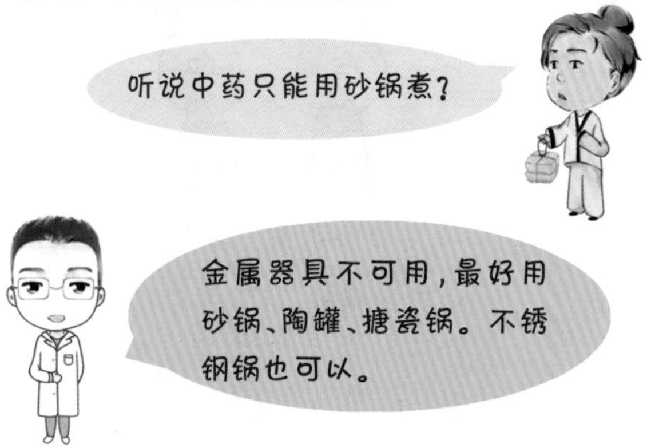
听说中药只能用砂锅煮？
金属器具不可用，最好用砂锅、陶罐、搪瓷锅。不锈钢锅也可以。

铁、铝、铜、镀锡等金属器具化学性质不稳定，容易氧化，在煎煮过程中会游离出金属离子，和中药成分发生化学反应，影响煎药质量和临床疗效，所以不宜选用。

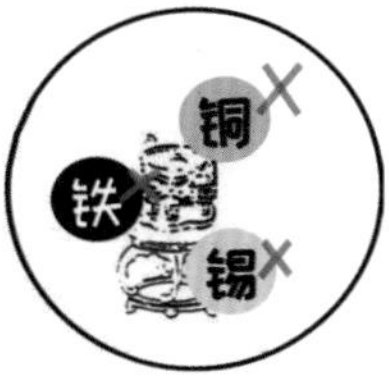
铜
铁
锡

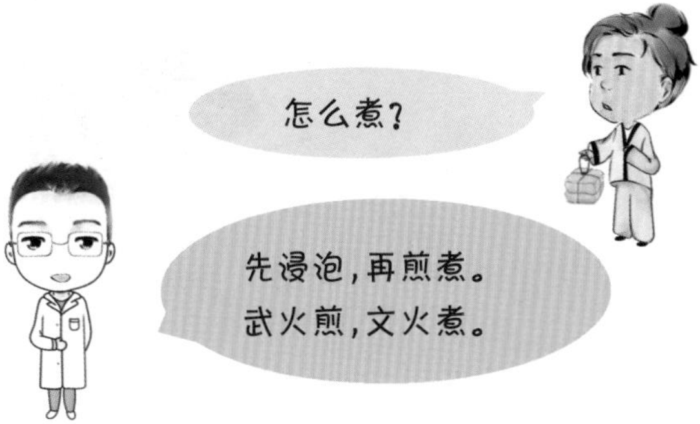
怎么煮？
先浸泡，再煎煮。
武火煎，文火煮。

先加冷水搅拌后浸泡30~60分钟，时间不宜太长，以免引起药物酶解或霉变。

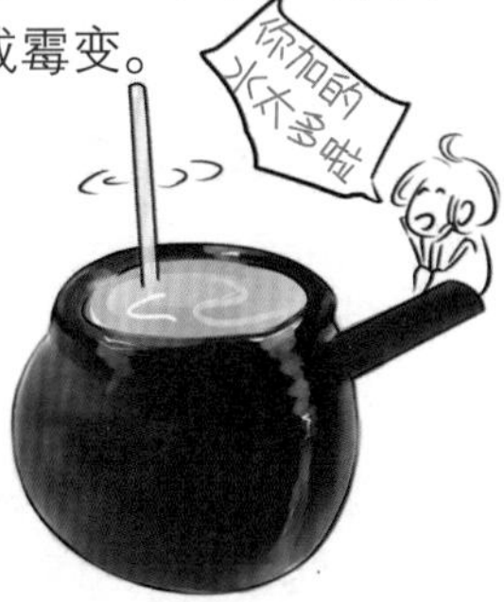
你加的水太多啦

加多少水呢？水量一般盖过药面2~5厘米，花、草类或煎煮时间较长的，要酌量加水。

冬天可以用20~30℃的温水浸泡，能缩短煎煮时间，但不能用开水浸。

浸泡好后，先用武（大）火煮至沸腾，再用文（小）火保持微沸状态。一般煮沸后要再煮20~30分钟。

解表类、芳香类、清热类药物沸后，再煮15~20分钟；滋补药物沸后，再煮40~60分钟。

煎煮中药是中药里的有效成分不断释放、溶解的过程。

一贴中药煎几次？

一般煎煮2~3次，第二次煎煮加冷水或热水都可以，但不需要再浸泡了，二煎时间也比一煎略短。

在医院代煎的中药，要放冰箱吗？

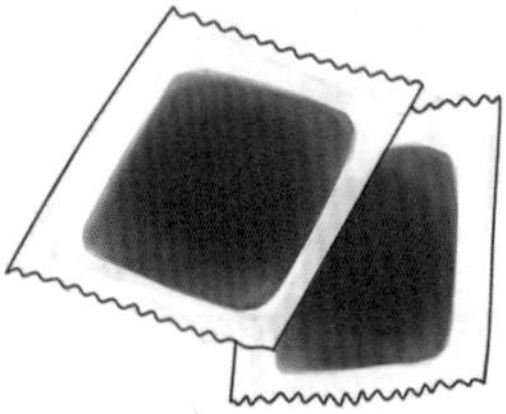

代煎的药液封装后，一般放在冷藏室里保存，按时服完。

如果环境温度低于10℃，可以在自然条件下存放，一般可放半个月左右。

特殊煎法有哪些？

有的时候我们拿到一大包中药，里面还有分开装的一小包一小包的，这个怎么煎呢？

先煎：将先煎药煮沸0.5~2小时，再把其余泡好的药一同倒进锅里煎煮。先煎可促进质地坚硬药物中有效成分的煎出，对毒性中药还可减毒、去毒。

后下：后下药在煎好前5~10分钟再加入。包括气味芳香、含挥发油多的中药如薄荷、砂仁等，还有不宜久煎的中药如钩藤、杏仁等。

包煎：花粉类如蒲黄，细小种子如葶苈子，细粉类如六一散，含淀粉、黏液多的中药如车前子，附绒毛中药如旋覆花等，都要用纱布包好，再浸泡煎煮。

另煎：一些贵重药如人参、西洋参等宜单独煎煮，取液兑入其他中药汤液中服用即可。

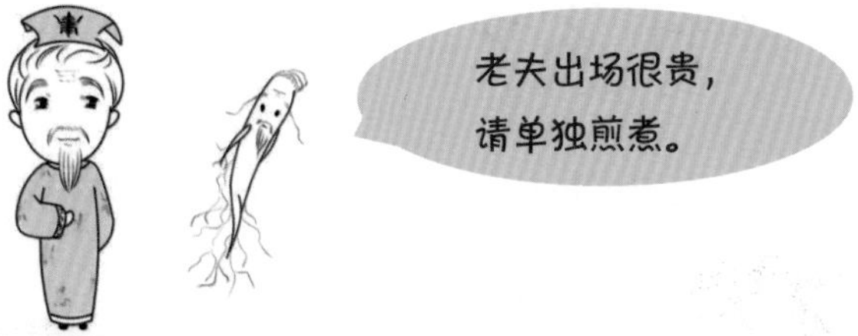
老夫出场很贵，
请单独煎煮。

冲服：一些贵细中药，比如三七、川贝母、羚羊角等，宜研成细粉加入汤液中服用。

不同的中药，煎法大不同，这直接关系到治疗效果。

什么时候喝中药？

通常，我们会让大家一天喝一剂，分早晚两次喝，常在饭后半小时服药，特别是在脾胃功能弱、对胃肠道有刺激性的情况下，不要空腹喝药。

此外，为了使药物能充分发挥作用，有的药还应在特定的时间服用：如安神药用于治失眠，宜在睡前的30分钟至1小时服药。

具体的事宜还要听从医生的交代。

听说喝中药要忌口？

中药内服一般宜温服，服药期间宜少食豆类、肉类、生冷及其他不易消化食物。服解表、透疹药，宜少吃生冷、酸味食物；服温补药，应少饮茶、少食萝卜；热性疾病应禁食或少食酒类、辣味、鱼类等。

24 关于体质，正确的打开方式是什么？

为什么同一种药，有人说好用，有人说不好用？

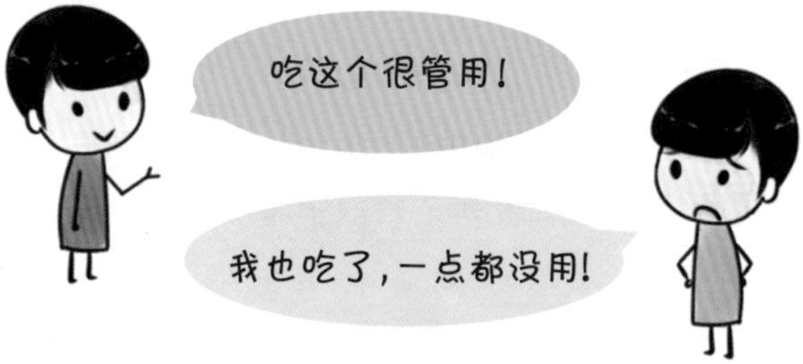
吃这个很管用！
我也吃了，一点都没用！

有的人明明是热性的体质，却过度使用了温燥之物。

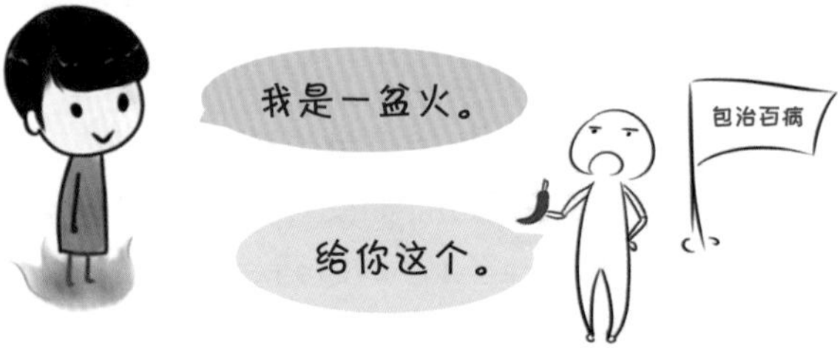
我是一盆火。
包治百病
给你这个。

有的人本来是寒性的体质，却过度使用寒凉之物，或者本来体质平和，滥用药物后损伤了正气。

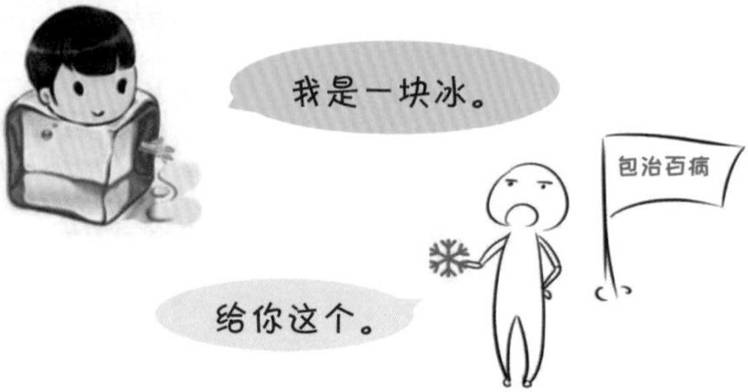
我是一块冰。
包治百病
给你这个。

体质本来就热，却用大热的药；
体质本来就寒，却用大寒的药。

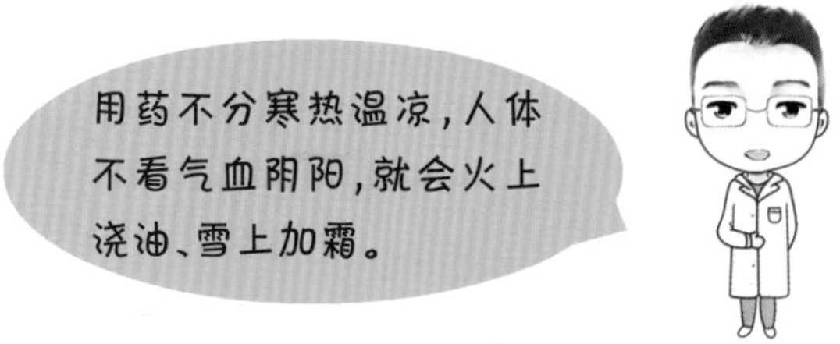
用药不分寒热温凉，人体不看气血阴阳，就会火上浇油、雪上加霜。

怎么判断热性体质呢？简单说就是怕热的体质。如有喜欢冷饮，性情急，舌头伸出来很红的，宜服用寒凉的药食，忌辛辣、羊肉等。对于那些热而伤津的情况，出现明显口渴、咽干、大便干燥、干咳等，麦门冬是不错的选择。

怎么判断寒性体质呢？最简单的方法是看有没有怕冷喜暖，有没有四肢冰冷、小便清长等寒象。有的人大热天里也可以洗很热的热水澡，基本可以判断为寒性体质。他们适合温热性的药食，忌冷饮、冷食，甚至大量喝水也是不宜的。平时可以喝点姜糖水驱寒，炖肉时可加桂皮来温补肾气，尤其适合腰部冷痛、小便清长的人。

形体有肥瘦，
气血有多寡，
性格有刚柔，
脏腑有强弱，
体质有差异。

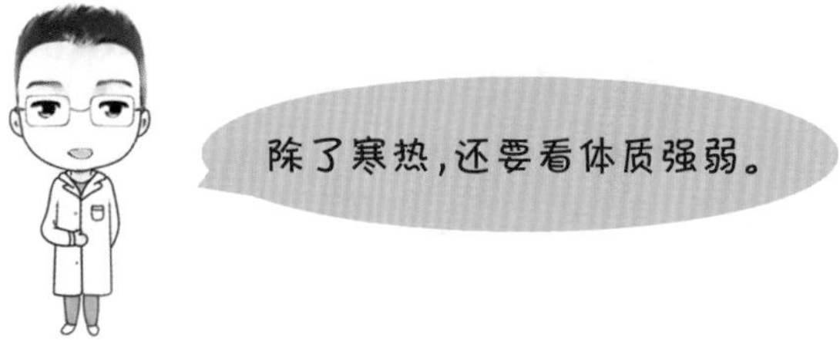
除了寒热，还要看体质强弱。

有的人体质强，可以用气味浓厚、作用较强的药物，药力轻了疗效就不好。

有的人体质弱，要谨慎选择气味温和、作用和缓的药物，药力过度就会损伤正气。

早在《黄帝内经》中就说过:“凡五人者,其态不同,其筋骨气血各不等。”

就是说我们每个人的身体素质都不同,人的形体有肥瘦、气血有多寡、性格有刚柔、脏腑有强弱。

对这些完全不了解,不看经络、脏腑有没有隐患,不看风寒暑湿燥火都有哪些在作祟,那看病就像盲人摸象,只能看到眼前的三两个症状,只会头痛医头,脚痛医脚。所以说:**体质不明,用药不灵。**

体质就是我们身体的内环境,是土壤。

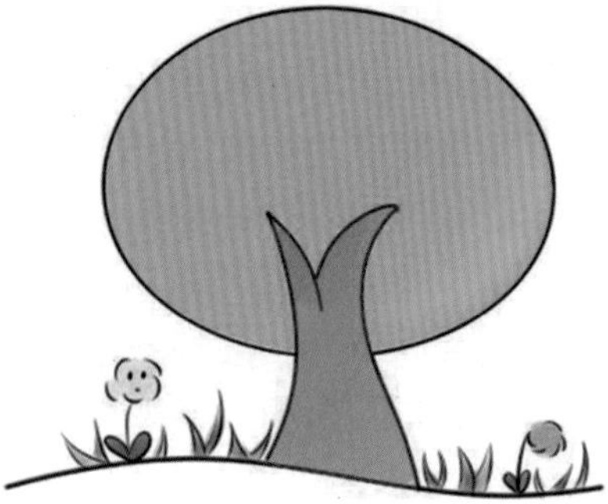

了解身体的情况,选择适合自己的养生方式,选择秉性相合的药物,才能更好地养生调摄。

最理想的体质是“平和质”,其他人群或多或少都有不适的体验。

平和质的人气血调和面色好,体型适中精神好,饮食睡眠样样好。有调查显示,平和质者约占人群的三成多。

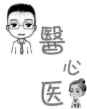

有的人生活习惯不好，不运动，常熬夜，烟酒不忌，长年下来容易导致气血阴阳的亏虚。有的人偏爱重口味的油盐酱醋，喜欢吃肥甘厚腻的食物，长期这样吃容易滋生湿热。

还有的人生活压力大，焦虑、抑郁、脆弱……长年情绪不好容易气滞、血瘀，这些都会使体质失衡。

俗话说"一方水土养一方人"，由于生活环境、饮食习惯等不同，有的体质就偏集中于某个地域，比如湿热质在东南地区多见。

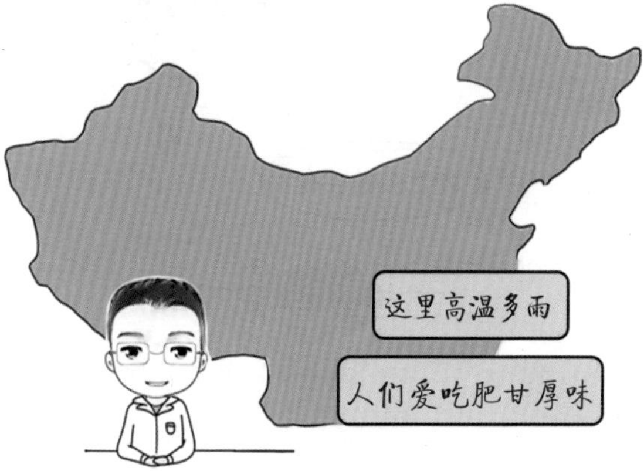
这里高温多雨
人们爱吃肥甘厚味

体质是对我们目前身体情况的评估，那怎么样去**调理体质**呢？

《黄帝内经》说"谨察阴阳所在而调之，以平为期"，就是说要根据个人体质的不同，把它调理在一个相对平和的状态。

我们要做的就是了解自己的体质，找到适合自己的生活方式，选择秉性相合的药食物，好好地调养身心。

了解自己的体质，找到适合自己的生活方式，选择秉性相合的药食物，好好地调养身心。

25 你的阳气需要充电……

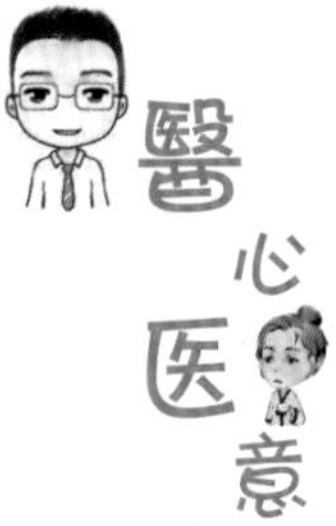

医心医意

『杏林素问』中医健康科普

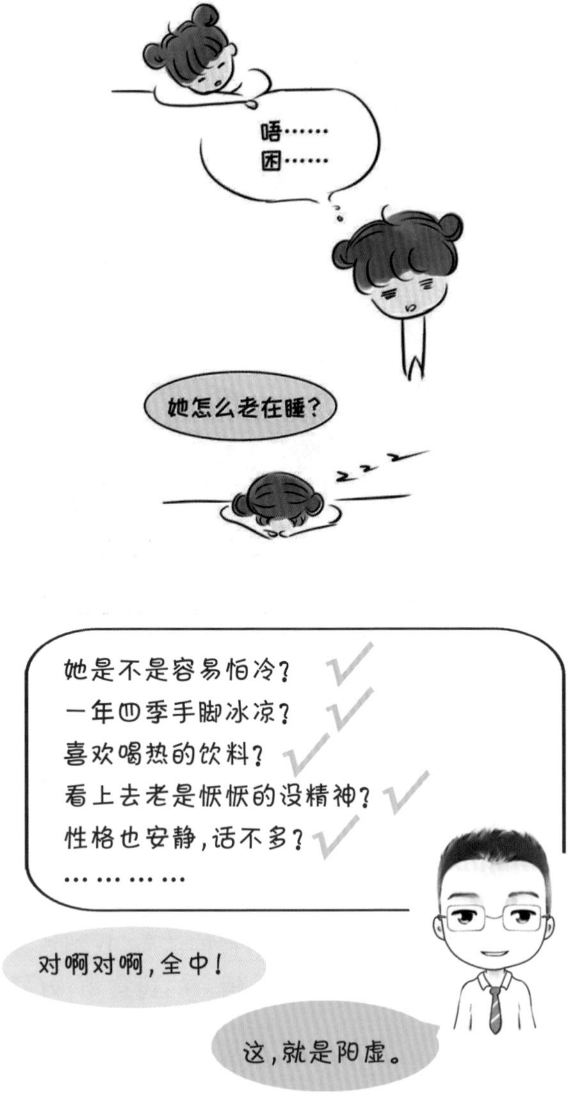

唔……
困……

她怎么老在睡？

她是不是容易怕冷？ ✓
一年四季手脚冰凉？ ✓
喜欢喝热的饮料？ ✓
看上去老是恹恹的没精神？ ✓
性格也安静,话不多？ ✓
……

对啊对啊,全中！

这,就是阳虚。

中医学认为，人有阴阳二气。

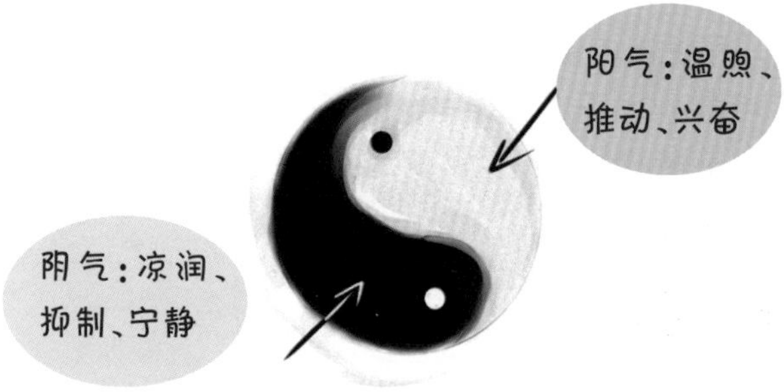
阳气：温煦、推动、兴奋
阴气：凉润、抑制、宁静

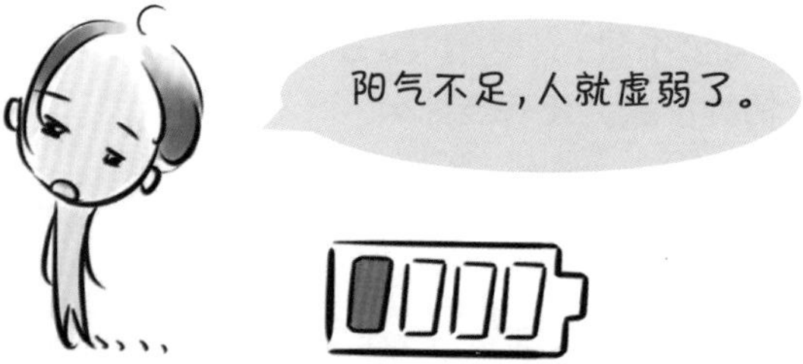
阳气不足，人就虚弱了。

电量不足所以疲劳，即使每天睡七八个小时，也无精打采的。

说话很慢，这是体弱人的共有特点，而且说话到最后，尾音是轻飘的，说不动了。

看病时医生特别注意病人主诉时的样子，有的人说话声音轻，含混不清，甚至说到最后会引起咳嗽，多数都是气虚。

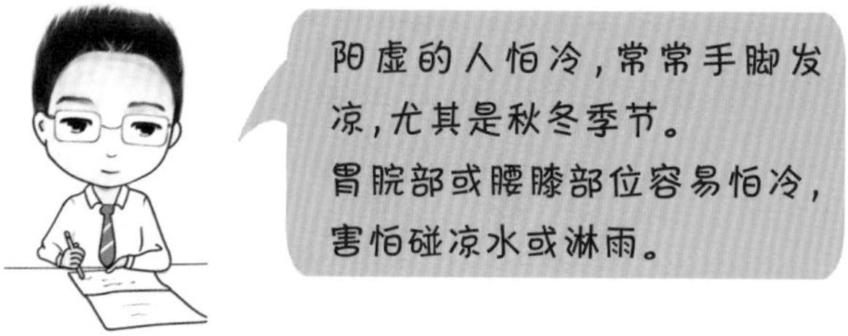
阳虚的人怕冷，常常手脚发凉，尤其是秋冬季节。
胃脘部或腰膝部位容易怕冷，害怕碰凉水或淋雨。

阳虚，则身体机能减退或衰弱，代谢活动减退，反应性低下。

胃就像煮饭的锅子，阳气就是煮饭的火。一个人如果阳气不足，胃中食物就无法完整地腐熟消化，大便就容易溏泻，夹杂不消化食物。吃凉的东西会感到肚子或全身不舒服，吃了冷的食物容易出现拉肚子、肚子胀痛等，就是因为阳气不足。

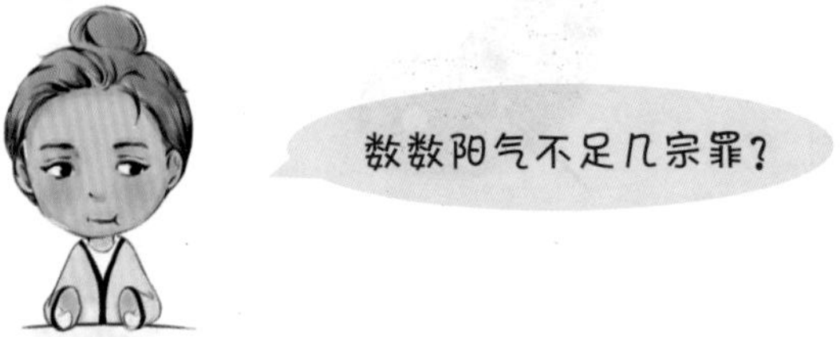
数数阳气不足几宗罪？

消化不良，畏寒怕冷，舌体胖大，脉象沉细无力，精神不振。还有些什么？

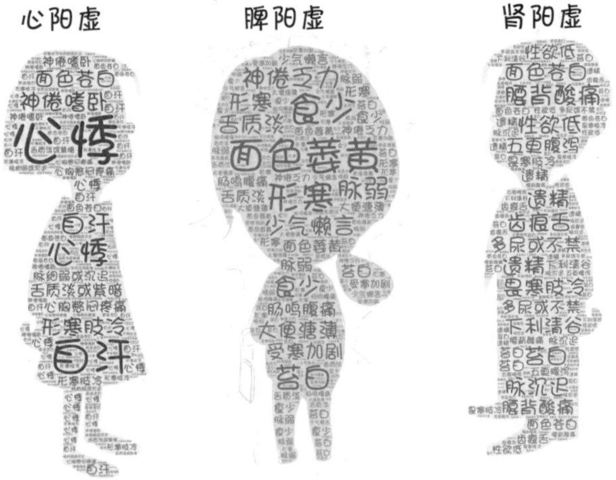
心阳虚
心悸
自汗
神倦嗜卧
面色苍白
形寒肢冷
舌质淡或紫暗
脉细弱或沉迟
心胸憋闷疼痛
脾阳虚
面色萎黄
形寒
食少
神倦乏力
舌质淡
脉弱
少气懒言
肠鸣腹痛
大便溏薄
受寒加剧
苔白
肾阳虚
性欲低
面色苍白
腰背酸痛
五更腹泻
畏寒肢冷
遗精
齿痕舌
多尿或不禁
下利清谷
苔白
脉沉迟

阳虚常由气虚进一步发展而成，阳虚则生寒，阳虚的人症状比气虚重，还会出现里寒的症状。阳虚之中，以心、脾、肾的阳虚为多见。由于肾阳为人身之元阳，所以心、脾之阳虚日久，亦必病及于肾，从而出现心肾阳虚或脾肾阳虚的病变。

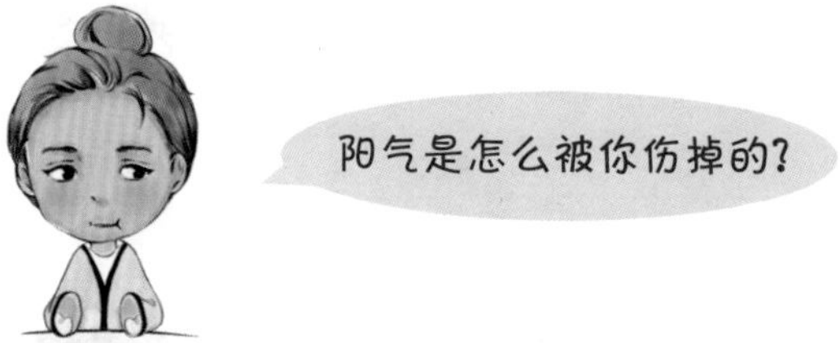
阳气是怎么被你伤掉的？

忽视保暖、熬夜、贪凉饮冷、长期服药（抗生素、利尿剂、清热解毒类中药、号称排毒的减肥药等）、房劳过度、先天禀赋等，都会出现阳虚。

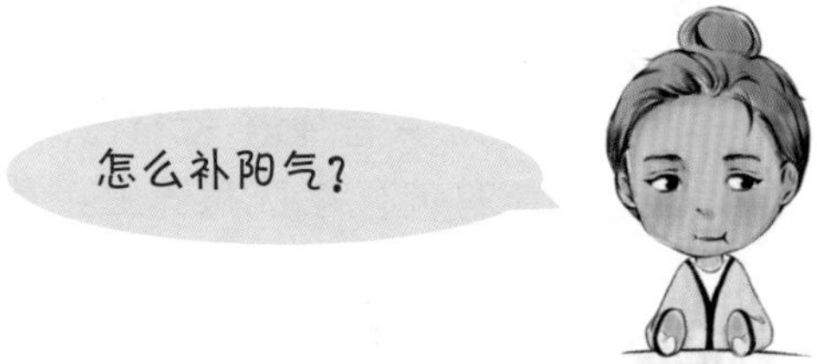
怎么补阳气？

首先当然是**食补**啊！拿出我们的食谱：当归生姜羊肉汤、桂皮鹌鹑汤、肉桂可可、韭菜虾仁饼、核桃粥……

宜适当多吃些甘温的食物：羊肉、猪肚、鸡肉、带鱼、黄鳝、虾、刀豆、荔枝、龙眼、樱桃、核桃、栗子、韭菜、茴香、洋葱、香菜、胡萝卜、山药、生姜、辣椒等。

不宜多食生冷、苦寒、油腻的食物，如田螺、螃蟹、西瓜、梨、柿子、黄瓜、苦瓜、丝瓜、冬瓜、芹菜、绿豆、蚕豆、绿茶、冷饮等。

有些朋友，尤其是女孩子，认为水果有营养，喜欢拿水果当饭吃，但是水果寒凉，多吃会影响脾胃功能，反而耗损阳气。

其次要多**运动**。阳虚的人往往不喜欢运动，结果体质更弱，长期下去还可能发展为抑郁，所以阳虚体质的人更该出去运动。

“三分医，
七分养，
十分防”，
运动食补一起来，药补要慎重！

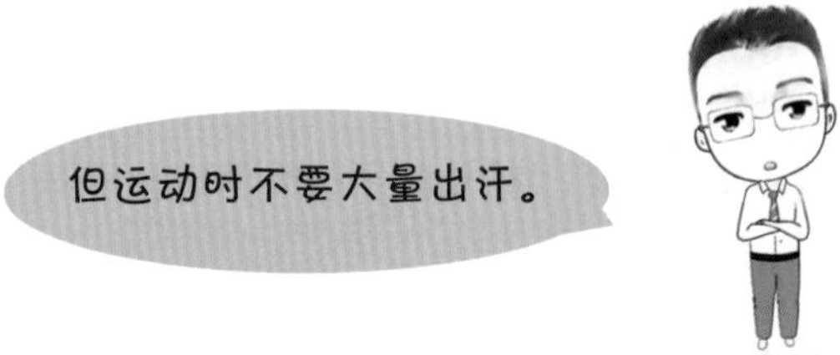
但运动时不要大量出汗。

中医认为最合适的汗出状态是“微汗”，就是汗出隐隐湿润皮肤却不像水一样淋漓。

食补说来简单，运动养生的人就少了，更多的人想要直接通过药物来干预。

有些朋友听到了只言片语，就自己买一些药丸来补，认为它们能有病治病，无病养生。但告诉你，这样的药丸不存在。比如人参，有的人吃了好，有的人就不适合吃。俗话说“甲之蜜糖，乙之砒霜”。

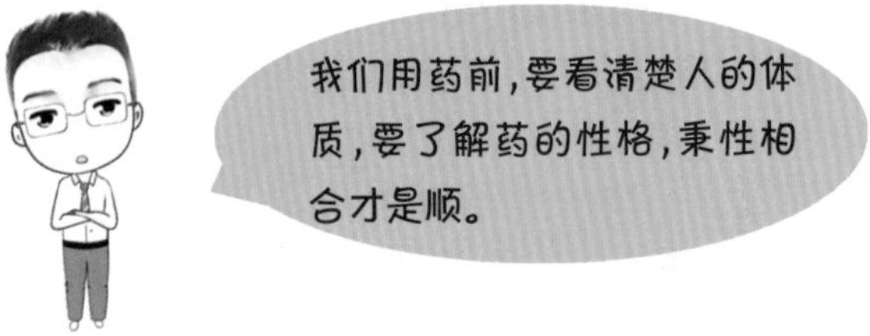
我们用药前，要看清楚人的体质，要了解药的性格，秉性相合才是顺。

正所谓“ 本草石之寒温，量疾病之浅深，假药味之滋，因气感之宜，辨五苦六辛，致水火之齐，以通闭解结，反之于平。”

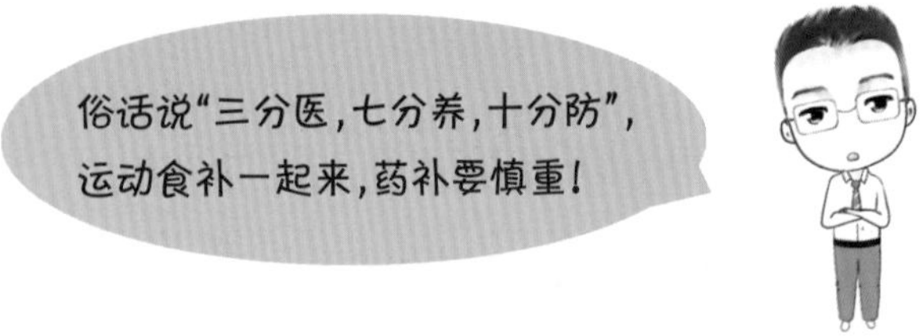
俗话说“三分医，七分养，十分防”，
运动食补一起来，药补要慎重！

心里打了结，身体能知道 26

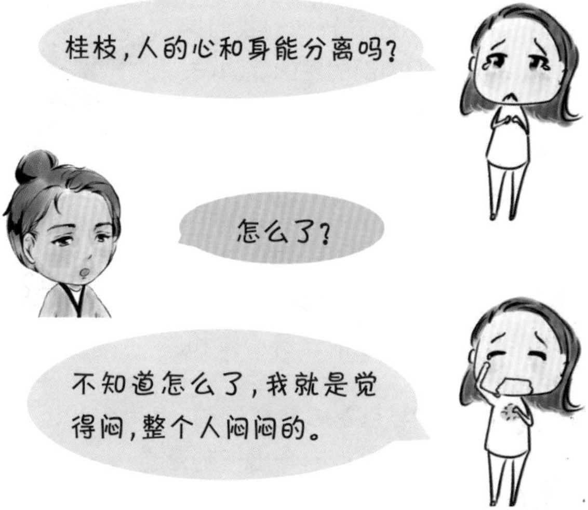
桂枝，人的心和身能分离吗？
怎么了？
不知道怎么了，我就是觉得闷，整个人闷闷的。

没有受到心身问题困扰的人可能会轻描淡写地说：这是幻觉，是矫情……也有人会说，心情好一点，身体就会好起来了。

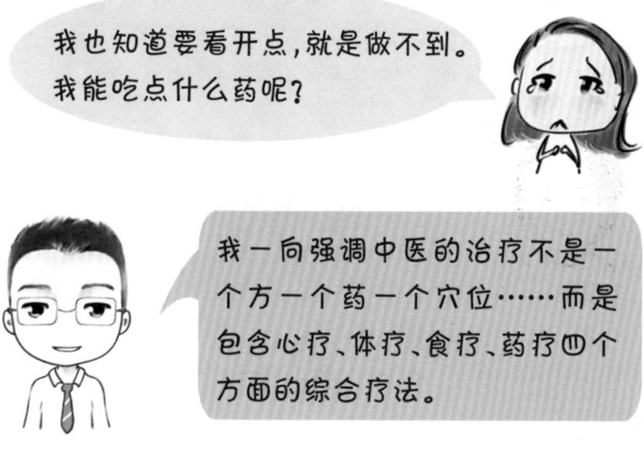
我也知道要看开点，就是做不到。我能吃点什么药呢？
我一向强调中医的治疗不是一个方一个药一个穴位……而是包含心疗、体疗、食疗、药疗四个方面的综合疗法。

中医的治疗是包含：

心疗、

体疗、

食疗、

药疗

四个方面的综合疗法。

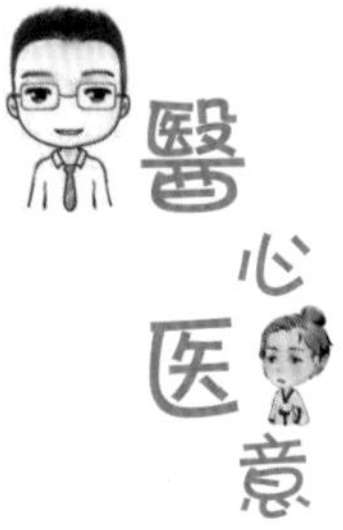
醫心医意

先来说“体疗”

锻炼能让人心情舒畅，其实中医不讲锻炼，中医说导引。“导”指导气，“引”指引体。这里把行气放在前面，肢体活动放后面。

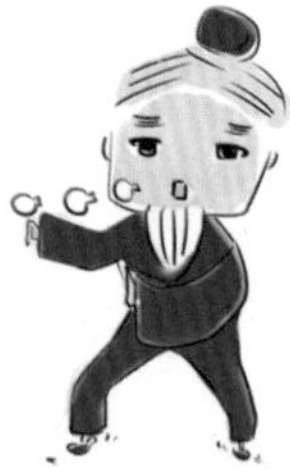

要求我们把心安静下来，把神凝起来，把注意力从外界转移到我们身体内部，关注我们内部的气的流动，关注我们的呼吸吐纳。让呼吸去带动肢体的活动。

中医倡导练习“八段锦”“太极”等，有的朋友说练了没什么感觉，那是因为你练的是“八段操”“太极操”，只得其形而不得其意。只有同时凝神加导气，才能称为导引，才能让身心柔和。

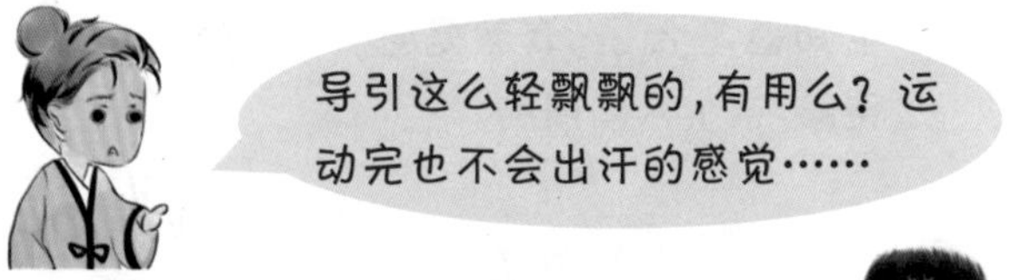
导引这么轻飘飘的，有用么？运动完也不会出汗的感觉……

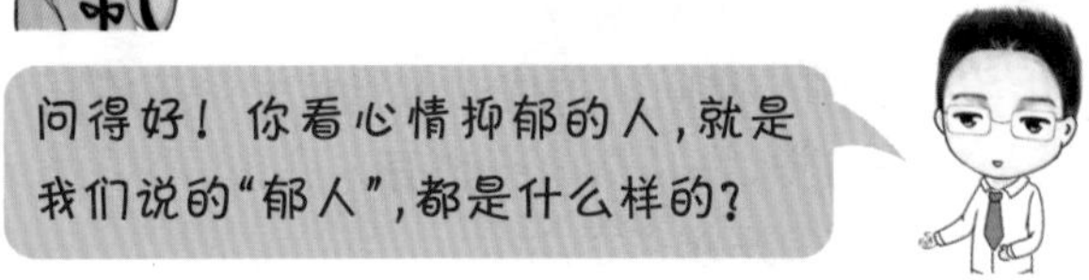
问得好！你看心情抑郁的人，就是我们说的“郁人”，都是什么样的？

这些人对周围环境、情绪等变化很敏感，很容易接收到外界的各种信息，跟他们说不要过度关注外界和评价，很难。这是他们的“神”的状态：

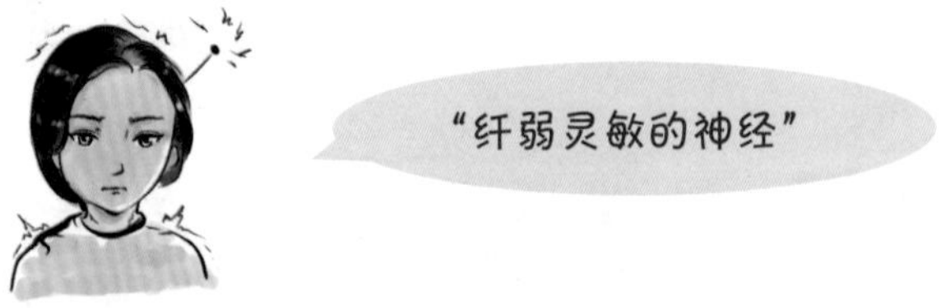
“纤弱灵敏的神经”

相对应的是他们的“形”，往往是不壮实的，脂肪肌肉层不厚实，有的女性甚至透过皮肤能看到清晰显露的血管。

这类人针灸的效果好，对针感敏感。也可以自己按摩“百会”穴。

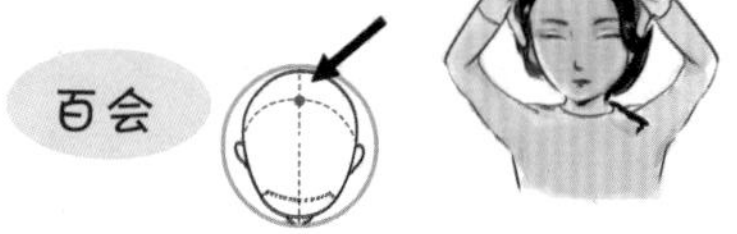
百会

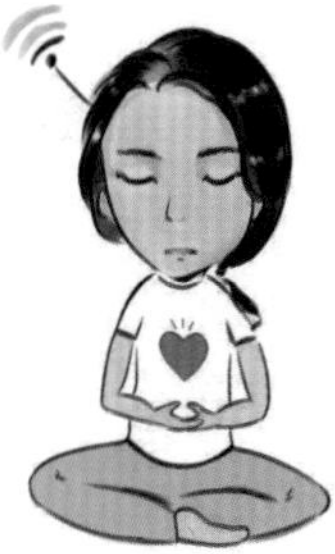

所以导引第一点讲“凝神”，就是要安心、定心、静心。注意力从关注外界转为关注自身，这样才能去看清楚自己的情况。你的心跳是否很快、你的肌肉是否很紧张、你的呼吸是否很浅等等，都要自己去体会。

第二点讲“导气”，有意识地去觉察身体的气机情况。你深吸一口气，慢慢地吐出，放空自己，感受自己。喉咙闷不闷？肚子胀不胀？体内的气是虚弱还是郁阻？这些都是气机的情况。

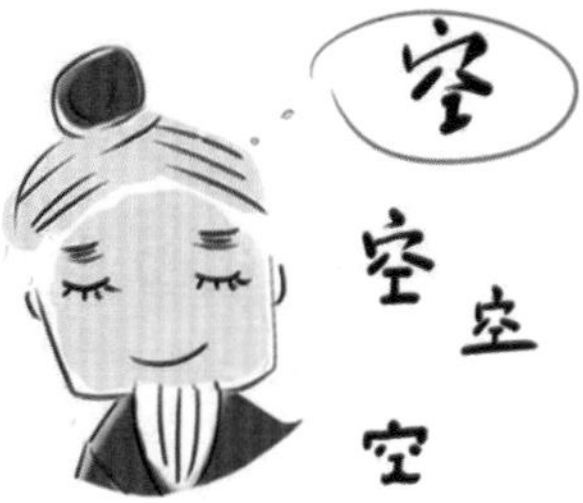
空
空
空
空

第三点是“引体”。不要过度地去做高难度的动作，每个人身体的柔韧程度不同，不要去对抗我们的肢体。

其实，养生也是一种感悟，我们首先要去感受自己的身心状态。其次，养生是一种思考方式，我们要思考有哪些养生理念和方法，再去选择最适合自己的养生防病方式。

养生是一种感悟，我们首先要去感受自己的身心状态。养生也是一种思考方式，我们要思考有哪些养生理念和方法，再去选择最适合自己的养生防病方式。

现在来说"出汗"

有个名词叫"微汗",就是说我们不要出一大身汗,微微出一层薄汗就可以了。

我们倡导偏柔性的运动,而不建议没有任何基础和经验的人去跑马拉松、冬泳等。

平常容易疲劳、体虚的人,超常运动会加重对气的耗伤,反而伤身。

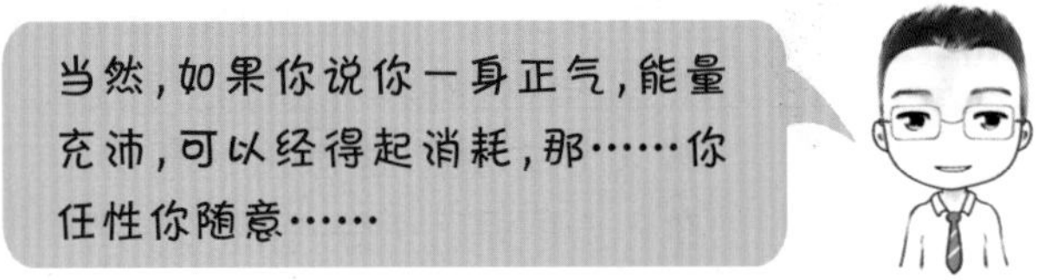
当然,如果你说你一身正气,能量充沛,可以经得起消耗,那……你任性你随意……

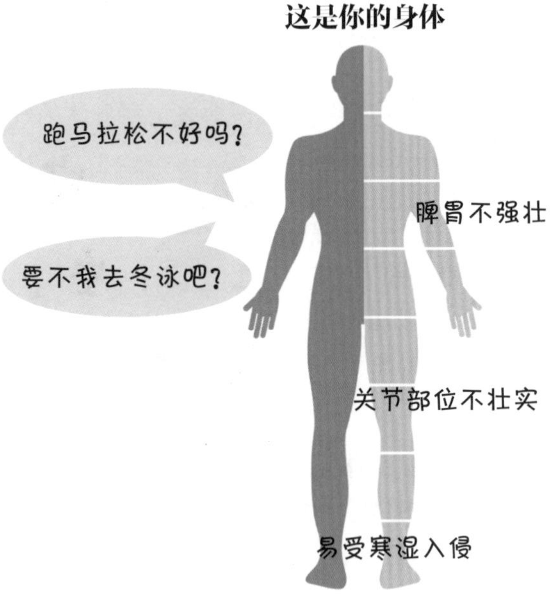
这是你的身体
跑马拉松不好吗?
要不我去冬泳吧?
脾胃不强壮
关节部位不壮实
易受寒湿入侵

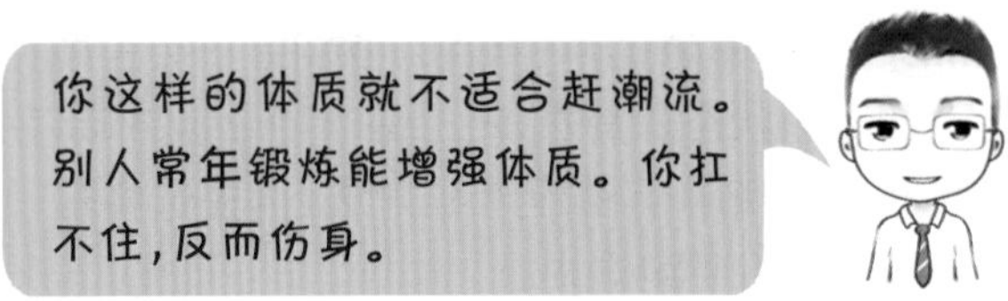
你这样的体质就不适合赶潮流。别人常年锻炼能增强体质。你扛不住,反而伤身。

再来说“食疗”

我们之前也说过很多次，喝花茶可以解除郁闷，比如玫瑰、茉莉花、绿萼梅等。

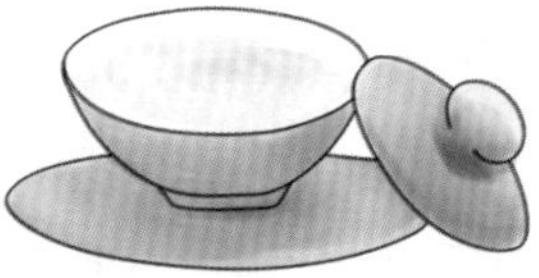

中医认为心病与身病关系密切，有些常用于治疗心身病的方子。

症状：抑郁易怒、胁痛腹胀、月经不调	处方：逍遥散
症状：咽喉不利、如有物阻、胸膈满闷	处方：半夏厚朴汤

最后我们来说“心疗”

心里打了结，希望通过各种方法来解开，但最关键的还是要“求于内”。

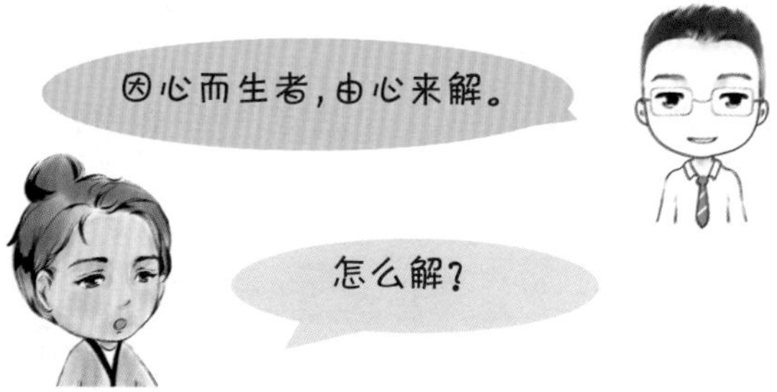
因心而生者，由心来解。
怎么解？

我们可以自己调整，比如情绪疏导，倾诉，阅读，写笔记，调整认知，认识自己，接受自己或改变自己……

我们也可以借助外力，比如寻求专业人员的帮助；或者借助外物，比如培养一点兴趣爱好、听听音乐等。

学会对自己说三句话：
“算了！”
“不要紧！”
“会过去的！”

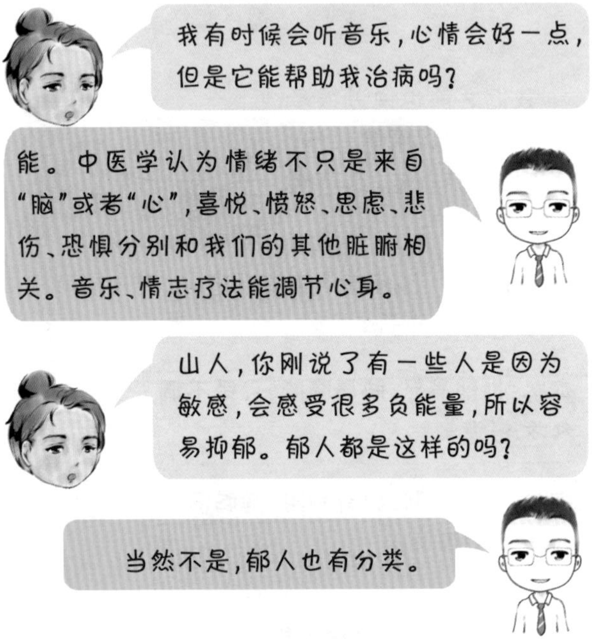
我有时候会听音乐，心情会好一点，但是它能帮助我治病吗？
能。中医学认为情绪不只是来自“脑”或者“心”，喜悦、愤怒、思虑、悲伤、恐惧分别和我们的其他脏腑相关。音乐、情志疗法能调节心身。
山人，你刚说了有一些人是因为敏感，会感受很多负能量，所以容易抑郁。郁人都是这样的吗？
当然不是，郁人也有分类。

敏感型

我们之前说的敏感型郁人有一根“纤弱的神经”，往往高敏高反应性，相对应的是他们的“形”，往往是不壮实的。

给他们一个安定的环境就好，针灸和安神类药物效果也好。

抵触型

有些人生活、感情、家庭、工作等样样都好，就是身体折腾，做检查却没什么大问题，但自己觉得很难受，总感觉“病了”。这种情况很普遍，也很隐匿，见“病”治病往往不见效，反复检查、反复找医生、反复用药，就是不见好。

此类人需要心理学的认知行为疗法，加上中医的柴胡类方，辅以神经递质药物。

压抑型

他们受到来自外界的压制和对自我的压抑，往往高敏感、低反应。低反应不是没有反应，而是向身体内部对抗性地反应。这类人肌肉紧张度高，特别是腹部肌肉。循经可摸到皮下结节，容易长结节、瘤等。

此类人宜培养兴趣爱好，参加冥想、瑜伽、太极等活动，学会自我减压，治疗上疏肝理气解郁、风药等适宜。

恍惚型

疾病慢性消耗或者日常气血不足，情绪状态弱，低能量。

此类人宜补益气血，如炙甘草汤、八珍汤等。

躁郁型

有些人容易烦躁，感觉被憋在一个罐子里找不到出口，但烦躁完了就陷入抑郁。更年期容易出现躁郁，更年期躁郁是生理状态变化引起的，在激素水平影响下敏感度增加，易激惹。

宜情绪疏导，燮理阴阳，如用二仙汤等。

躁虑型

还有的人平常焦虑烦躁，老是想发火，自己觉得心烦，看什么都不顺眼，易激惹，高反应性，能量值很高。这类人往往工作时间长了也不容易觉得累，还伴有舌质偏红，舌苔黄或腻，易血压高、失眠、颈椎不适等。

宜合理锻炼，清脏腑火、清化湿热等。

心里的苦闷、焦虑都会在身体上反应出来，所以要好好调适心身，不要让身体为你的情绪买单！

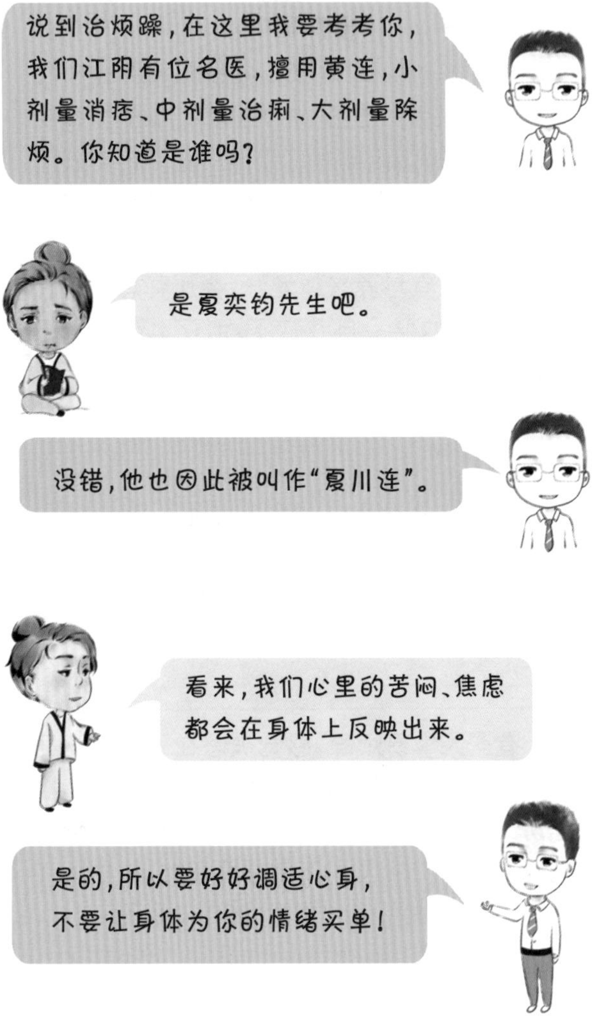
说到治烦躁，在这里我要考考你，我们江阴有位名医，擅用黄连，小剂量消痞、中剂量治痢、大剂量除烦。你知道是谁吗？
是夏奕钧先生吧。
没错，他也因此被叫作“夏川连”。
看来，我们心里的苦闷、焦虑都会在身体上反映出来。
是的，所以要好好调适心身，不要让身体为你的情绪买单！

为我们的情绪找一个出口吧！

心为大药：说郁 27

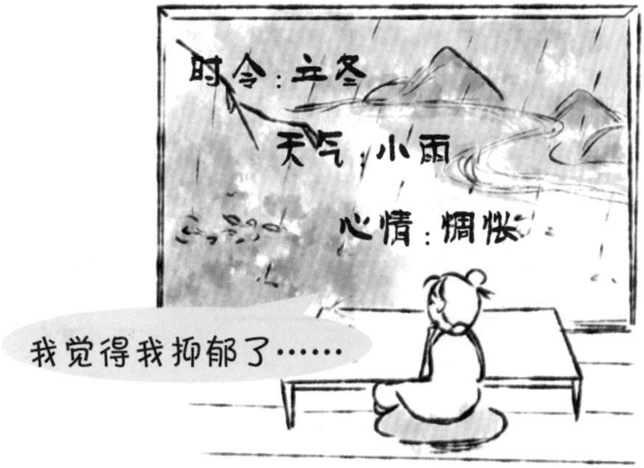

时令：立冬
天气：小雨
心情：惆怅
我觉得我抑郁了……

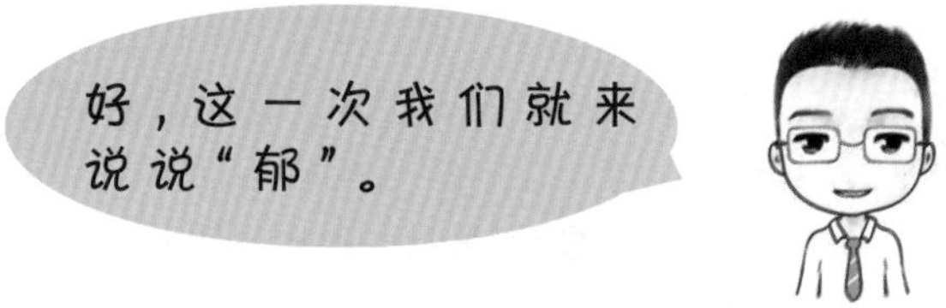

好，这一次我们就来说说"郁"。

人是由躯体和心理共同组成的，人的躯体和心理是矛盾的统一体。医疗的对象是人，人不仅仅是一个生物体，有自然属性，而且还有社会属性，更有复杂的心理活动。

生活中，我们总是被各种情绪包围：

焦虑　愤怒

抑郁　崩溃

悲伤　恐惧

当它们超出我们的心理和生理调节范围，就会影响我们的身心健康。

这就是我们常说的病由心生。

中医认为，情绪长期过激（悲伤、发怒、内疚、思虑）会伤身，在长期不良情志的影响下：

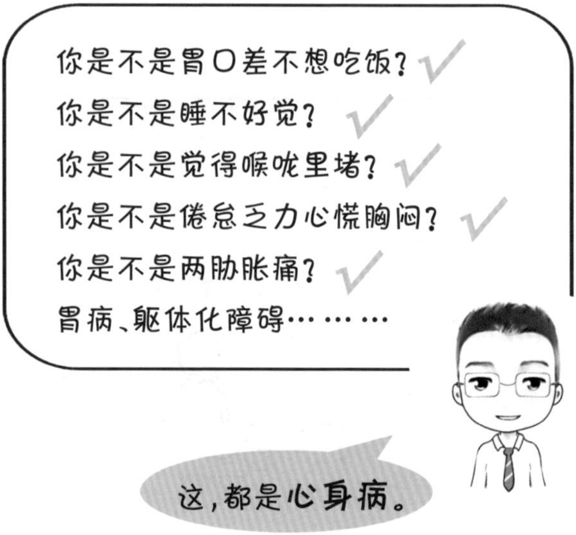
你是不是胃口差不想吃饭？✓
你是不是睡不好觉？✓
你是不是觉得喉咙里堵？✓
你是不是倦怠乏力心慌胸闷？✓
你是不是两胁胀痛？✓
胃病、躯体化障碍………
这，都是心身病。

心身病，怎么看呢？

失落症

症状：

抑郁易怒、胁痛腹胀、月经不调

处方：

逍遥散

症状：

不开心、有点烦、睡不着

处方：

酸枣仁汤

症状：

咽喉不利、如有物阻、胸膈满闷

处方：

半夏厚朴汤

心塞症

症状：

胆怯易惊、头晕心慌、心烦多梦

处方：

温胆汤

症状：

恍恍惚惚、总是想哭、心烦失眠

处方：

甘麦大枣汤

心碎症

症状：

神经衰弱、沉默寡言、言行失常

处方：

百合地黄汤

心病导致身病，形为心役。反过来，心为形役，身病也会导致心病。

心病导致身病，形为心役。反过来，心为形役，身病也会导致心病。中医学认为，身病的时候，我们的身体处于不同的病理状态下：气虚，阳虚，气郁，痰阻湿困，气滞血瘀……大家往往会被这么多的形容困扰，其实它们都是对身体的描述，是身体动态变化的一个个状态面。

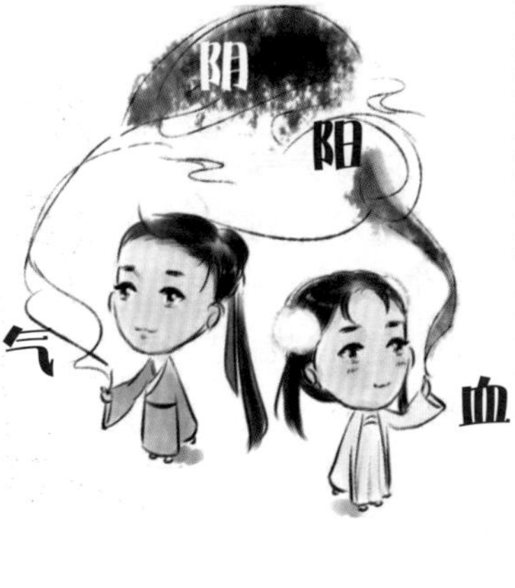
阳
阳
气
血

比如气虚严重了会变成阳虚，气虚了推不动就会气郁气滞水液代谢不利，俗话说“流水不腐”，水流不运动就会酿生痰湿。

抑郁的关键是——阳气运行不畅。

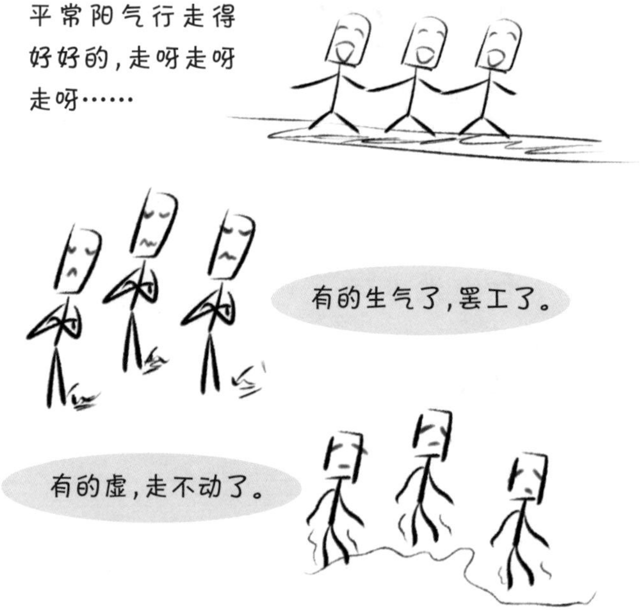
平常阳气行走得好好的，走呀走呀走呀……
有的生气了，罢工了。
有的虚，走不动了。

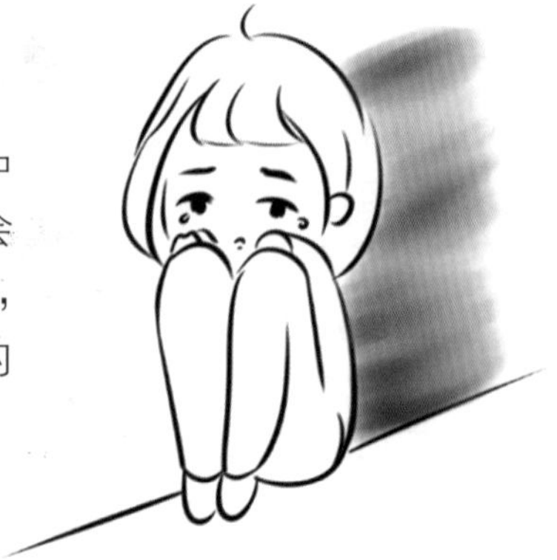

就像大气中水汽运动不利会产生雾霾一样，郁，是心里的雾霾。

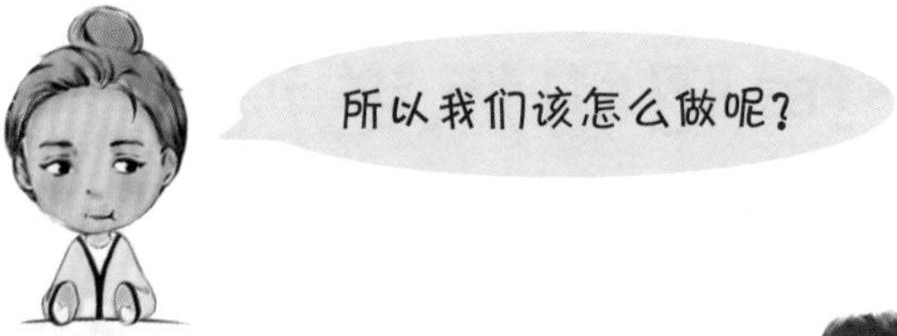
所以我们该怎么做呢？

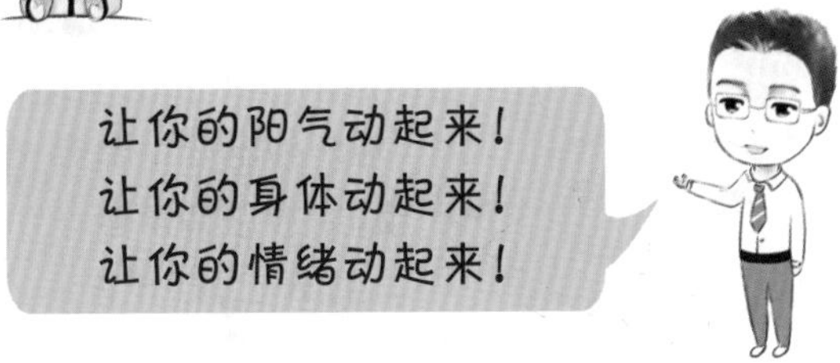
让你的阳气动起来！
让你的身体动起来！
让你的情绪动起来！

察症结所在，
虚者补之，
滞者行之，
阳气虚者补之，
气郁痰阻湿困血瘀者运之。

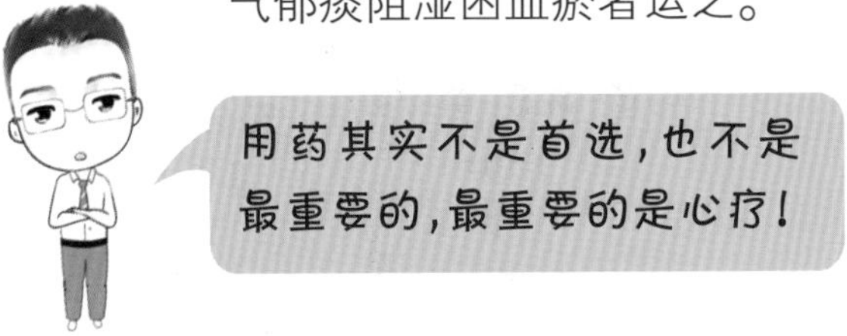
用药其实不是首选，也不是最重要的，最重要的是心疗！

因心而生者，
当由心来解。

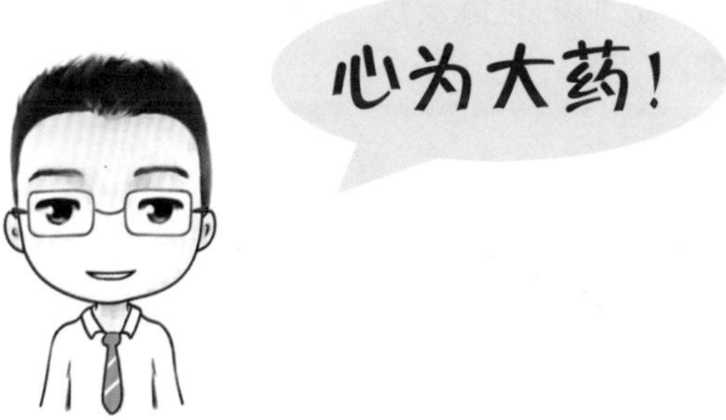
心为大药！

病在身，
根在心。
心身同治，从早做起，积极疏导。

28 从一个细胞的叛逆说起

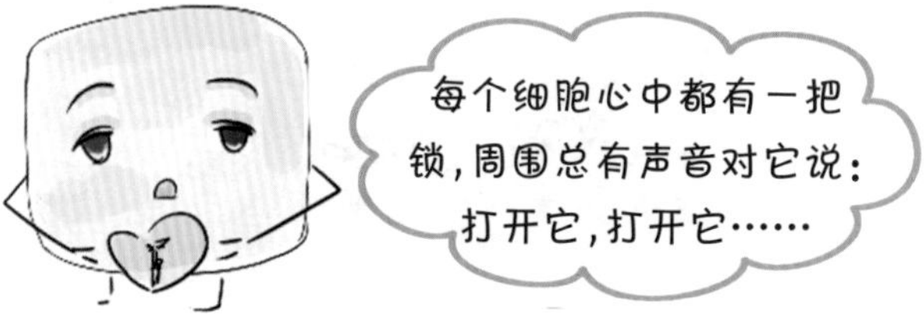
每个细胞心中都有一把锁，周围总有声音对它说：打开它，打开它……

自然界存在着各种各样的钥匙，想要打开我们内部的“潘多拉魔盒”，一点又一点诱惑、一点又一点刺激，长年累月，终于有一天，它抵挡不住了，心中的“锁”被打开了。

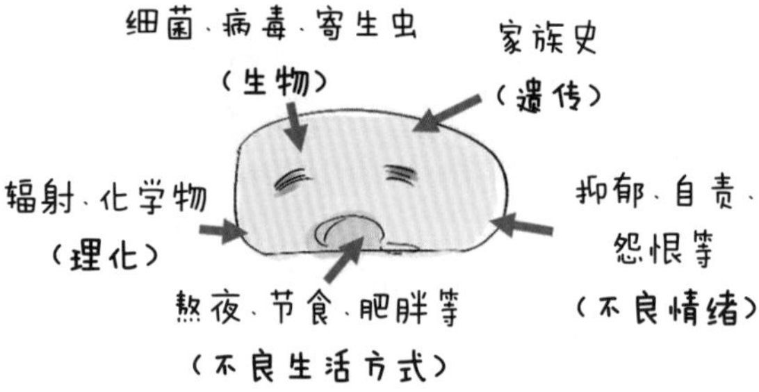
细菌、病毒、寄生虫
（生物）
家族史
（遗传）
辐射、化学物
（理化）
抑郁、自责、怨恨等
（不良情绪）
熬夜、节食、肥胖等
（不良生活方式）

我们的身体发现了它，让它改邪归正，它拒绝。

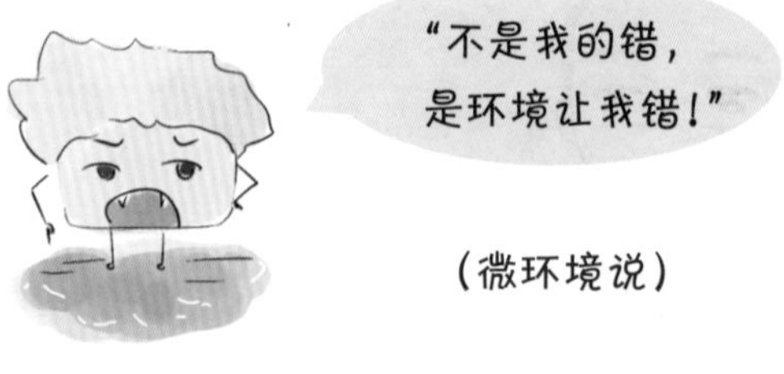
“不是我的错，是环境让我错！”
（微环境说）

它伪装成良民

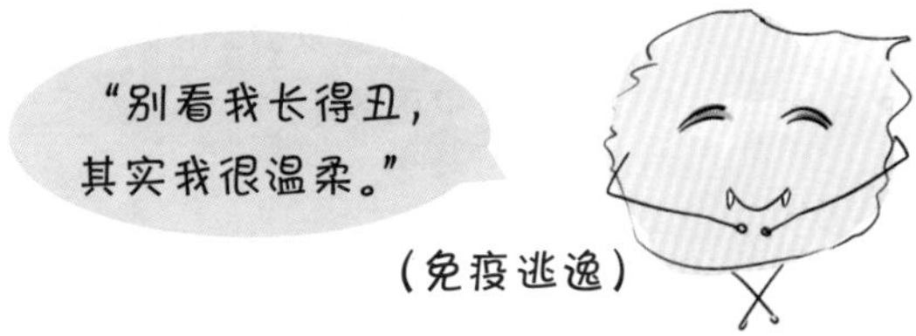
"别看我长得丑，
其实我很温柔。"
（免疫逃逸）

它开始寻找新的据点，发现原来它就是传说中的火种——"干细胞"。

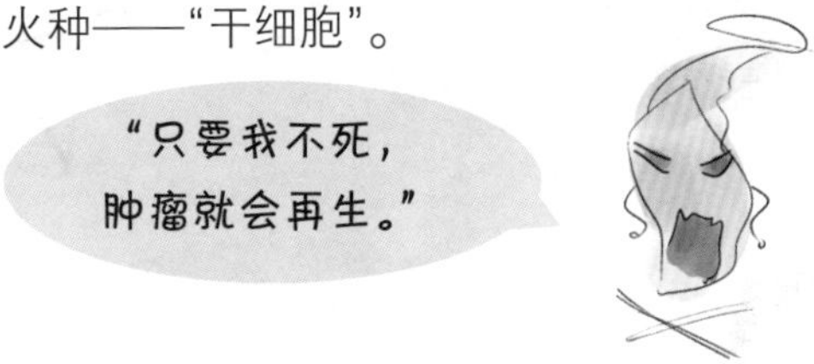
"只要我不死，
肿瘤就会再生。"

它拉帮结派，它们变成了身体内部的黑帮，肆虐我们的身体，窥视我们内心的恐惧。一个细胞的反叛，一群细胞的狂啸。

人的解剖结构只是一个特定侧面，它不是惟一的结构形式。人的功能性结构是超解剖的。

我们能拿它们怎么办？

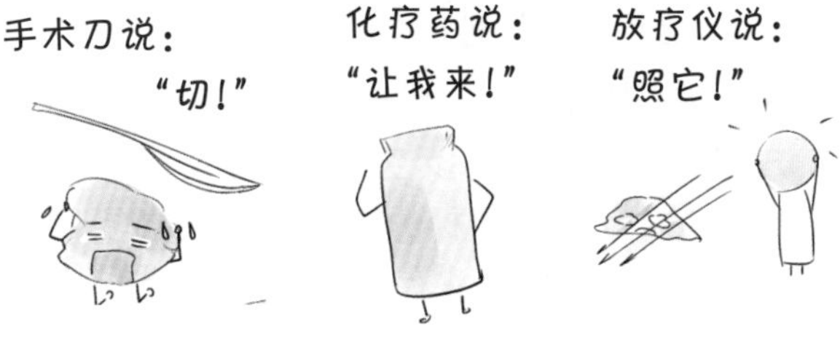
手术刀说：
"切！"
化疗药说：
"让我来！"
放疗仪说：
"照它！"

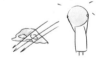

还有高能射线武器γ刀、TOMO刀、质子刀……

分子靶向药说："我来关上它的锁！"

免疫治疗说："我来唤醒沉睡的免疫力！"

内分泌治疗说："我可以用激素或抗激素类药物，让肿瘤生长依赖的土壤发生变化。"

还有干细胞治疗、热疗、溶瘤病毒……

世界以前所未有的丰富面貌出现在眼前。

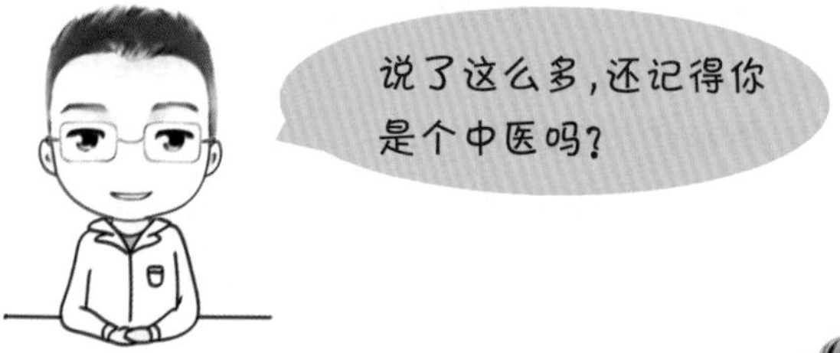
说了这么多，还记得你是个中医吗？

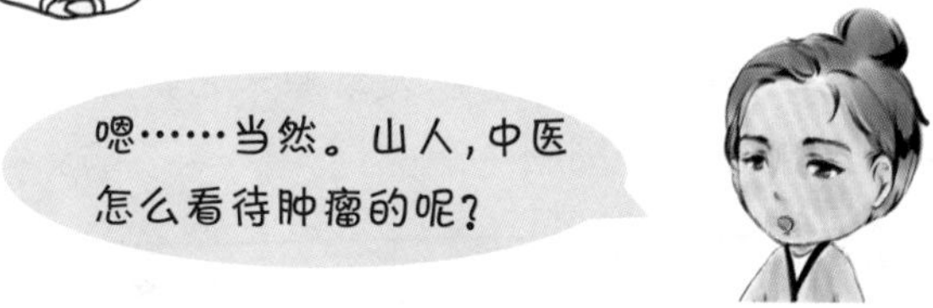
嗯……当然。山人，中医怎么看待肿瘤的呢？

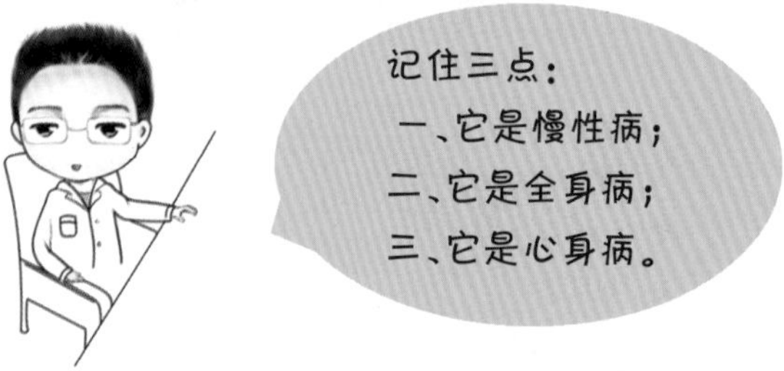
记住三点：
一、它是慢性病；
二、它是全身病；
三、它是心身病。

为什么说它是慢性病？

第一，是它病程长，不是一朝一夕出现的。不会有人说，我今天是好的，明天突然就得了肿瘤。

第二，是我们治疗目标的转变，从过去的想要“毕其功于一役”转变为“带瘤生存，留人治病”。

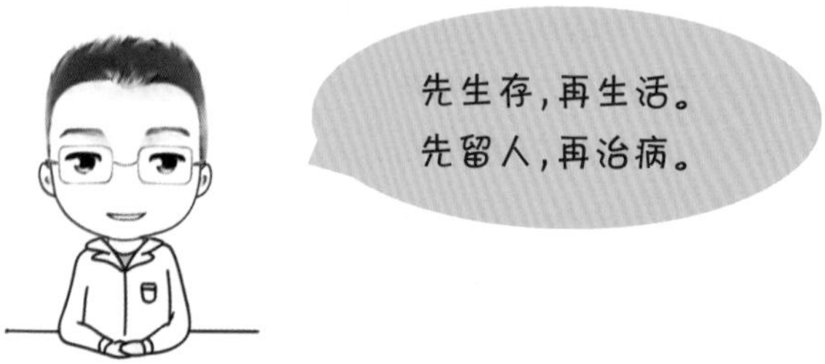
先生存，再生活。
先留人，再治病。

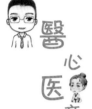

为什么说它是全身病?

一、它不只是一个肿块,往往伴随着全身免疫功能、身体机能的减退。肿瘤是"慢性消耗性疾病",它是对全身机能的逐步消耗,很多病人最终是因为脏腑功能衰竭,不能耐受治疗,或是感染等并发症离去的。

二、肿瘤的治疗也是一个全身性的调治。中医学认为它"全身属虚,局部属实"。所以我们治疗时不仅看这是什么病,还要看病的人怎么样了,要审查人身气血、脏腑阴阳。

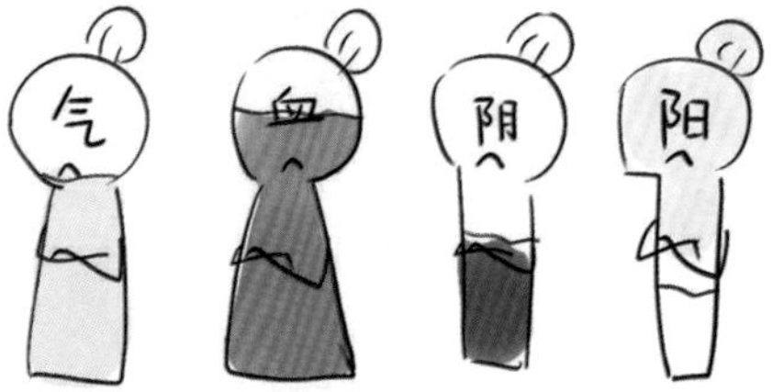

气
血
阴
阳

为什么说它是心身病?

第一,中医学认为情志与肿瘤形成关系确切。明代李中梓在《医宗必读》中提道:"大抵气血亏损,复因悲思忧恚,则脾胃皆伤,血液渐耗,郁气而生痰……噎塞所由成也。"现代研究也认为情志会引起神经内分泌系统改变,抑制免疫功能。

第二,生病本身会带来极大的负面情绪,情绪又会加重身体的负担,身心互相影响,陷入不良的循环。

此外,疾病的并发症,伴随疾病的治疗出现的毒副作用,治疗带来的伤痛,都使身心负担进一步加重。但"很少有医生会关心癌症治疗引发的没有生命危险的副作用——秃顶、恶心和呕吐、腹泻、血管阻塞、财务问题、婚姻破裂、儿童受扰、性欲丧失、自尊丧失和身体形象受损……"

——《众病之王》

中医治疗疾病的关键点不是借助中药来杀掉病邪,而是重点激发身体的正气,充分发挥正气在疾病恢复过程中的能力。

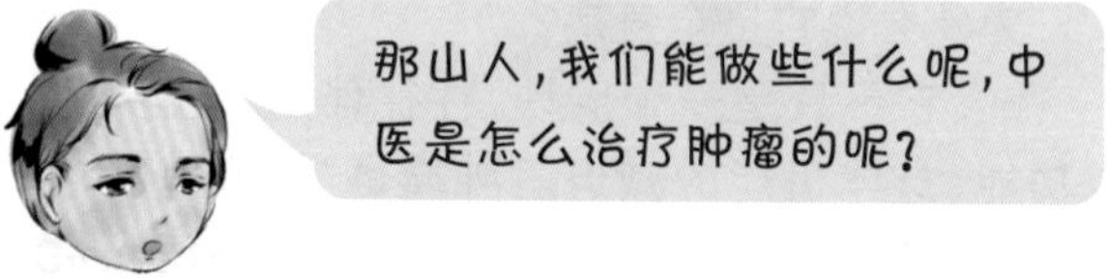
那山人，我们能做些什么呢，中医是怎么治疗肿瘤的呢？

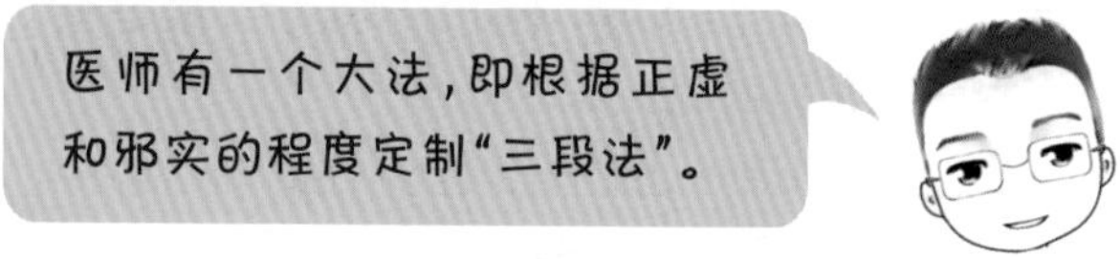
医师有一个大法，即根据正虚和邪实的程度定制“三段法”。

一般来说，在肿瘤初期或中期，或体质较好，正气尚未虚弱时，多以祛邪为主。

随着病情发展，肿瘤中期或晚期，身体正气虚弱，此时攻补兼施，根据病情或以扶正为主，兼以祛邪。

肿瘤晚期，正气已大衰，不能耐受攻伐，应以扶正为主，稍佐以祛邪抗癌药物。

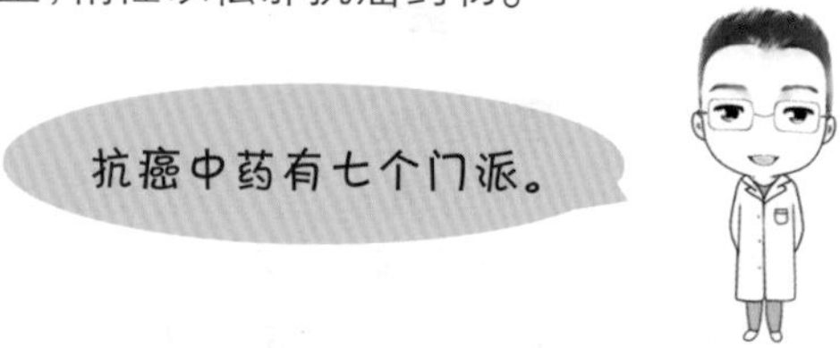
抗癌中药有七个门派。

扶正培本药、软坚散结药、化痰除湿药、清热解毒药、疏肝理气药、活血化瘀药、以毒攻毒药。

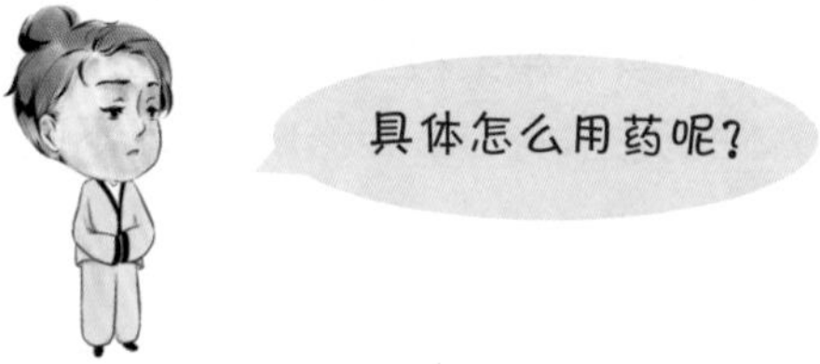
具体怎么用药呢？

国医大师周仲瑛先生擅用复方大法，
扶阳派李可老先生擅用重剂。
不了解中医的人看了就会困惑，
其实中医用药不是药物的随意堆砌，
而是学术思想指导下的“理、法、方、药”体系。

无锡市名中医赵景芳主任总结了她的临床经验和学术思想，创立了“微调平衡法”。微调平衡治癌法是在诊疗过程中，通过精准辨证，找到机体内在失衡的关键点，运用中药调理、饮食调养、心理调适等综合调治手段，通过不断的调节，逐步纠正肿瘤病人的功能性、器质性紊乱，使其脏腑功能及阴阳气血平衡和谐，让人体潜在的自我修复、自我更新、自我调节的能力获得再现，从而使癌细胞逐渐消亡，或使其生长缓慢，达到人瘤共存状态。

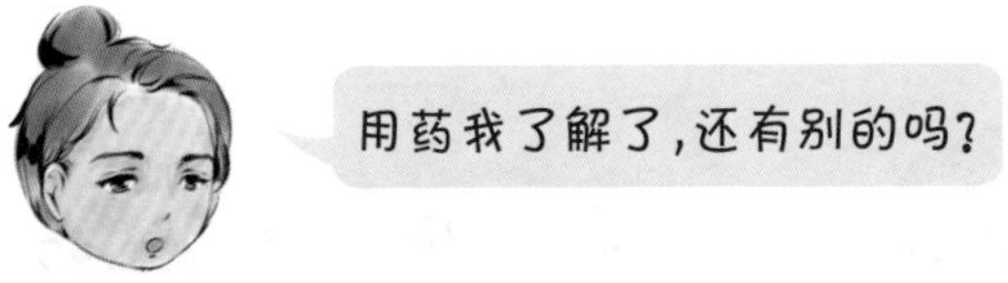
用药我了解了，还有别的吗？

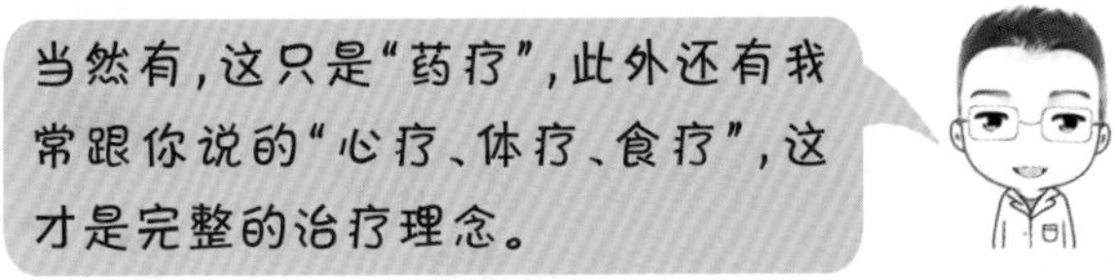
当然有，这只是“药疗”，此外还有我常跟你说的“心疗、体疗、食疗”，这才是完整的治疗理念。

我们说“一生淡泊养心机”，这是一个很高的精神境界。人都有喜、怒、哀、乐、悲、恐、惊，这是人的七种情志，过了头就是七情过激。《黄帝内经》强调“恬淡虚无”，说“恬淡虚无，真气从之，精神内守，病安从来”。简言之，要做到“淡”字。

古人说“常观天下之人，凡气之温和者寿，质之慈良者寿，量之宽宏者寿，言之简默者寿。盖四者，仁之端也，故曰仁者寿”。仁，就是要做到温和、善良、宽宏、幽默。仁心仁德、养心立德是一个人健康的内在要素。

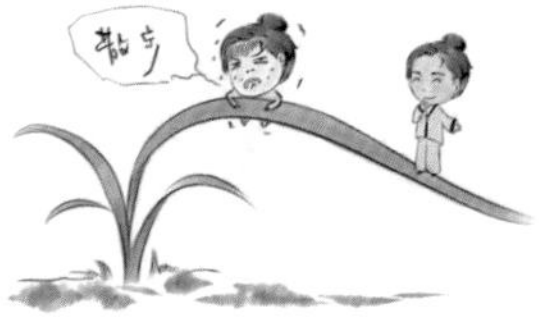

气之温和者寿，质之慈良者寿，量之宽宏者寿，言之简默者寿。盖四者，仁之端也，故曰仁者寿。

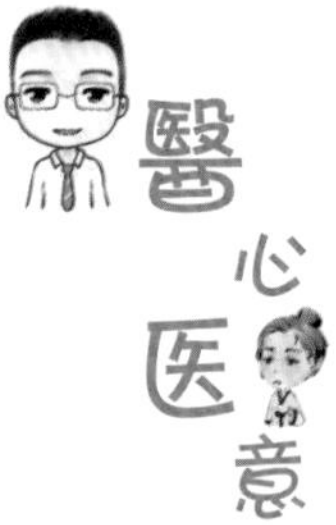
醫
心
医
意

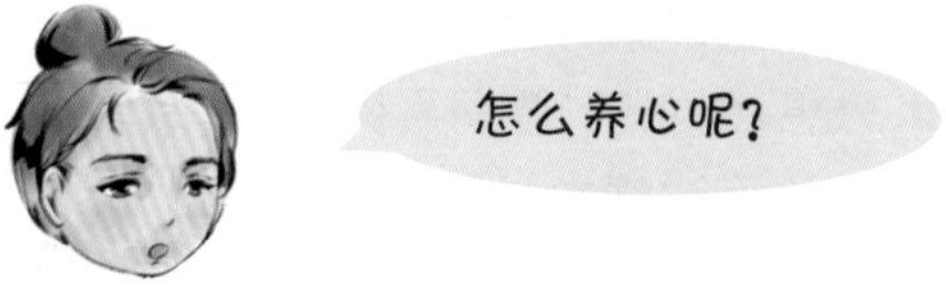
怎么养心呢？

除了宽正心念，可以培养一些生活乐趣来怡情养性。清人马大年在《怡情小录十供》中说道："读义理书，学法帖字，澄心静坐，益友清谈，小酌半醺，浇花种竹，听琴玩鹤，焚香煎茶，登城登山，寓意弈棋，十者之外，吾不易也。"

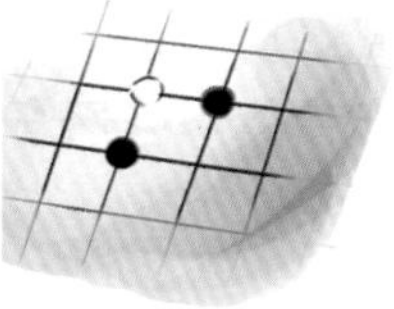

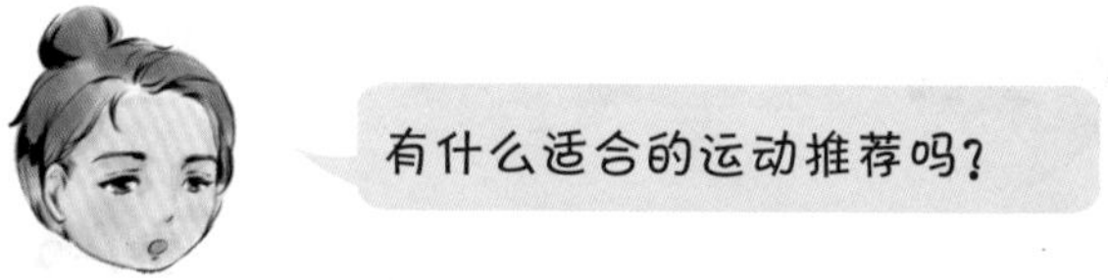
有什么适合的运动推荐吗？

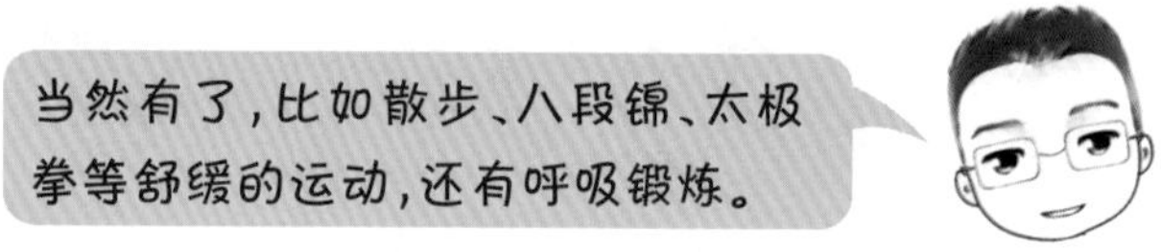
当然有了，比如散步、八段锦、太极拳等舒缓的运动，还有呼吸锻炼。

相比太极拳，八段锦更容易入门。记住动作要领之后，再学习怎么调整呼吸。如果你已经学会了，试试配合呼吸，是不是练起来会更加舒畅？

肿瘤患者散步时机，一般选择早晨、饭后、睡前。晨间散步，于空旷处，看东方既白，远景含黛，呼吸吐纳，可调气血而爽精神。饭后散步，《遵生八笺》说："食后徐徐行百步，双手摩肋并腹肚。须臾转手摩肾堂……仰面仍呵三四呵……"。如果睡前散步，身体稍感疲劳，可用温水洗脚，促进睡眠。散步时还要注意保暖，不要吹冷风。

体力太差也不要总是闷在屋里，到自然中去转换下心情。清代名医丁福保氏云：“旷野之气，最为清洁，终日在家办事之人，须有一二刻至旷野行走，以换身内浊气。”

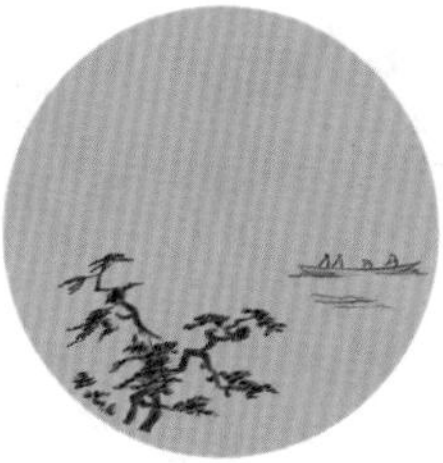

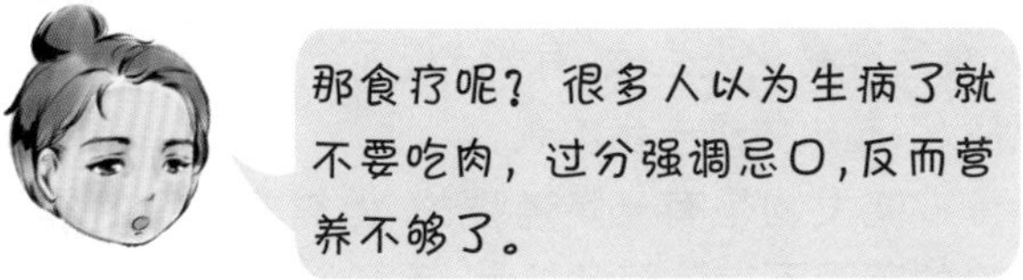
那食疗呢？很多人以为生病了就不要吃肉，过分强调忌口，反而营养不够了。

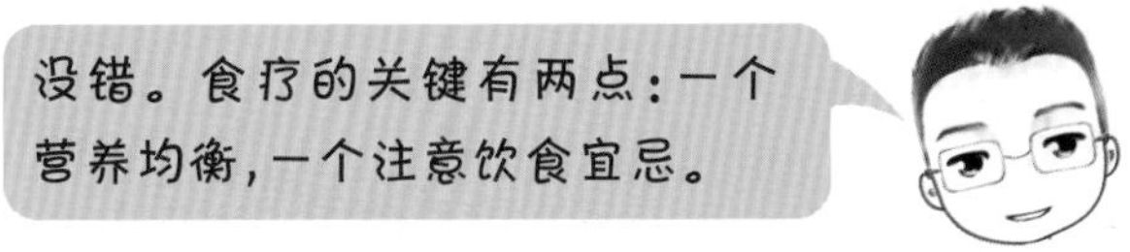
没错。食疗的关键有两点：一个营养均衡，一个注意饮食宜忌。

中医说“五谷为养，五果为助，五畜为益，五菜为充”，提倡合理的膳食结构。

多吃“两高一低”（高维生素、高纤维素、低脂肪），不吃有害食物，避免煎炸等食物。

关键要有合理的膳食结构。“五谷为养，五果为助，五畜为益，五菜为充”，膳食种类丰富些，这也与目前营养学界提倡的“健康膳食金字塔”理念一致。

南宋陆游的养生方法是喝粥，他有一首诗写道：“世人个个学长年，不悟长年在目前；我得宛丘平易法，只将食粥致神仙。”

《养生录》中谈到“六宜”，食宜早些、食宜暖些、食宜少些、食宜淡些、食宜缓些、食宜软些。

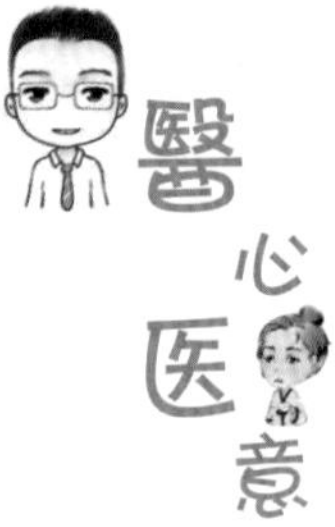
醫心医意

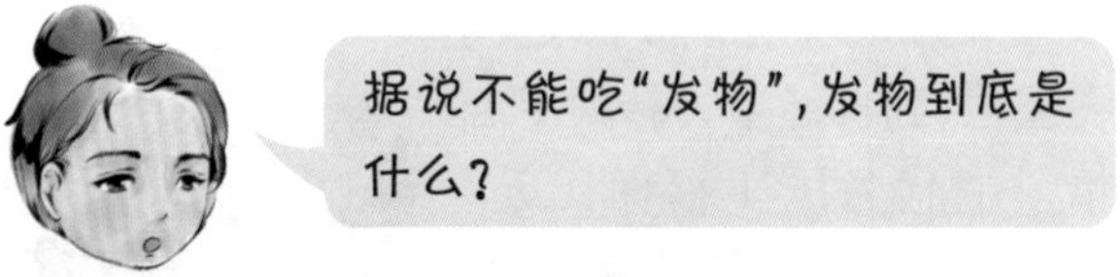
据说不能吃“发物”，发物到底是什么？

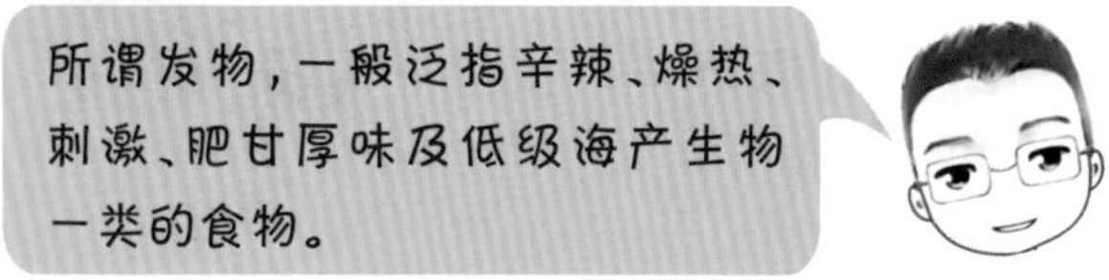
所谓发物，一般泛指辛辣、燥热、刺激、肥甘厚味及低级海产生物一类的食物。

一般而言，狗肉、羊肉、公鸡、虾蟹螺蚌、烟酒等物，食后容易化火生痰，有些人吃了会出现食物变态反应，引起机体进一步虚衰。

戒吃发物是有一定道理的，但需要注意的是，忌口的范围不应该肆意扩大，反而会矫枉过正。曾经有一段时间误传“饿死肿瘤”“生吃泥鳅”等说法，要理性看待，不该盲从。

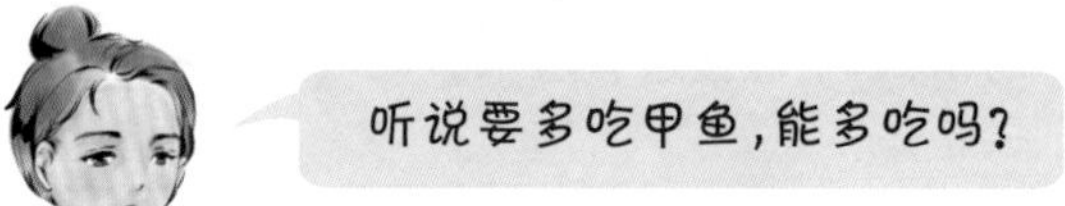
听说要多吃甲鱼，能多吃吗？

甲鱼功在滋阴凉血，适宜于阴虚血热的人。如果是脾胃阳虚的，就不太适宜，因为它性冷，不易消化。

中医认为不同食物偏性有差异，尽管都可以吃、也有营养，但在防治疾病时是有一定范围的。

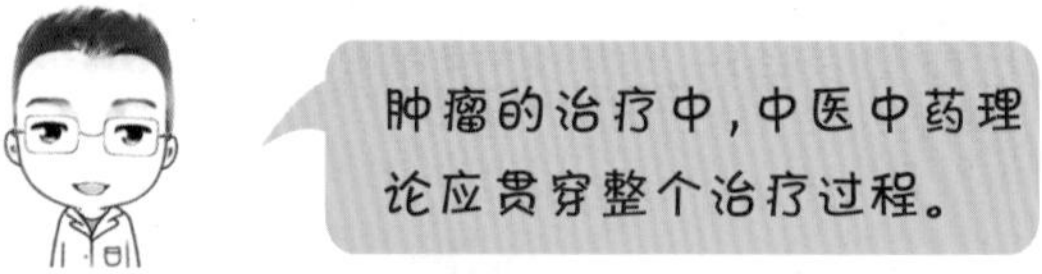
肿瘤的治疗中，中医中药理论应贯穿整个治疗过程。

治疗过程中，把握治疗的“度”，避免治疗不足或过度治疗。科学规范治疗，不迷信宣传广告，不盲目投医。

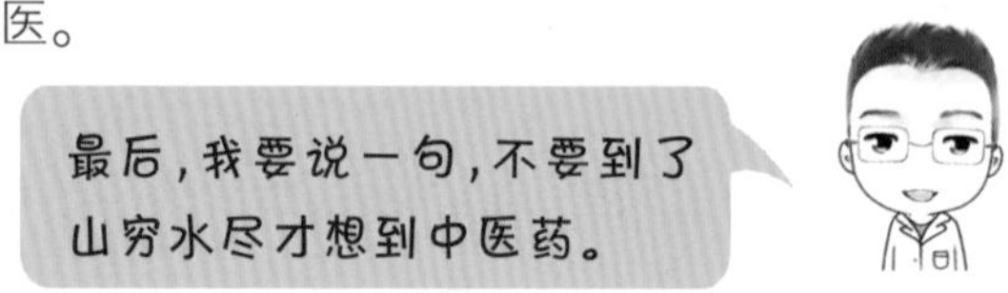
最后，我要说一句，不要到了山穷水尽才想到中医药。

来，分享一下你的养生心得吧！ 29

大家都想知道中医怎么养生的。

最常见的，大家听说吃绿豆、百合、海参、虫草、石斛、灵芝、三七……或者是地中海饮食、藜麦、杂粮、纤维素、维生素……是不是补充了足够的物质资源，我们就不生病了呢？

我们知道“淮南橘，淮北枳”的故事，晓得中医讲究道地药材，药材食材道地了，是不是吃了就养生保健呢？

或者说我们去锻炼，马拉松、冬泳、瑜伽，还有八段锦、太极拳、站桩等，做了这些是不是就是养生？我们还知道拔罐针灸刮痧各种方式，很丰富，这样是不是就是养生呢？

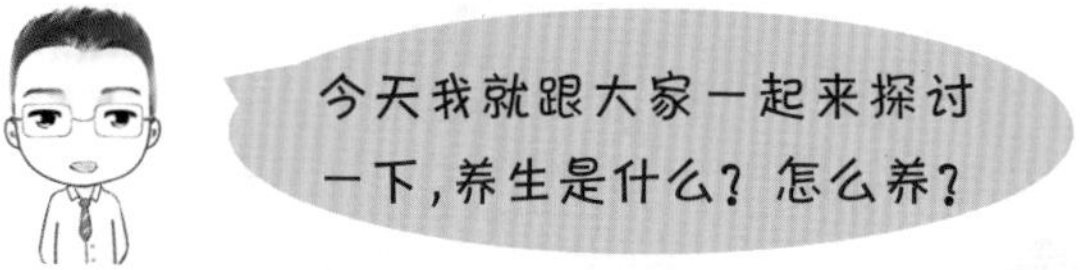
今天我就跟大家一起来探讨一下，养生是什么？怎么养？

《黄帝内经》说养生有五，一曰治神，二曰知养身，三曰知毒药为真，四曰制砭石小大，五曰知府藏血气之诊。 ——《素问·宝命全形论》

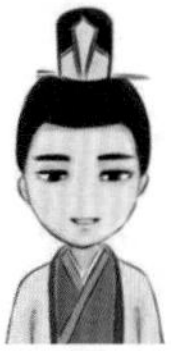

所以养生首先不是说我吃了什么，而是我们打开自己的身体去感受——天气变化有没有影响？吃东西会不会胀气？大小便好不好？身体是不是一直紧张的？精神是不是焦虑，没法放松？睡眠质量好不好？工作了是不是容易累？这些都要我们自己去体会的。

养生有五，
一曰治神，
二曰知养身，
三曰知毒药为真，
四曰制砭石小大，
五曰知府藏血气之诊。
——《素问·宝命全形论》

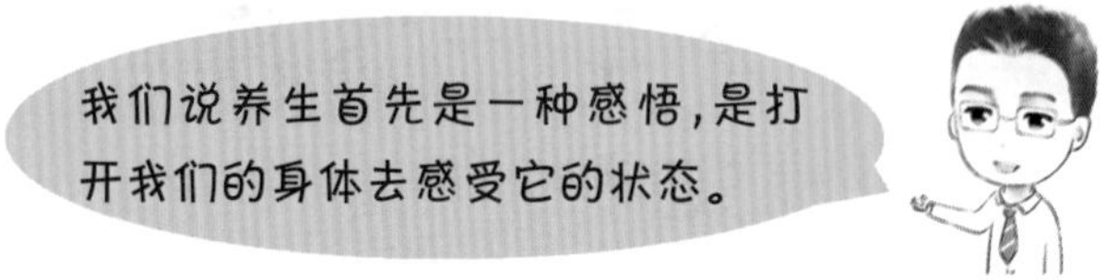
我们说养生首先是一种感悟，是打开我们的身体去感受它的状态。

现在我们对身体的认识越来越深入，比如一个人可以高血压、高血脂、冠心病"三高"一起出现，我们还有高尿酸血症痛风，“四高”了。如此，身体就像是一辆开了很久的车，零件都摇摇欲坠。

而古人没有那么多现代医学的检测手法，只能去感受、去体会。比如天气变化了，关节就酸痛了；吃水果了，胃就一股凉气，还有人觉得脚底一阵寒气往上冒……这么多不舒服的感觉，有没有诱发原因？是什么让自己难受了，怎么治疗才能不这么难受？

医生可以根据情况给出建议。我们有体质类型，这一条条的体质数据来自很多人，人们可以对号入座，或者医生去感受对方的状态，告诉你是什么体质，该怎么调理。但是更重要的一层是“我觉”，是我们对自己的一种觉知。

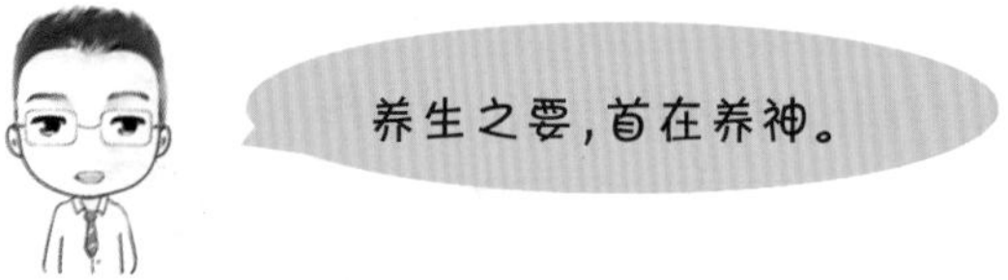
养生之要，首在养神。

比如练太极，刚开始练时要记动作，等动作到位了，还要调节呼吸的节奏，体会肌肉的紧张度、呼吸的快慢、心跳、身体有没有出汗、空气中干燥还是潮湿、自然界的风声……我们对周围的感受就细微了。

有些人练太极拳只能叫作太极操，只是摆动作，没有注意呼吸运动，更不会去养精神。当然，运动也总比不运动要好。

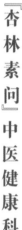

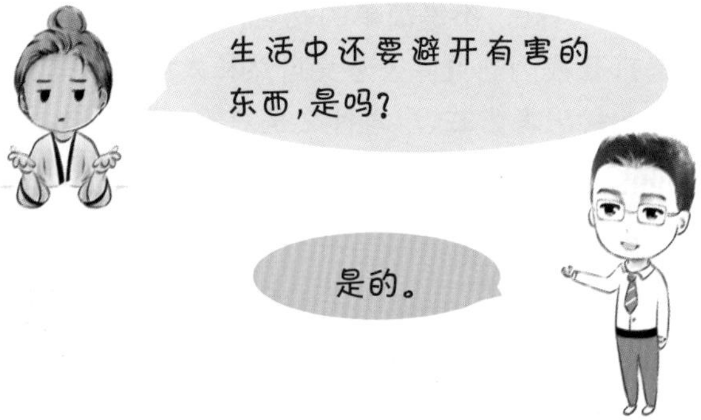
生活中还要避开有害的东西，是吗？
是的。

比如我们知道世界卫生组织有5类4级的致癌物统计，有些是明确的有害物，要避开。

此外，我们还知道一些补药，但是有的人体质壮实不需要补，反其道而行之，不需要补的人也去补，这也是不好的。

比如有的人舌苔黄腻就不适合吃阿胶膏，因为比较滋腻，脾胃虚弱齿痕舌的人吃的话也要注意。

黄曲霉毒素是一级致癌物，发霉的大米、花生、玉米、坚果等，千万不能吃！

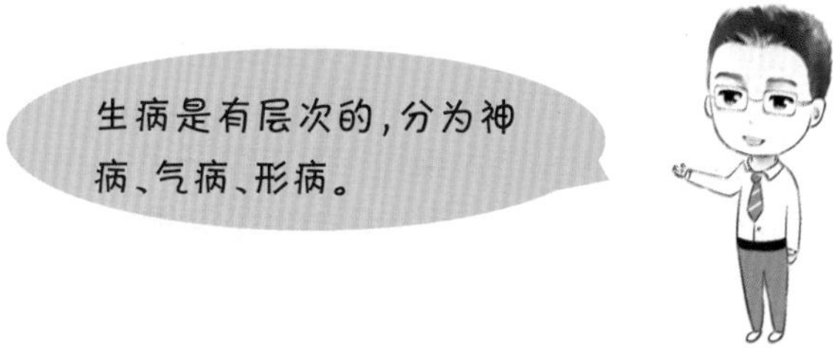
生病是有层次的，分为神病、气病、形病。

对一些轻浅病症，“四肢才觉重滞，即导引、吐纳、针灸、膏摩之，勿令九窍闭塞”。

除了导引，艾灸也是很多人喜欢的，适合寒性的疾病，比如痛经、因为受寒出现的拉肚子等。还可以隔姜灸，拿一片生姜，不要切得太薄，牙签弄几个洞，一起灸。注意不要烫伤。

还有最简单的方法，就是可以用手敲经络。

养生，不是简单的吃些什么，
它是打开我们的身体去感受自然和人体的规律；
它是一种思考方式，思考什么是对的、错的，思考什么是适合自己的；
它是选择一种生活方式，来缓解我们的身心不适。

你是怎么看待养生的呢？
也告诉我，你们的养生心得吧！

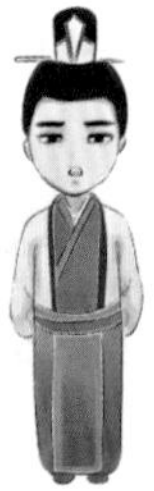

特别友情提醒，注意不要熬夜。

熬夜的小仙女们放下手机，养生党不熬夜！

有些朋友一边日夜颠倒、不规律饮食、心情不好时暴饮暴食、压力大失眠了就吃安眠药……，一边吃着各种各样的保健品“大杂烩”、日常枸杞养生、凌晨泡个养生脚……。一边是不良的生活习惯，一边是“养生焦虑”，这两种情况往往同时存在。该怎么调整自己呢？其实道理大家都懂，试着放下心里的负担，就从最基本的吃好饭、睡好觉做起吧！

“发物”到底是什么？ 30

常听到“发物”这个词，很多医生会交代病人“发物”要少吃。

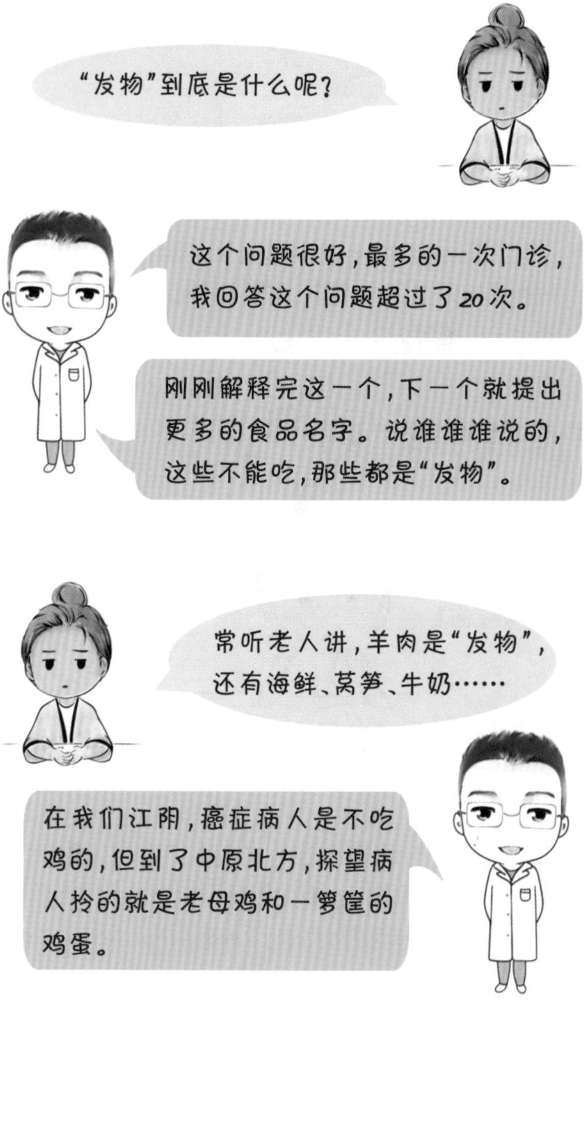
“发物”到底是什么呢？
这个问题很好，最多的一次门诊，我回答这个问题超过了20次。
刚刚解释完这一个，下一个就提出更多的食品名字。说谁谁谁说的，这些不能吃，那些都是“发物”。
常听老人讲，羊肉是“发物”，还有海鲜、莴笋、牛奶……
在我们江阴，癌症病人是不吃鸡的，但到了中原北方，探望病人拎的就是老母鸡和一箩筐的鸡蛋。

“发物”是个传统概念，食物禁忌因地而异，更要因人而异。

发物是指富于营养或有刺激性，特别容易诱发某些疾病（尤其是旧病宿疾）或加重已发疾病的食物。在通常情况下，适量食用对大多数人不会产生副作用或引起不适，只是对某些特殊体质以及与其相关的某些疾病才会诱使发病。

分为七大类：

一为发热之物，如薤、姜、花椒、胡椒、羊肉、狗肉等；

二为发风之物，如虾、蟹、鹅、鸡蛋、椿芽等；

三是发湿热之物，如饴糖、糯米、猪肉等；

四是发冷积之物，如西瓜、梨、柿等各种生冷之品；

五是动血之物，如海椒、胡椒等；

六是发滞气之物，如羊肉、莲子、芡实等；

七是民间长期认为的结论性发物，如魔芋、芋头、泡菜、香菜、韭菜等。

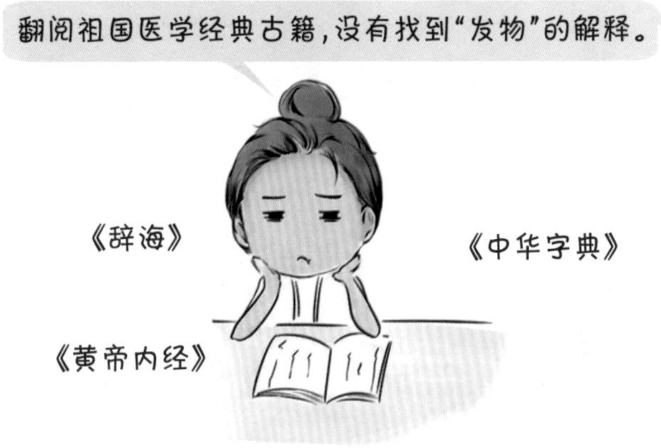
翻阅祖国医学经典古籍，没有找到“发物”的解释。
《辞海》
《中华字典》
《黄帝内经》

虽然没有严格意义上的“发物”称谓，但是在《黄帝内经》和《辞海》中有“发散之物”和"发表之物"等描述，所以，“发物”这个词大多来源于民间 。

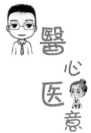

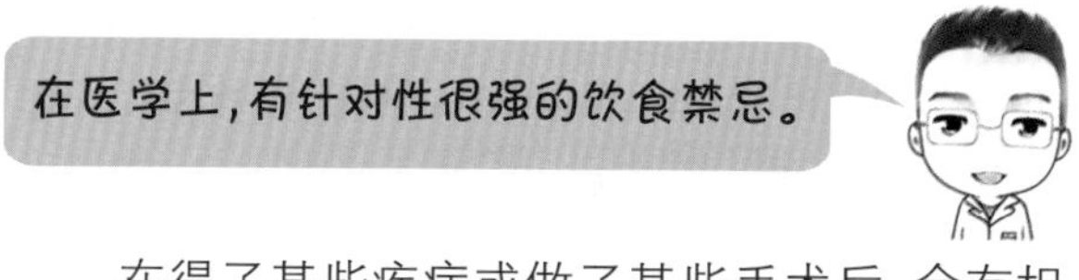
在医学上，有针对性很强的饮食禁忌。

在得了某些疾病或做了某些手术后，会有相应的饮食禁忌。譬如：

乳腺癌患者，绝大部分应避免使用性激素产品，包括食品、药品和保健品，如胎盘、避孕药等。

痛风的人或者单纯高尿酸血症者，则所有豆类产品是禁忌，当然还有啤酒、膏汤、菠菜、肥肉等也是禁忌。

某些人对海产品或豆制品等食物过敏，则无论这个人是否得了某些疾病，或者做了什么样的手术，都不应吃这些过敏的食品。

有了“发物”这个意识，让我们学会更好地“吃与不吃”。

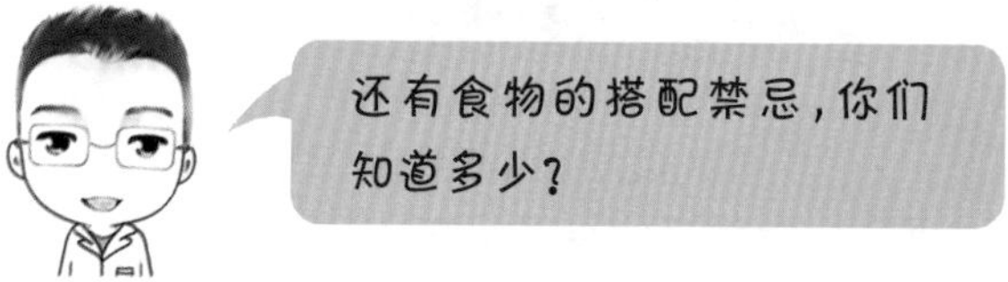
还有食物的搭配禁忌，你们知道多少？

譬如服维生素C或吃富含维生素C的辣椒、番茄、柑橘等，尽量不吃虾蟹等甲壳类食物。

又如柿子、石榴、山楂、酸梅、杏等，避免与海鲜同食，因为钙与鞣酸合成不易消化食物，可造成腹痛、呕吐等。

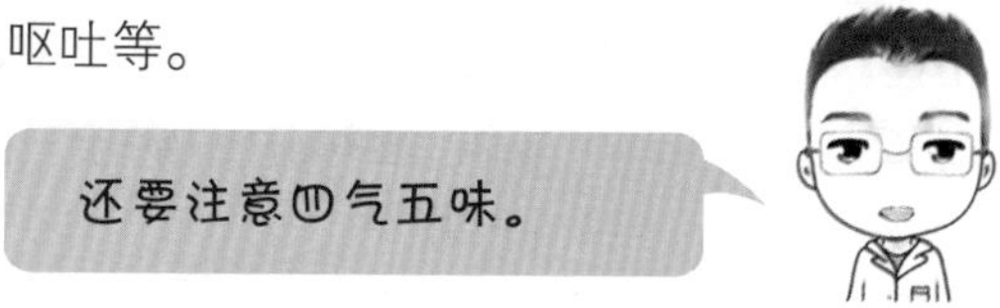
还要注意四气五味。

根据自身体质和药食物的秉性，决定哪些食物是否适宜。

譬如西瓜是盛夏佳品，有解暑除烦、止渴醒酒之功，但其性甘寒，产后、病后及腹泻之人不吃。健康人吃太多，可能积寒、助湿而发病。如在冬春食用，则成了“非时之气”，中医上是不主张的。

大蒜、紫薯是抗癌网红，医学上也似乎找得到一些证据，但有些人吃了就会口臭、胀气难受，这就说明并非人人适宜吃大蒜、紫薯。

又譬如，近年来民间广为流行的吃三七粉现象，至少对于有胃炎、消化性溃疡的人就应慎之又慎，否则极容易出现胃出血等问题。

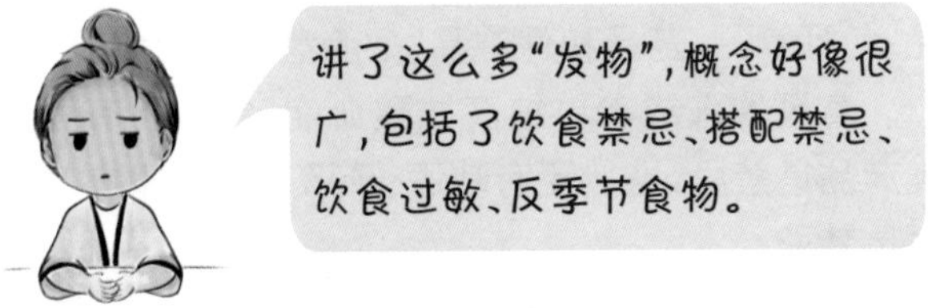
讲了这么多“发物”，概念好像很广，包括了饮食禁忌、搭配禁忌、饮食过敏、反季节食物。

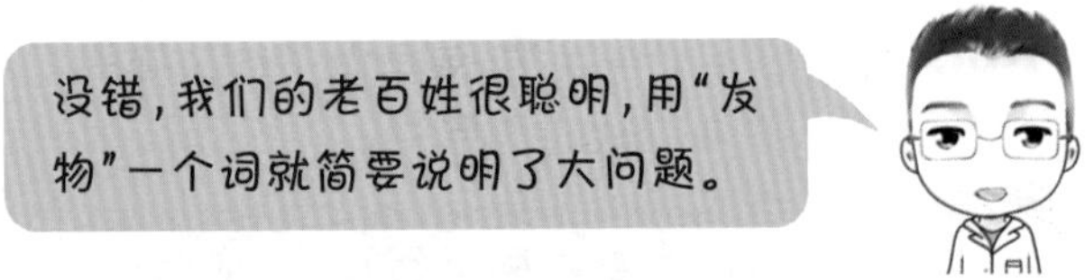
没错，我们的老百姓很聪明，用“发物”一个词就简要说明了大问题。

中医倡导“饮食平衡，辨证用膳”，“食养尽之，无使过之”，意思是饮食结构平衡，不同的人选择不同的膳食方案，用食物去补养我们的身体，而不是反过来消耗它。这就是《黄帝内经》食养的总原则。

《素问·脏气法时论》：“五谷为养，五果为助，五畜为益，五菜为充，气味合而服之，以补益精气。此五者，有辛、酸、甘、苦、咸，各有所利，或散、或收、或缓、或急、或坚、或软，四时五脏，病随五味所宜也。”这是辨证用膳的解释。

《素问·骨空论》：“调其阴阳，不足则补，有余则泻。”即补虚，泻实。

《素问·上古天真论》：“其知道者，法于阴阳，和于术数，食饮有节”。譬如寒性食物鱼虾蟹水族烹调时，佐以姜葱酒醋类温性调料。这是调理阴阳营养观的解释。

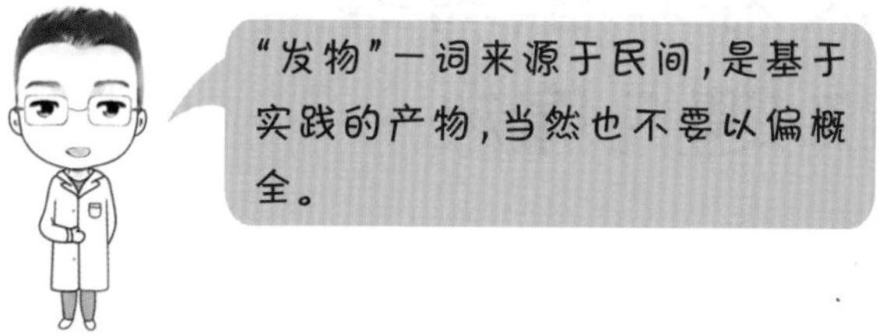
“发物”一词来源于民间，是基于实践的产物，当然也不要以偏概全。

有的人太紧张，觉得什么都不能吃。

有些人太松懈，觉得不存在忌口，放开吃！自古疾病是有“忌口”的，明知故犯不可取。

四季调和，少吃反季节食物，减少“非时之气”对身体的伤害，这也是我们应该遵循的。

食物禁忌有度，过则不利甚至有害。

凡事皆有度，
不能“过度”，
更不能“无度”。

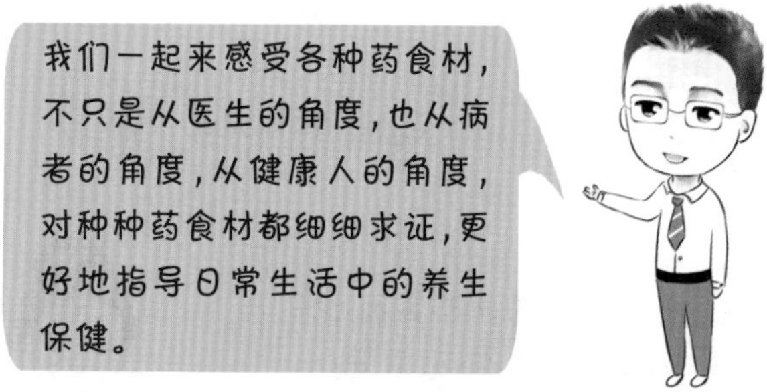
我们一起来感受各种药食材，不只是从医生的角度，也从病者的角度，从健康人的角度，对种种药食材都细细求证，更好地指导日常生活中的养生保健。

什么食物吃了不舒服？什么食物对自己有帮助？每个人都会有不同的体会。和医生一起，发现很多人“共性”的饮食宜忌！把这些作为参考，看着哪些食物对自己的身体好，哪些对身体不好。

31 一直以为啤酒、海鲜是我的最爱，直到遇见痛风……

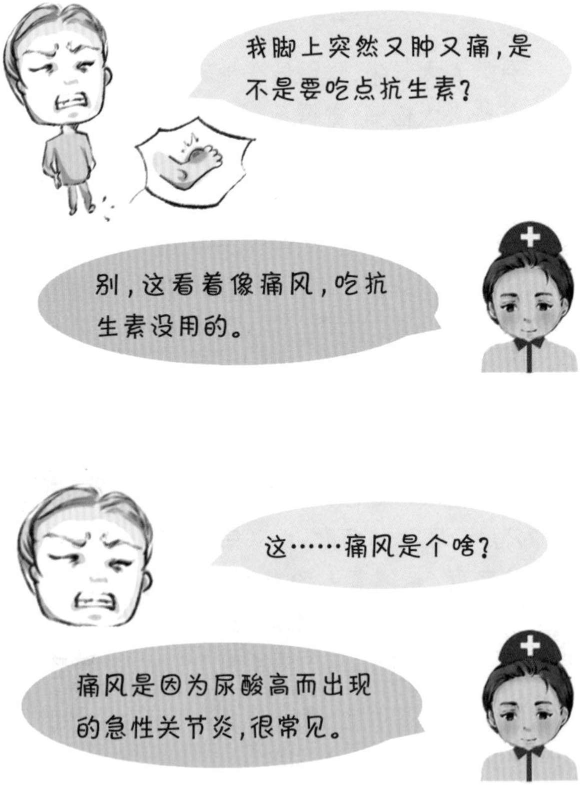
我脚上突然又肿又痛，是不是要吃点抗生素？
别，这看着像痛风，吃抗生素没用的。
这……痛风是个啥？
痛风是因为尿酸高而出现的急性关节炎，很常见。

男性和绝经后女性、血尿酸 > 420 μmol/L，
绝经前女性、血尿酸 > 350 μmol/L，
就是高尿酸血症。
多数人尿酸高了出现急性关节炎，
少数人会发展为痛风。

为什么关节会肿呢？因为尿酸盐沉积在骨关节、皮下，形成尿酸盐晶体，导致了关节病。

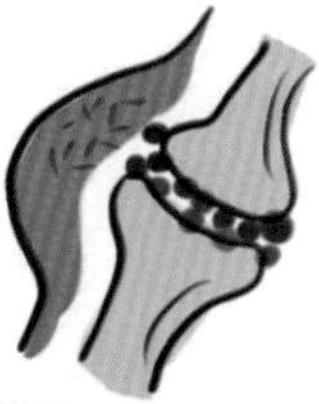

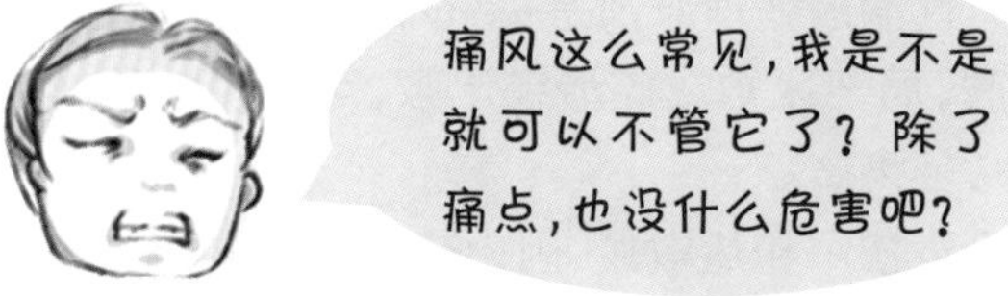
痛风这么常见，我是不是就可以不管它了？除了痛点，也没什么危害吧？

错！痛风虽然是常见多发病，却更不能掉以轻心，后期会形成痛风石，严重的甚至造成痛风肾。

痛风是个人体质与长期生活习惯经年积累所造成的病证。

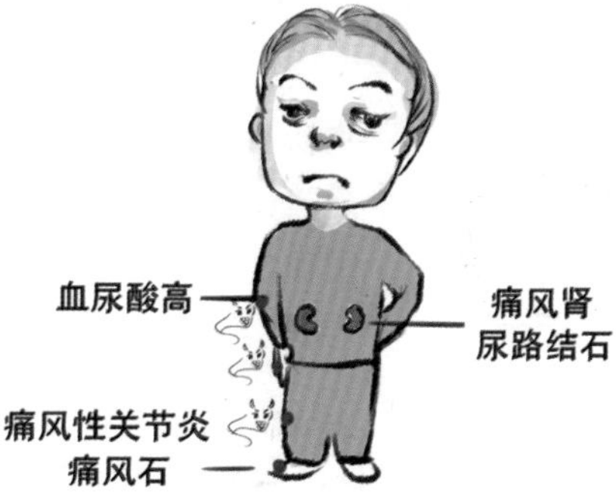
血尿酸高
痛风肾
尿路结石
痛风性关节炎
痛风石

此外，痛风常伴发肥胖、糖脂代谢紊乱、高血压、动脉硬化，还有冠心病。

什么人容易痛风呢？

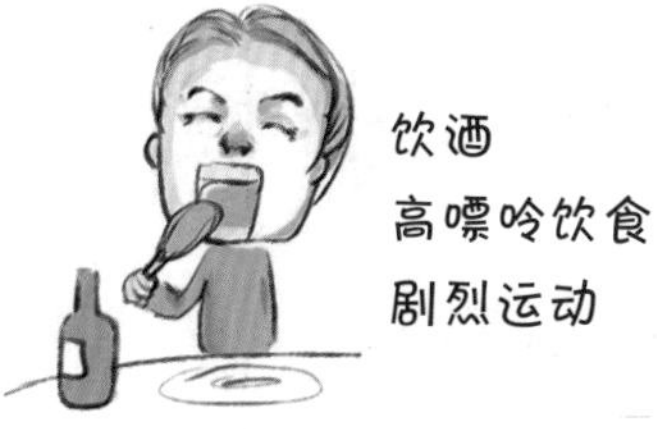
饮酒
高嘌呤饮食
剧烈运动

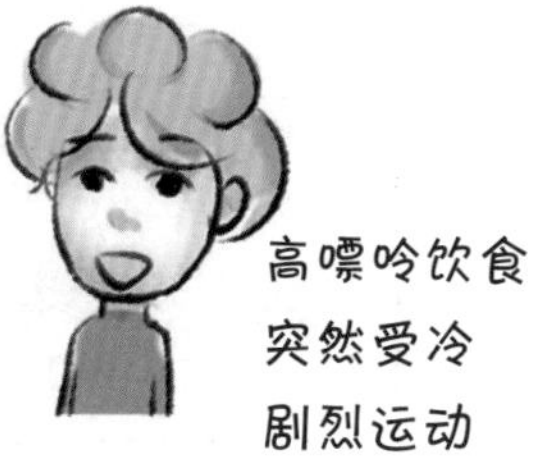
高嘌呤饮食
突然受冷
剧烈运动

此外，遗传、肾脏疾病、某些药物，还有骨髓增生性疾病或放化疗等，都会继发痛风。

痛风发作了，怎么办呢?

急性期的处理原则是：减少活动，卧床休息，抬高患肢，局部冰敷或硫酸镁湿敷，可外用扶他林乳胶剂减轻疼痛。

不可按摩和热敷!! 因为热敷会扩张血管加重肿痛。

平时要注意些什么呢?

宜

大量饮水

吃新鲜蔬菜
规律运动
规律作息

减

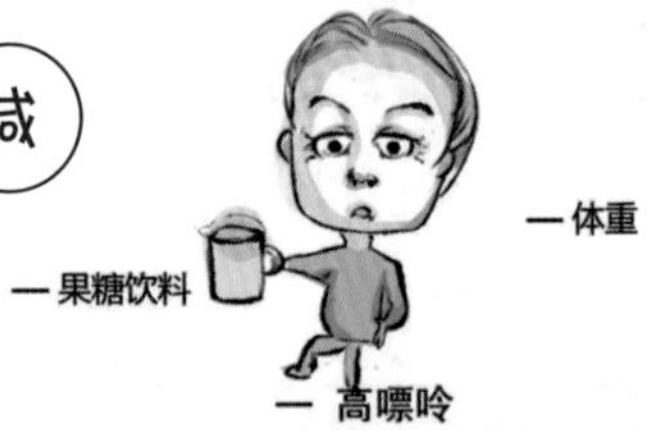
— 体重
— 果糖饮料
— 高嘌呤

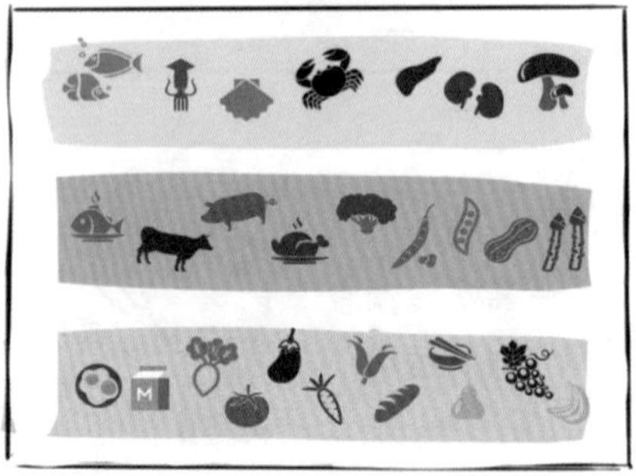

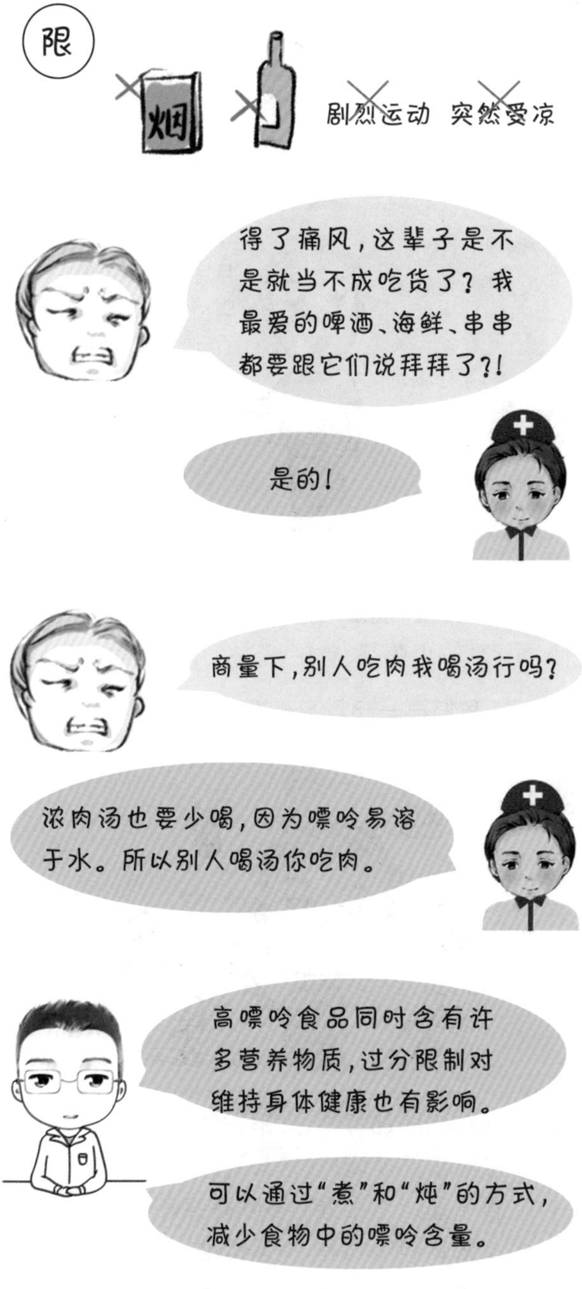

限
烟
剧烈运动 突然受凉
得了痛风，这辈子是不是就当不成吃货了？我最爱的啤酒、海鲜、串串都要跟它们说拜拜了?!
是的！
商量下，别人吃肉我喝汤行吗？
浓肉汤也要少喝，因为嘌呤易溶于水。所以别人喝汤你吃肉。
高嘌呤食品同时含有许多营养物质，过分限制对维持身体健康也有影响。
可以通过“煮”和“炖”的方式，减少食物中的嘌呤含量。

控制痛风要“戒口”，严格饮食。

中医怎么看?

据调查显示,如果你是湿热体质,就更容易发痛风。此外,痰湿、血瘀也是痛风高发体质。

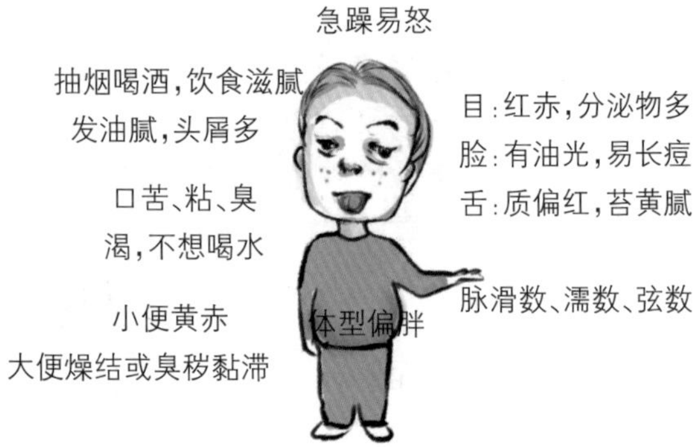
急躁易怒
抽烟喝酒,饮食滋腻
发油腻,头屑多
口苦、粘、臭
渴,不想喝水
小便黄赤
大便燥结或臭秽黏滞
体型偏胖
目:红赤,分泌物多
脸:有油光,易长痘
舌:质偏红,苔黄腻
脉滑数、濡数、弦数

中医治疗痛风最常用四妙散、四妙勇安汤,还会在辩证的基础上,加上常用的中药,如萆薢、赤芍、威灵仙、薏苡仁、土茯苓、黄柏、苍术、牛膝、蚕沙等。

好了,我们再一起复习一遍:

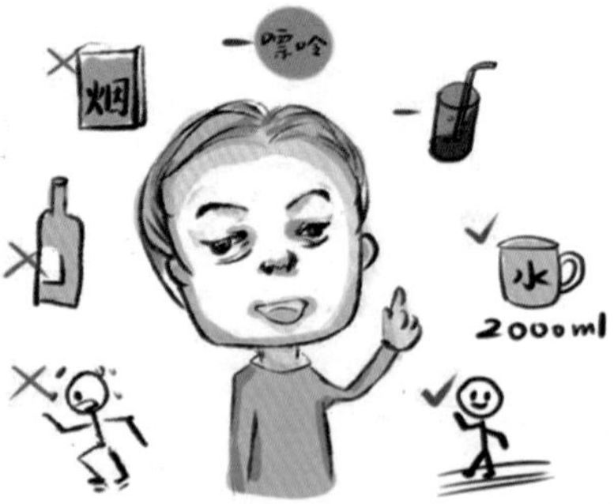
嘌呤
烟
水
2000ml

海鲜内脏加啤酒,火锅香菇浓肉汤,
嘌呤多了发痛风,常与肥胖三高伴。
得了痛风怎么办?多吃蔬菜多喝水,
少喝饮料不喝酒,适量运动别着凉。

湿人多油腻，无湿一身轻 32

人到中年，心宽了，体胖了，放飞自我不在意形象了，横空飞来“油腻”两字，突然扎心。

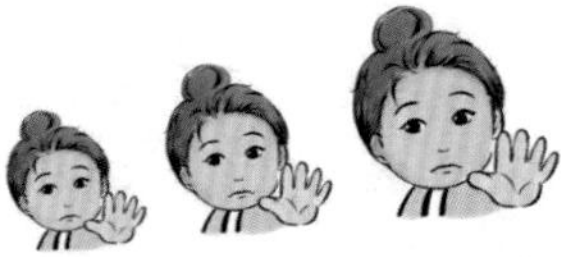
你
中年
油腻

还有的人虽然正值大好年华，一头秀发却在指尖悄悄溜走，猝不及防地秃秃……秃了！这可真是——**衣带渐短终不悔，为伊消得……头渐秃。**

为什么黄黄的脸上满满油光？为什么头发天天洗却还是粘一起？为什么一脸的痘痘还有脓疱？为什么别人张口香香，你却不敢张？

Why? Why? Why? Why? Why?

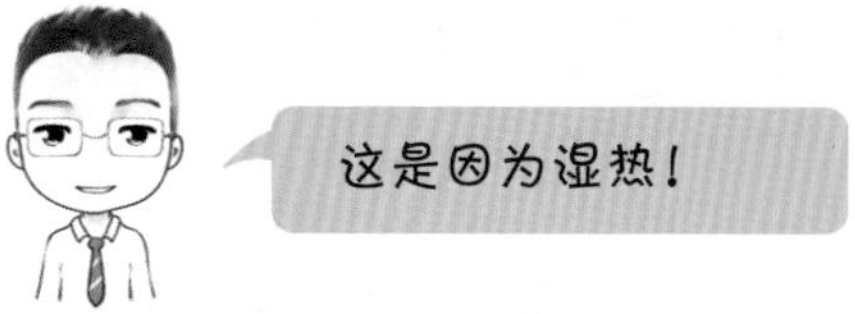
这是因为湿热！

可根据表格来打分，评估身体湿热总体情况：

根据近一年的体验和感，请回答一下问题：	没有或根本不	很少或有一点	有时或有一点	经常或相　当	总是或非　常
您面部或者鼻子部有油腻感或者油光发亮吗？	1□	2□	3□	4□	5□
您容易生痤疮或疮疖吗？	1□	2□	3□	4□	5□
您感到口苦或者口里有异味吗？	1□	2□	3□	4□	5□
您小便时尿道有发热感，尿色浓（深）吗？	1□	2□	3□	4□	5□
您带下色黄（白带颜色发黄）吗？（限女性回答）	1□	2□	3□	4□	5□
您的阴囊部位潮湿吗？（限男性回答）	1□	2□	3□	4□	5□
您大便黏滞不爽，有解不尽的感觉吗？	1□	2□	3□	4□	5□
判定的结果　是□　基本是□　否□					

湿邪，
易阻遏气机，
损伤阳气；
湿性重浊；
湿性黏滞；
湿性趋下。

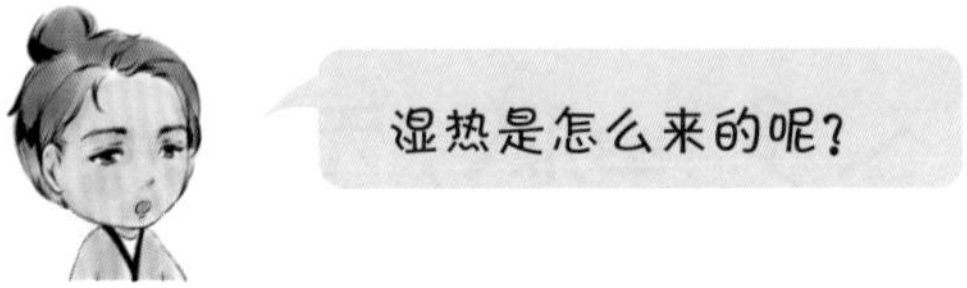
湿热是怎么来的呢？

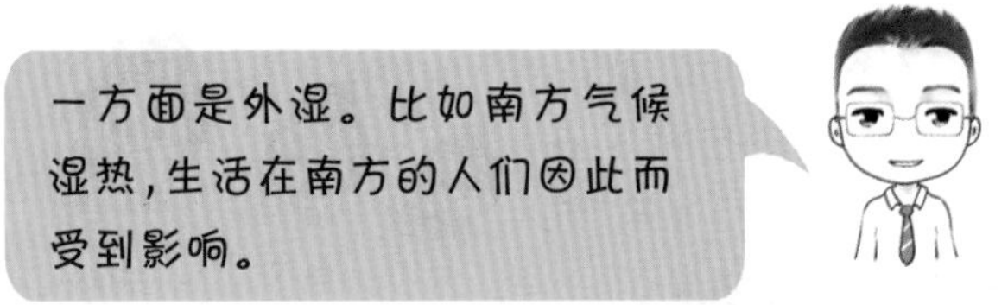
一方面是外湿。比如南方气候湿热，生活在南方的人们因此而受到影响。

江海之滨、湖河流域，地势低洼，潮湿温热，天之湿下迫，地之湿上蒸，人居其中，焉能不受邪？

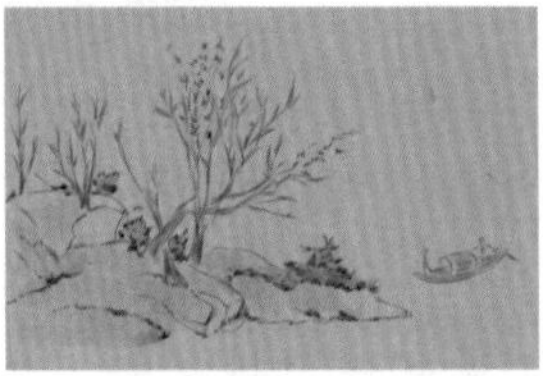

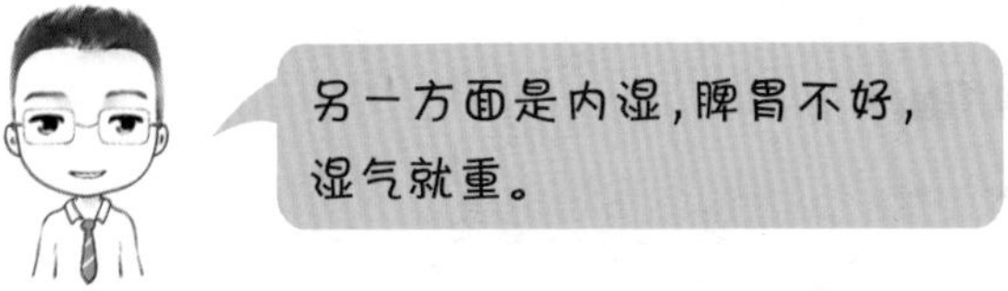
另一方面是内湿，脾胃不好，湿气就重。

中医把脾胃比作土，土能运化水湿，如果脾胃不好，就容易被水湿困住。

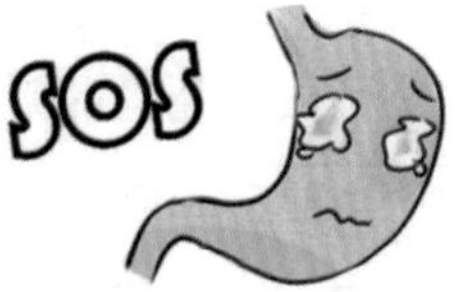
SOS

还有那些喜欢吃重口味饮食的人，甜的、太咸的、重油重色、口味浓厚的、煎炸的，这些食物超过了脾胃的运化范围，就会把脾胃困住。

脾胃长期待在潮湿的环境中，就像烂的树枝堆在一起久了会腐败，脾胃也会滋生湿热。

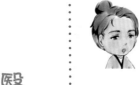

俗话说“流水不腐，户枢不蠹”，水不流动就浑浊，人一浑浊就油腻。这种油腻是由内而外的，对外油遍头发、皮肤、黏膜，分泌物比较多，比如顶着一个大油头，看着像三天不洗头，其实才刚洗过…… 脸看上去脏脏的满是油光，特别容易长痘痘；早上起来眼眵多，粘眼皮；一张口味道独特，嘴里黏黏的，渴了喝水却不多，喝完还是觉得渴；老觉得嗓子里有痰却难咯出来，舌头上面厚厚的一层黄腻苔。

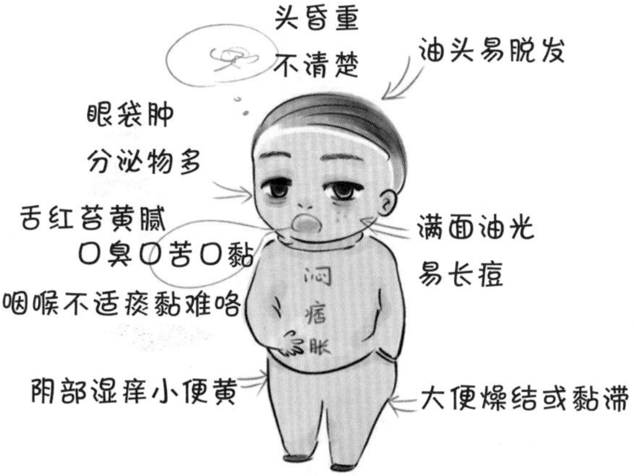
头昏重
不清楚
油头易脱发
眼袋肿
分泌物多
舌红苔黄腻
口臭口苦口黏
咽喉不适痰黏难咯
闷
痞
胀
满面油光
易长痘
阴部湿痒小便黄
大便燥结或黏滞

湿滞久了成热，湿热互结而分为湿重热轻、热重湿轻、湿热并重，立方选药有别。

这种油腻内外一致，不仅仅停留在身体表面，它的表现比较多元：比如头昏昏的，身体也重重的；心里烦闷，容易失眠；不想吃饭，吃一点就胀，吃完消化也不好，容易恶心；大便粘马桶，冲不干净；还有的人容易出汗，比如只是头面部出汗，或者手脚心出汗，出完汗不轻松反而更不爽利；还有的人明明体温不高却觉得身体发烫……

总的说来浑身上下都不清爽。湿热就像那黑暗料理界来的厨师，血液经过长期的湿热熏蒸，会出现高脂、高黏状态，这些都是滋生疾病的温床。

该怎么办呢？

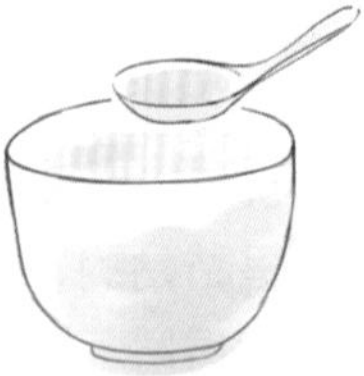

首先，清淡饮食。

要做到“五个少”：少甜！少辣！少酒！少油！少酱料！对于湿热体质的人应提倡饮食清淡，多吃甘寒、甘平、清利湿热的食物，如绿豆、冬瓜、丝瓜、苦瓜、黄瓜、西瓜、莲藕、芹菜、马齿苋、薏苡仁、赤小豆等。少吃鹅肉、羊肉、狗肉、鳝鱼、香菜、辣椒、花椒、酒、糖、胡椒、蜂蜜等甘酸滋腻之品及火锅、烹炸、烧烤等辛温助热食品。

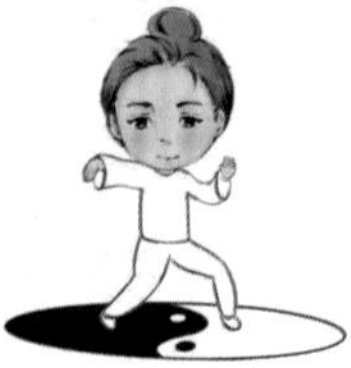

其次，规律运动。

动起来：游泳、爬山、慢走、太极拳、八段锦、瑜伽。

对办公室人群、“葛优躺”人群来说，“八段锦”先做起来，其中第五式能消火解除烦闷，可以多做几遍。

八段锦第五式——上身前俯，臀部摆动。

可降心火，消除心烦、口疮、口臭、失眠多梦、小便热赤、便秘等症候。

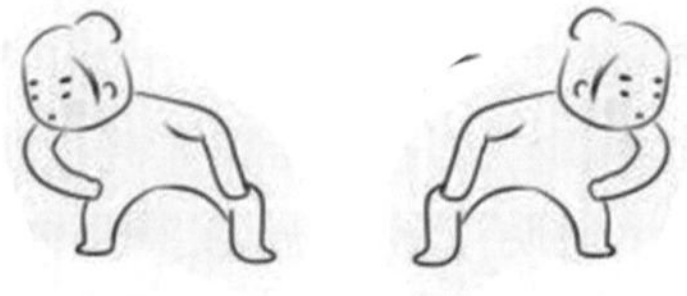

摇头摆尾去心火

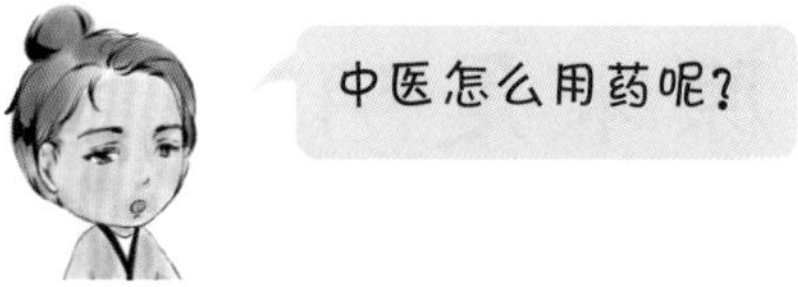
中医怎么用药呢？

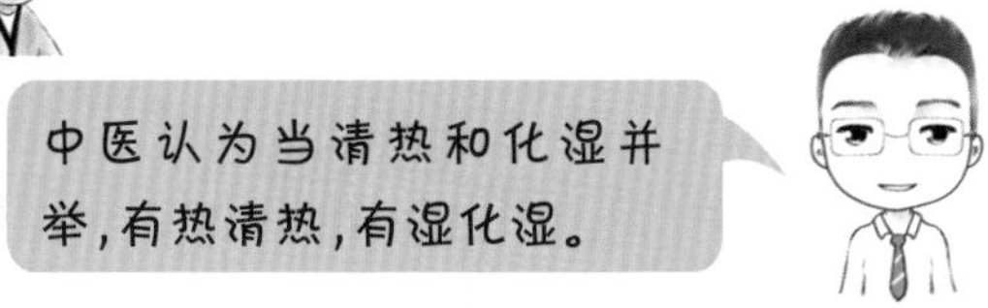
中医认为当清热和化湿并举，有热清热，有湿化湿。

其实“清化”治法由来已久，清代温病大师柳宝诒开“清化”之宗，他用温胆汤来清化湿热。温胆汤并不是什么神奇的方，也没有神奇的药，它就是一张很常用的方子，辨证为湿热的人用它正合适。

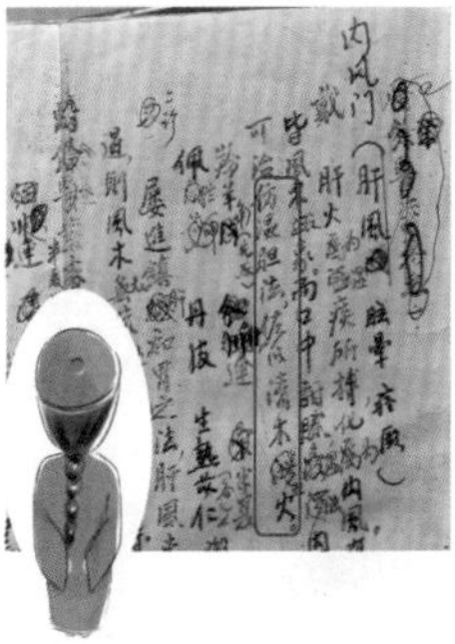

“清化”之法，用药轻、清、效、廉，即：轻灵，简约、平和。

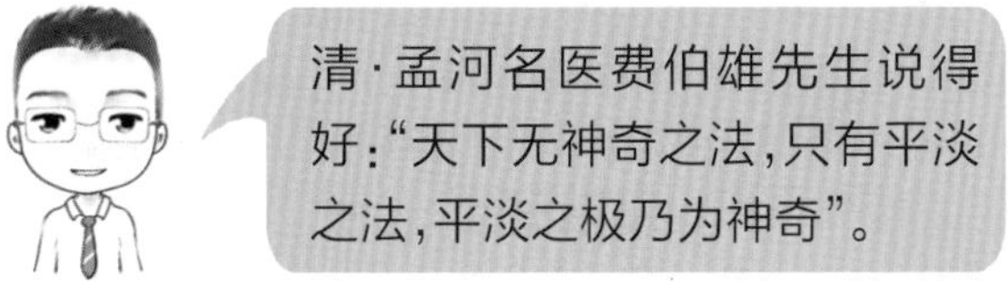
清·孟河名医费伯雄先生说得好：“天下无神奇之法，只有平淡之法，平淡之极乃为神奇”。

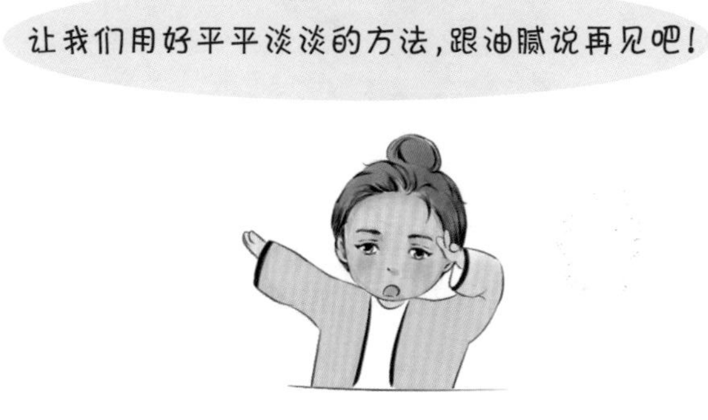
让我们用好平平淡淡的方法，跟油腻说再见吧！

33 瘦人多火？原来是阴虚！

我们常听到一句话叫“瘦人多火”。

有的人瘦瘦的，肌肉比较紧实，吃得不少却不容易发胖，皮肤比较干，眼睛也干涩，容易口渴，喜欢喝冷水，自己觉得手心脚心都发热，吃辛热食物或熬夜容易上火。

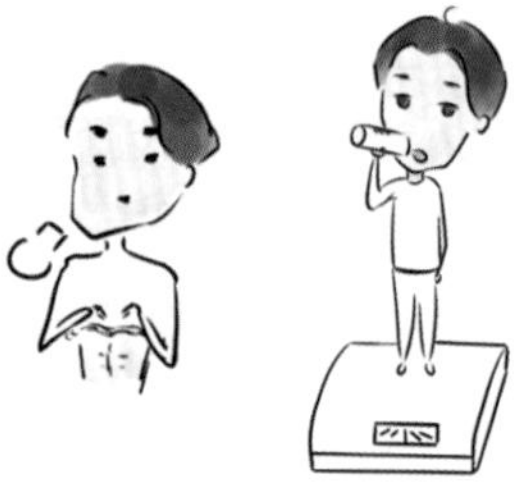

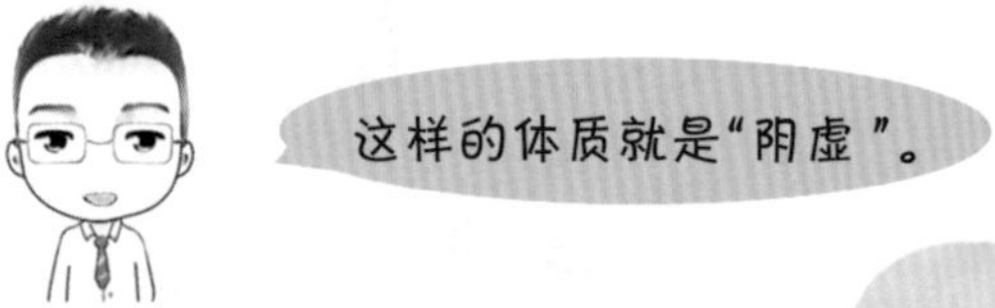
这样的体质就是“阴虚”。

阴虚就是体内阴液少，缺“水”。体内缺“水”就会有一大堆干燥表现。

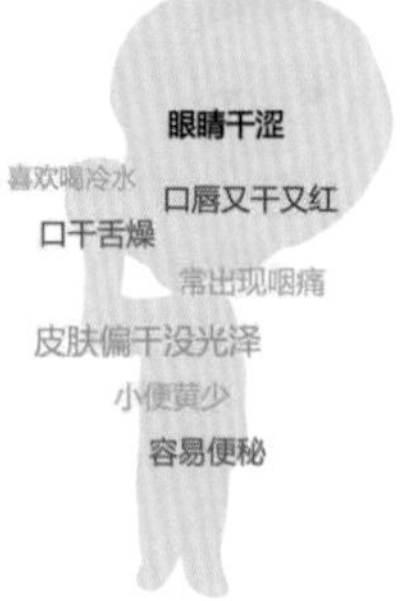
眼睛干涩
喜欢喝冷水
口唇又干又红
口干舌燥
常出现咽痛
皮肤偏干没光泽
小便黄少
容易便秘

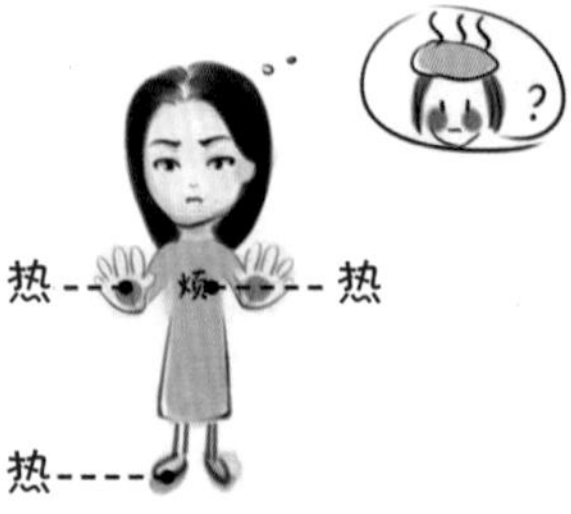
热
烦
热
热

阴虚的火不是真的火，而是缺“水”引起的虚火。有虚火的人最典型的表现就是五心烦热：手心脚心热，心口也烦热。

阴虚的人出汗方式比较奇怪，睡着的时候出汗，醒了就不出了。中医把它叫作盗汗。

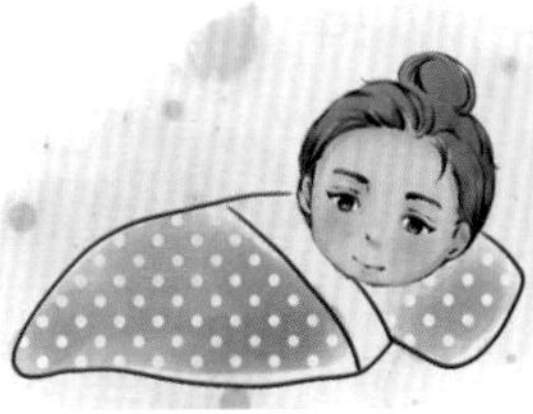

阴虚的人敏感，有了虚火的干扰，情绪波动就大，情绪上的亢奋又会加重对阴血的消耗。

这样的人精力旺盛容易失眠，工作很久了还不觉得累。

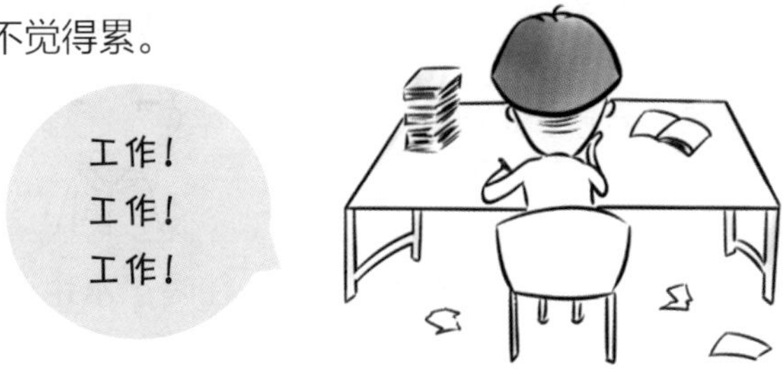
工作！
工作！
工作！

但这毕竟是虚性的亢奋，等工作收尾了反倒头昏眼花、病来了…… 这是因为过度消耗了身体的阴血。

很多职场高压人士，工作紧张加班又熬夜，长年累月的就容易阴虚，所以也叫它“白领体质”。

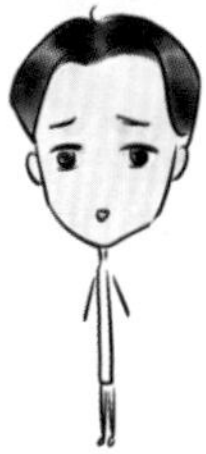

“阴常不足，
阳常有余；
阴虚难治，
阳虚易补。”
——朱丹溪

阴虚易生什么病？

阴虚的人吃辛辣和熬夜就上火，容易长口腔溃疡。

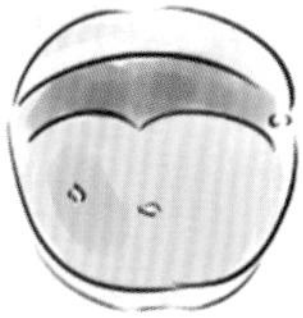

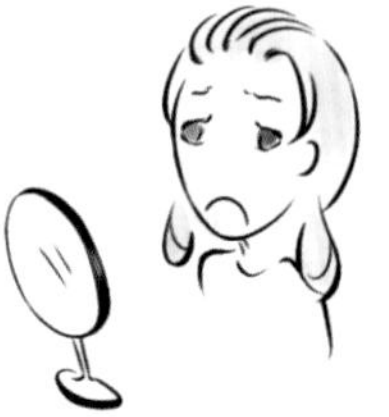

因为缺“水”，所以皮肤比较干。要注意保护皮肤不要长斑，这种色斑是最难去除的。燥火相结，连淡化都很难。

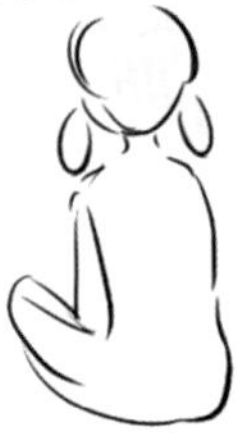

俗话说“无热不生烦”，有了虚火就容易烦热、失眠和便秘。女性的月经会受影响，严重的甚至会闭经。

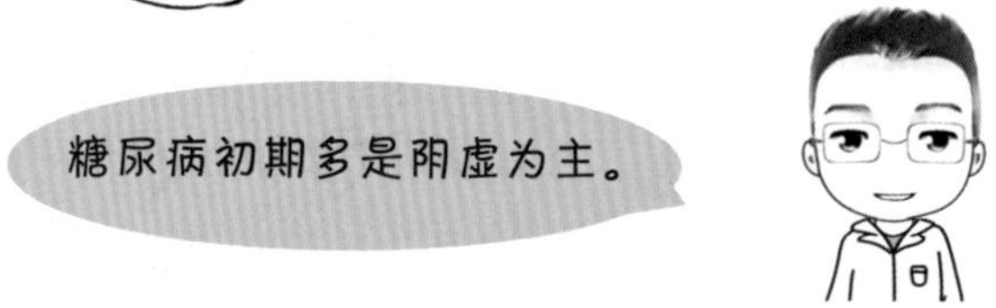
糖尿病初期多是阴虚为主。

糖尿病病人初期多有口干，往往喝了水也不缓解。胃中有虚火，所以吃得多、容易饿，虚火催得身体代谢旺盛，吃多了不长肉。

阴虚到一定程度血液黏稠度就高，加上内火就像把血液当粥在煮，所以瘦人也会得高血脂。

阴虚的人如果长年生闷气和有瘀血，瘀滞的气血团块被内火长年煎熬，还容易成为肿块。

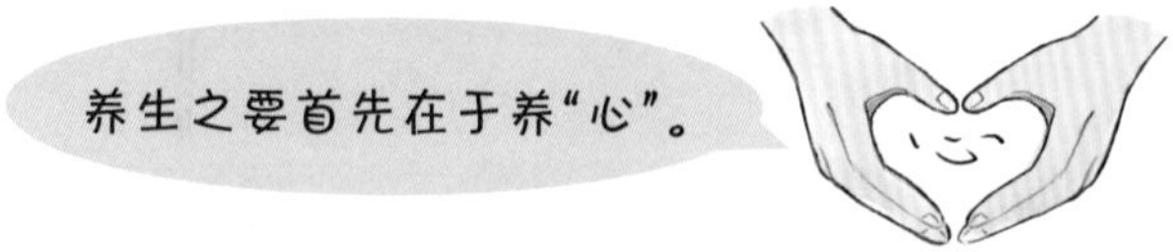
养生之要首先在于养“心”。

心情好了病就好一半，但人总有七情难解六欲难纾，疾病和性格又互相加深矛盾。所以要认识自己的心性，辨别体质，了解是什么原因让身体不舒服。没病就调养身心，生病了不要害怕，调整自己的生活方式。我们的生活就是习惯的总和。

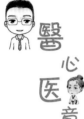

为什么会阴虚？

◇ 经常熬夜，消耗体内阴液；
◇ 长期情绪压抑，气郁化火伤阴；
◇ 长期吃辛辣食物助长内火，
◇ 如多用辣椒、姜、蒜、桂皮等配料；
◇ 更年期肾气虚、房事不节、女性经带产乳等耗损精血；
◇ 先天因素，比如父母是阴虚体质；
◇ 长期服药也可能出现阴虚，比如高血压、心脏病等长期用利尿剂。

阴虚怎么办？

首要的就是不消耗阴夜。

◇ 起居有常：不熬夜不纵欲，不沾烟酒咖啡。
◇ 劳作有序：合理安排工作和生活。
◇ 饮食有节：少吃辛辣温燥之物。
◇ 调畅心情：情志过度都能化火伤阴，所以不要抑郁，要放宽心。
◇ 锻炼有度：阴虚的人不适合做剧烈运动，最好选择和缓的锻炼方式，不要大量出汗。

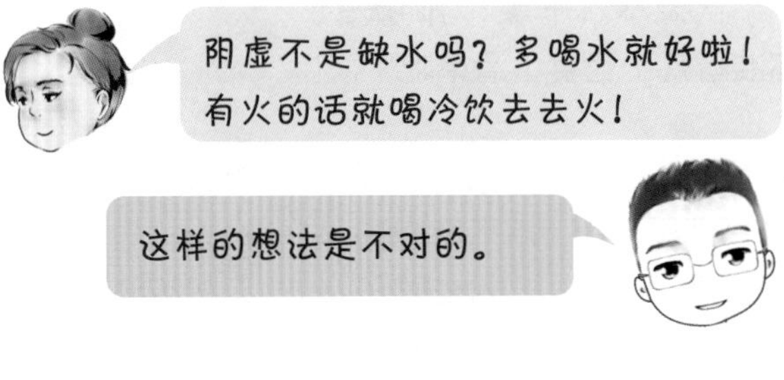
阴虚不是缺水吗？多喝水就好啦！有火的话就喝冷饮去去火！
这样的想法是不对的。

勿以善小而不为，勿以恶小而为之。我们的生活就是习惯的总和。

阴虚是指阴液不足，喝水能缓解干燥却补不上阴液。虚火也不是阳气的绝对亢盛，多吃冷饮反而可能损伤阳气。

所以阴虚人的养生大法在于清润，润就是滋阴，再根据内热多少来清虚热。选择甘凉滋润、养阴生津之品，清补之物才是阴虚最宜。

阴虚吃什么？

适宜吃的荤腥：如鸭肉、瘦猪肉、猪蹄、龟、甲鱼、黑鱼、海蜇、海参、蛤蜊、牡蛎等。
适宜吃的菜类：如百合、银耳、山药、莲藕、荸荠、芝麻、牛奶、蜂蜜、番茄、豆腐、大多数绿色蔬菜等。
适宜吃的谷果豆类：如粳米、糯米、小麦、小米、荞麦、绿豆、黑豆、玉米、梨子、甘蔗、黄瓜、苦瓜、丝瓜、猕猴桃、葡萄、石榴、柚子、西瓜、枇杷、莲子等。
最好用焖、蒸、煮、炖等方式烹调食物。

不适宜吃的肉类：羊肉、狗肉、虾仁、黄鳝、鹿肉等。
不适宜吃的菜类：韭菜、香菜等。
不适宜吃的果干类：桃子、杏、桂圆、荔枝、榴莲等。
不吃煎、炸、烧、烤的食物，少放调味品和香料，如辣椒、葱姜蒜、茴香、八角、桂皮等。

秋天本就干燥，为阴虚的你准备几个药食小清单吧~

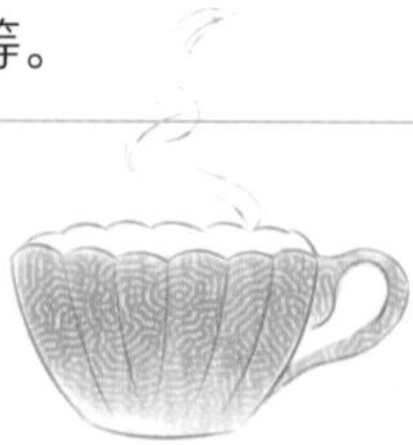

百合粳米粥	山药汤圆	地黄蒸鸭
银耳红枣羹	芝麻肉饼	红茶炖老鸭
百合莲子羹	松仁鸭子	花生炖猪蹄
水果羹	黑鱼蒸蛋	莲子百合炖猪肉

阴虚的我该怎么办? 34

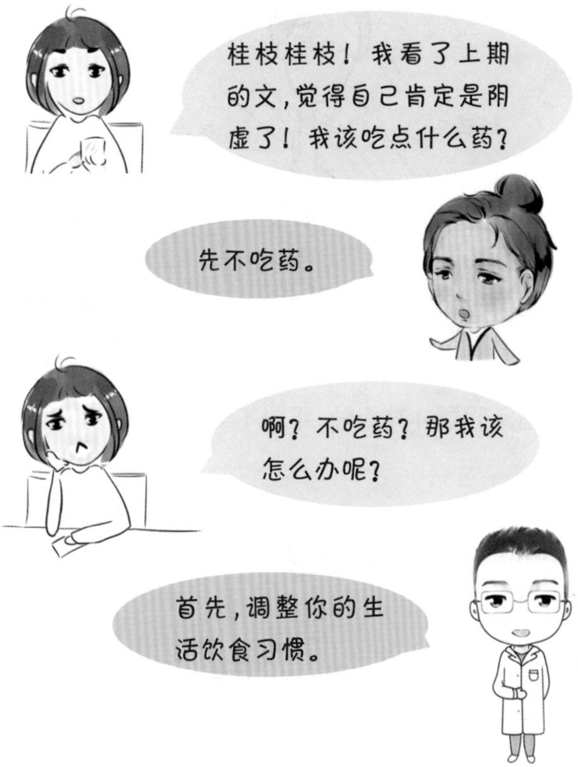

桂枝桂枝！我看了上期的文，觉得自己肯定是阴虚了！我该吃点什么药？
先不吃药。
啊？不吃药？那我该怎么办呢？
首先，调整你的生活饮食习惯。

养生不只是食补和药补。
养生先养心。

中医不等于吃药，它是一种生活方式，是“心一体一食一药”四个方面的养生调治。

LEVEL 1——心！

首先，要宽心。抑郁、焦虑、发脾气，情绪太过会化火伤阴。

阴虚的人要宽心，学会放松和减压。

LEVEL 2——体！

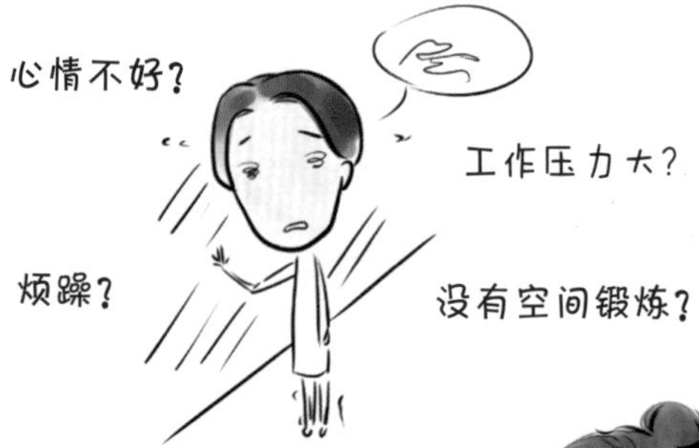
心情不好？
工作压力大？
烦躁？
没有空间锻炼？

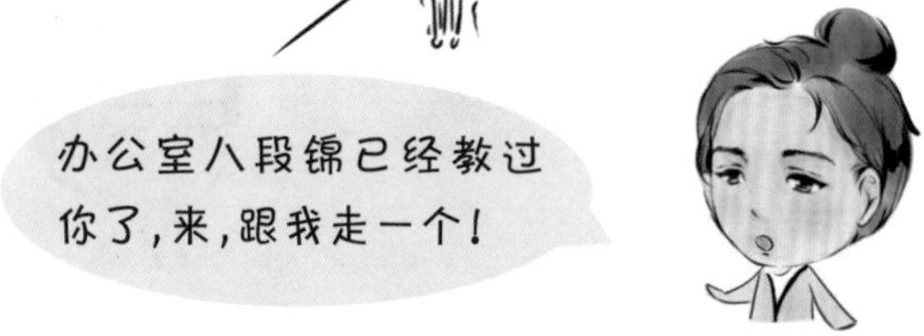
办公室八段锦已经教过你了，来，跟我走一个！

出汗后要补充水分，平时不要等口渴了再喝水。

LEVEL 3——食！

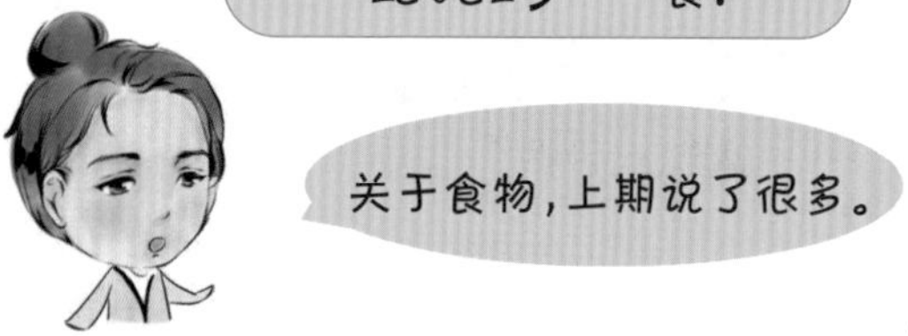
关于食物，上期说了很多。

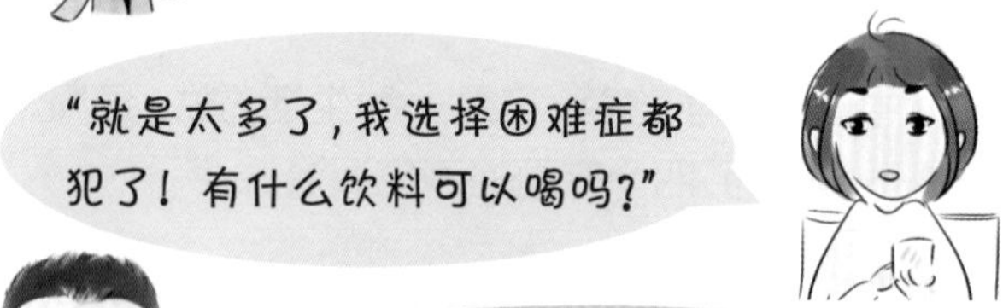
“就是太多了，我选择困难症都犯了！有什么饮料可以喝吗？”

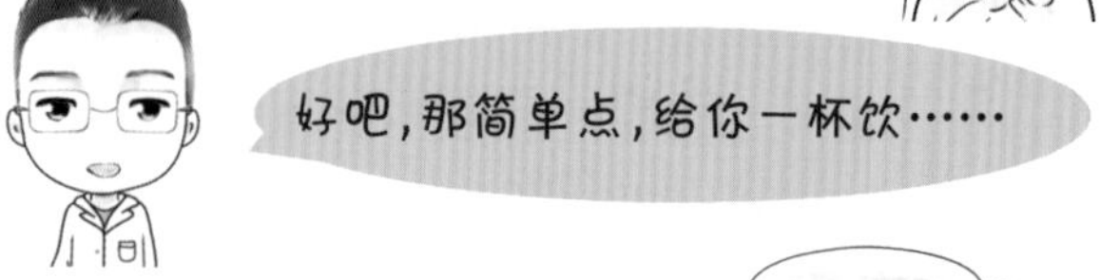
好吧，那简单点，给你一杯饮……

莲藕汁、荸荠汁、梨汁、甘蔗汁、牛奶百合银耳汤……

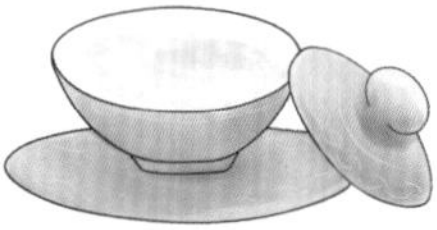

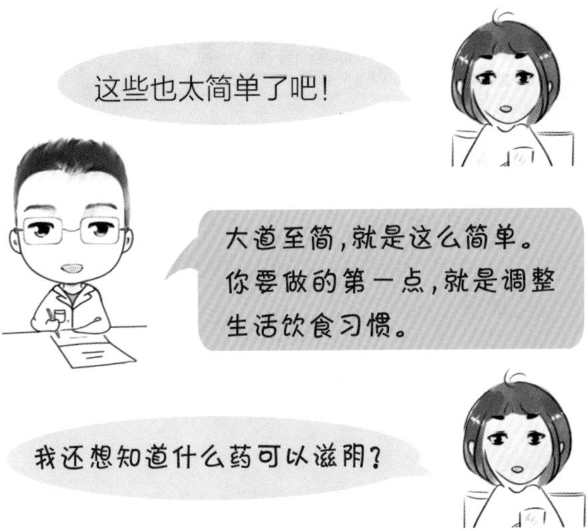
这些也太简单了吧！
大道至简，就是这么简单。你要做的第一点，就是调整生活饮食习惯。
我还想知道什么药可以滋阴？

食物和中药要因人制宜，把握宜忌原则，有针对性地选择应用。

LEVEL 4——药！

滋阴药有很多，比如

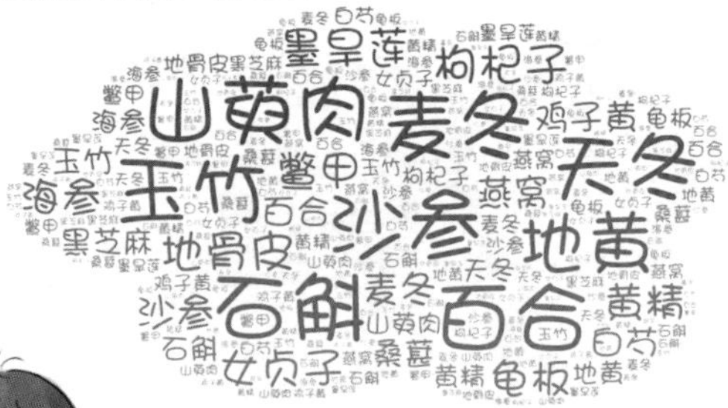
山萸肉
麦冬
天冬
玉竹
沙参
地黄
石斛
百合
地骨皮
鳖甲
墨旱莲
枸杞子
鸡子黄
燕窝
海参
黑芝麻
黄精
女贞子
龟板
桑葚
白芍

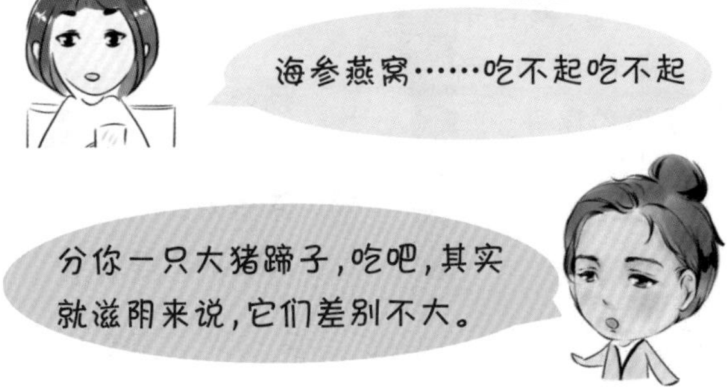
海参燕窝……吃不起吃不起
分你一只大猪蹄子，吃吧，其实就滋阴来说，它们差别不大。

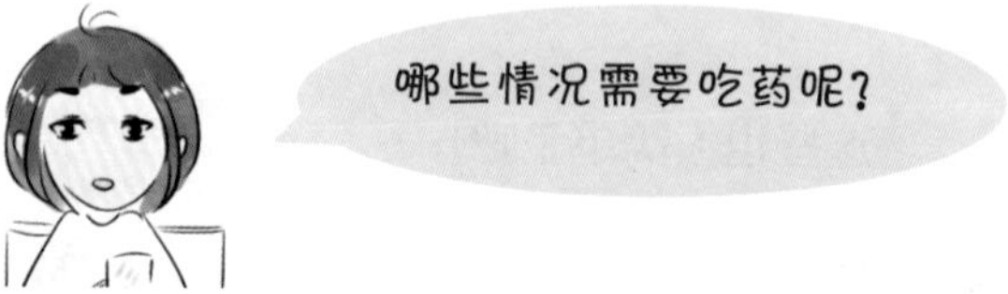
哪些情况需要吃药呢？

有的人阴虚程度轻，有的人稍重。轻者生活方式调整可改善。若生活方式调整不可改善，或已经生病，就要药物调治了。

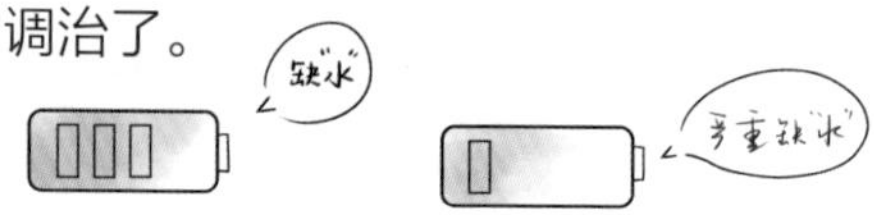
缺"水"
严重缺"水"

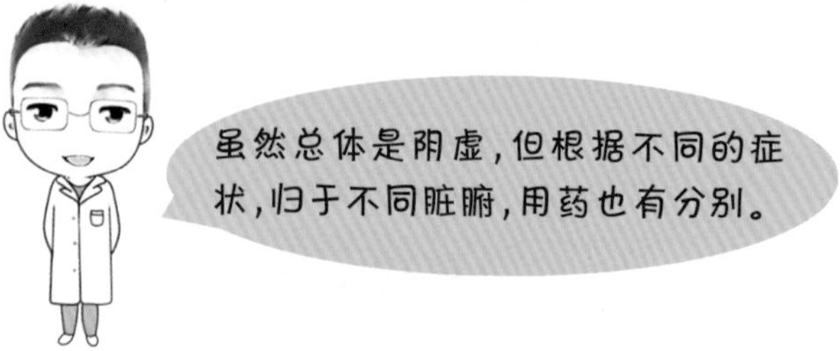
虽然总体是阴虚，但根据不同的症状，归于不同脏腑，用药也有分别。

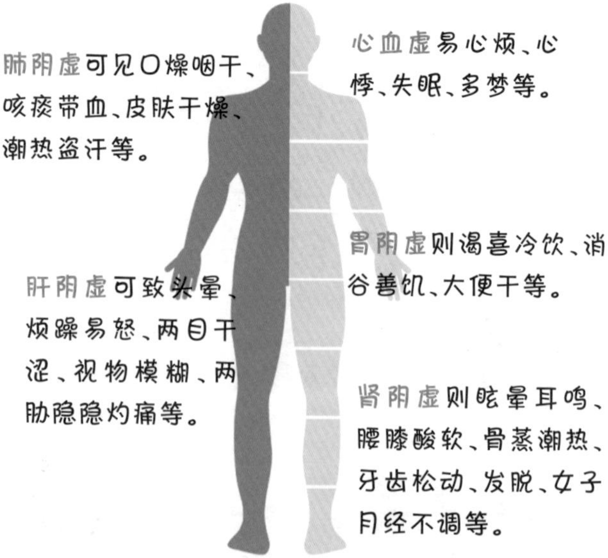
肺阴虚可见口燥咽干、咳痰带血、皮肤干燥、潮热盗汗等。
心血虚易心烦、心悸、失眠、多梦等。
胃阴虚则渴喜冷饮、消谷善饥、大便干等。
肝阴虚可致头晕、烦躁易怒、两目干涩、视物模糊、两胁隐隐灼痛等。
肾阴虚则眩晕耳鸣、腰膝酸软、骨蒸潮热、牙齿松动、发脱、女子月经不调等。

阴虚的人多是舌质偏红，舌苔光少，脉象偏细。

偏于肺胃者，可用沙参、麦冬。
若咳嗽盗汗，可加桑叶；
若口渴，可加石斛、玉竹；
若食欲不佳，可加麦芽、焦三仙。
心慌失眠，可用酸枣仁、柏子仁、莲子养心安神。
偏于肝肾者，可用地黄、枸杞子、黄精、山萸肉等。

没有阴虚的人不要盲目吃！

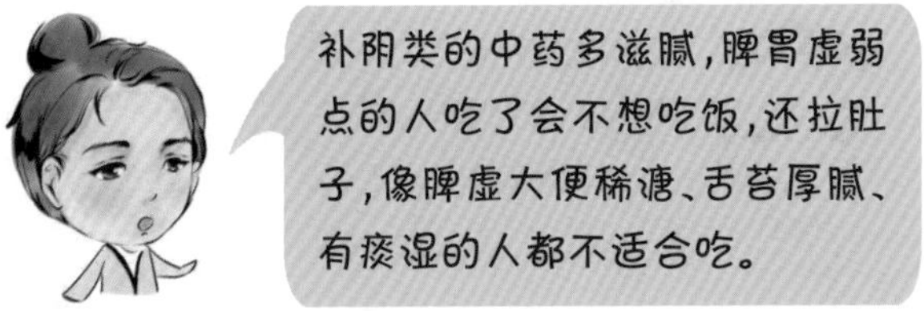
补阴类的中药多滋腻，脾胃虚弱点的人吃了会不想吃饭，还拉肚子，像脾虚大便稀溏、舌苔厚腻、有痰湿的人都不适合吃。

中药皆因病而设，须与病相合、与体质相宜，过服方药则可能伤人身正气。

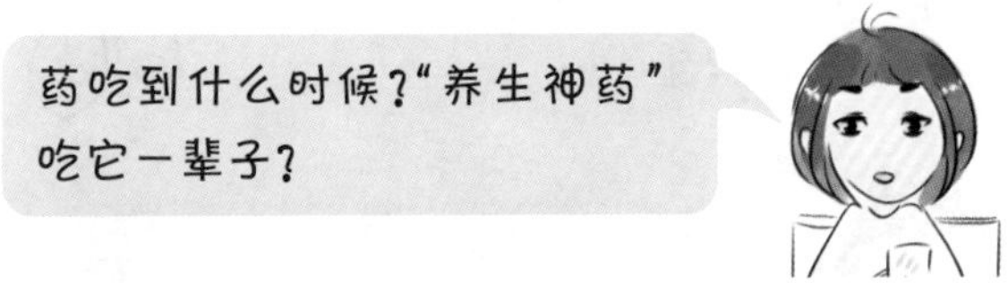
药吃到什么时候？“养生神药”吃它一辈子？

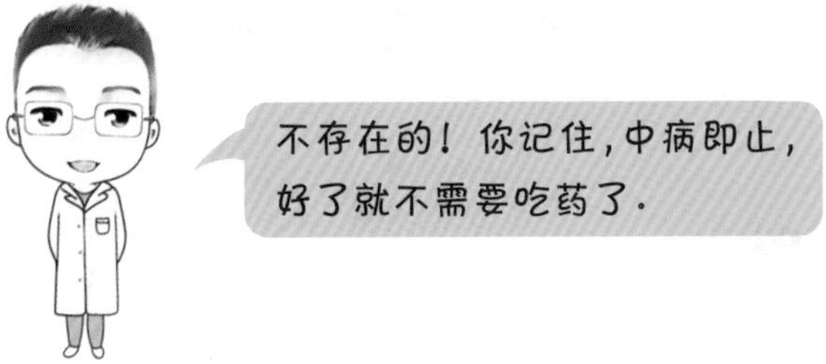
不存在的！你记住，中病即止，好了就不需要吃药了.

35 想要一枚灵丹妙药……

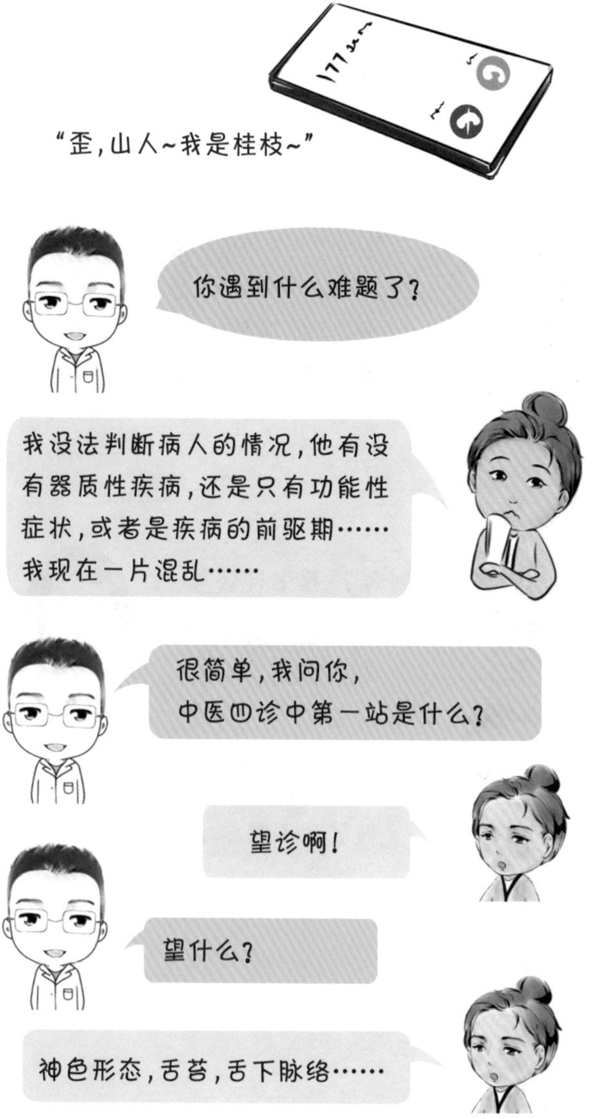
"歪，山人~我是桂枝~"
你遇到什么难题了？
我没法判断病人的情况，他有没有器质性疾病，还是只有功能性症状，或者是疾病的前驱期……我现在一片混乱……
很简单，我问你，中医四诊中第一站是什么？
望诊啊！
望什么？
神色形态，舌苔，舌下脉络……

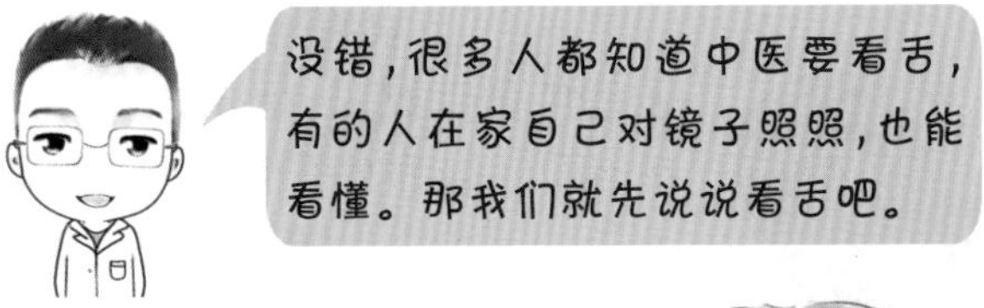
没错，很多人都知道中医要看舌，有的人在家自己对镜子照照，也能看懂。那我们就先说说看舌吧。

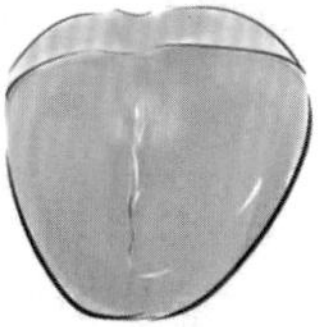

平人舌象：
舌质淡红，质润，
舌苔薄白，味觉正常。

淡白色

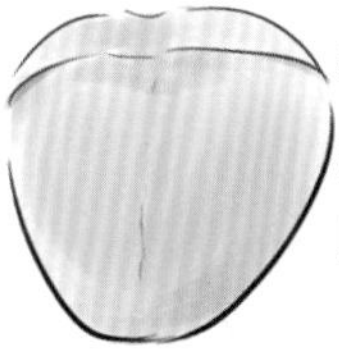

有人舌色较浅，红色偏少而白色偏多。这个舌象的人体质多虚弱，气血不够充盛，或是感受了风寒。

红绛舌

有人舌色较正常偏红，甚至鲜红色。一般提示热证。

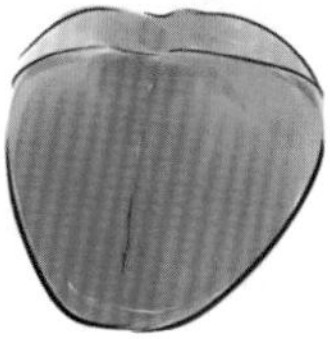

青紫舌

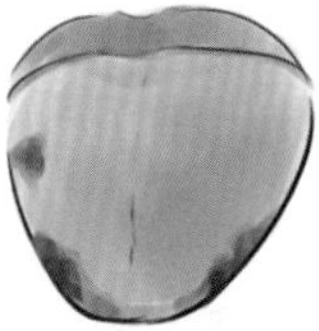

有人舌色青紫，或舌的局部有青紫斑块、瘀点。多提示气血运行不畅。

齿痕舌

齿痕舌多属于脾虚。淡红有齿痕，多提示脾气虚。舌体较胖大，淡白湿润，舌苔白厚腻，提示脾虚兼痰湿。

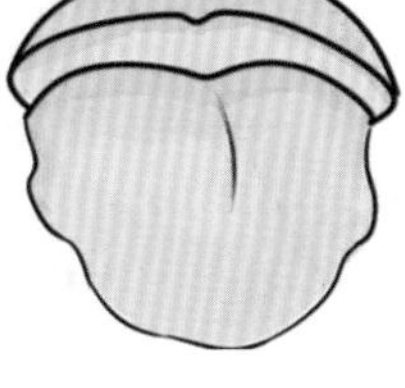

望舌很重要，与脉诊一样同是中医学的标签。

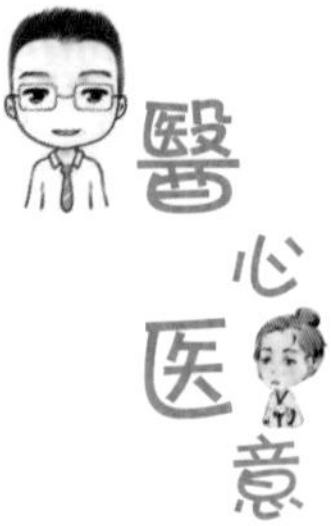
醫心医意

黄腻苔

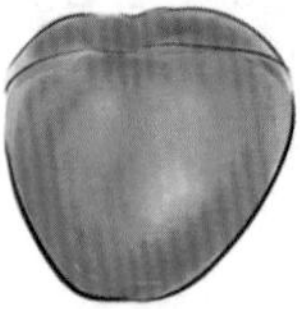

舌苔色黄而黏腻，提示体内有湿热、痰热，或饮食积滞化热。有的人外感暑热、湿温也会出现黄腻苔。

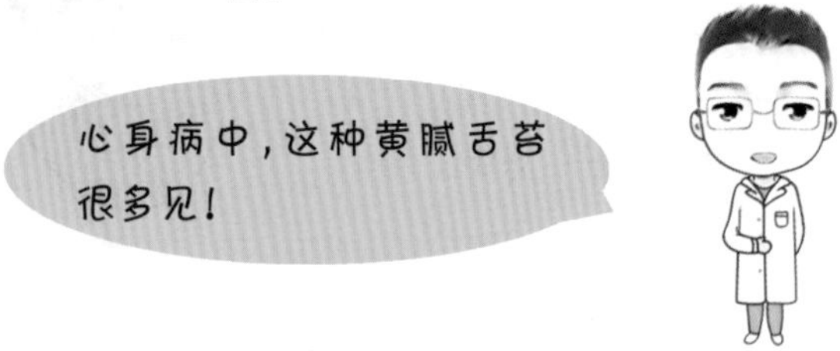
心身病中，这种黄腻舌苔
很多见！

凡此种种，不一而足。

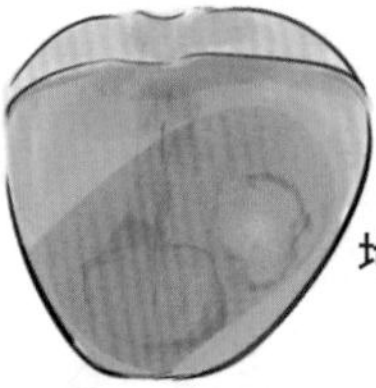

地图舌

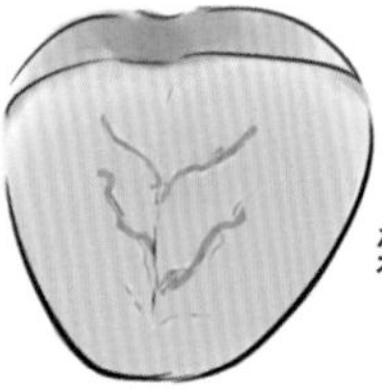

裂纹舌

除了舌诊，中医望诊还看望神色形态（眼神、面色、形体、体态）：比如眼神是有光还是晦暗？面色是青赤黄白黑？形体是壮士还是虚胖？肌肤是松软还是紧张，干燥还是汗出多？……

各家在望诊上各有发挥，如江阴朱氏中医还重视咽喉诊、脐腹诊。

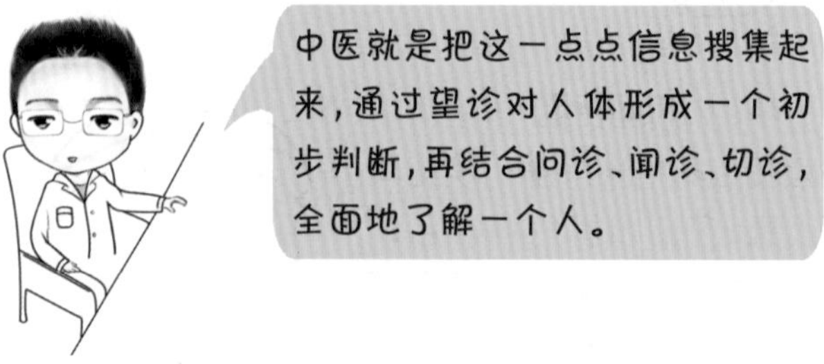
中医就是把这一点点信息搜集起来，通过望诊对人体形成一个初步判断，再结合问诊、闻诊、切诊，全面地了解一个人。

如果你：面色红润，目光有神，口唇红润，胃口好，睡眠好，二便正常，精力充沛，体态适中，脉和缓有力，性格随和开朗……

不需用药。

如果你：有症状，却没有器质性病变。

建议先从调理身心，合理锻炼，调整生活方式，食疗做起。

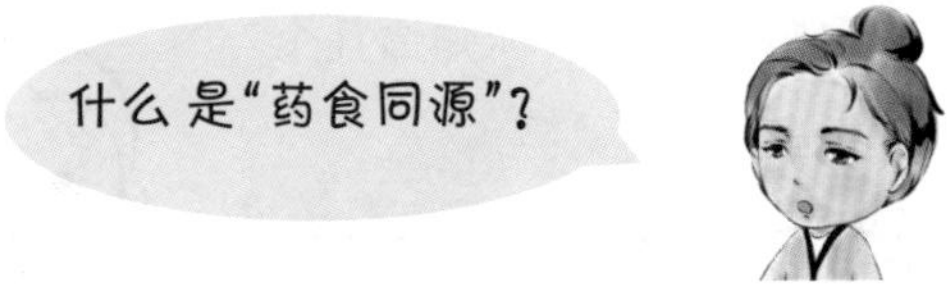
什么是"药食同源"？

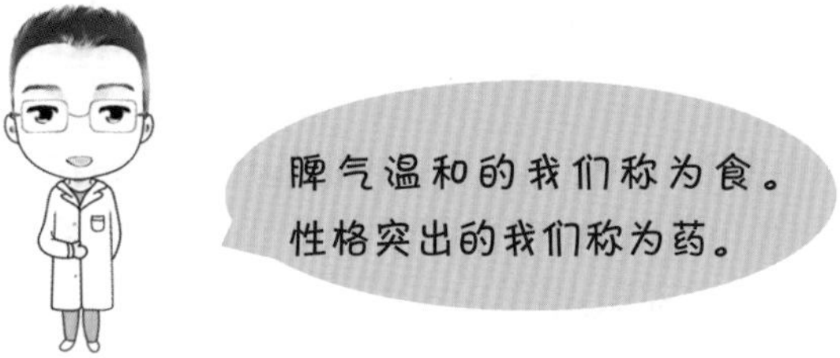
脾气温和的我们称为食。
性格突出的我们称为药。

如果你出现症状，有器质性病变，通过调整不能恢复，建议寻医问药，以免贻误病情。

不存在灵丹妙药，
适合自己的才是最好的"药"。

调理身心，
合理锻炼，
调整生活方式，
食疗。

36 微胖才是人间正道！

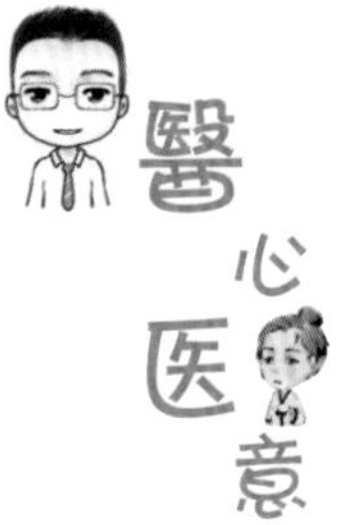

醫
心
医
意

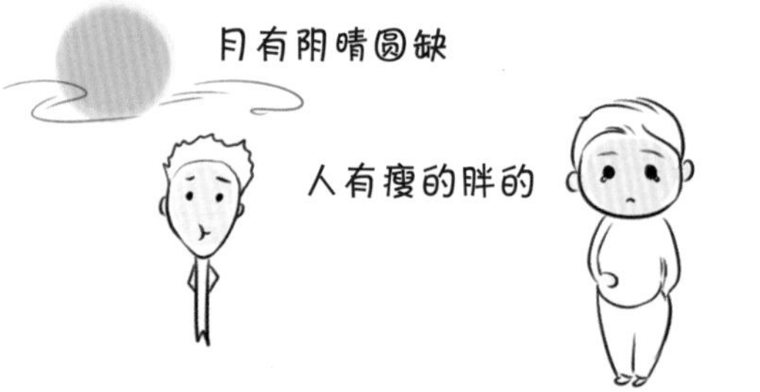

月有阴晴圆缺
人有瘦的胖的

据说五月不减肥，六月徒伤悲？为什么有的人怎么吃都不胖？为什么有的人喝水都长肉？关于肥胖的真相，你知道几个？

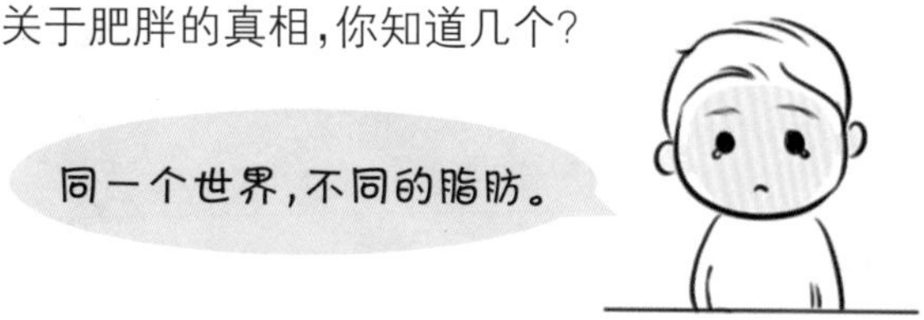

同一个世界，不同的脂肪。

虽然都是“肉”，但不同人的脂肪也分布在不同部位。有些人的脂肪积累在腹部，有些人的脂肪堆积在臀部和大腿。

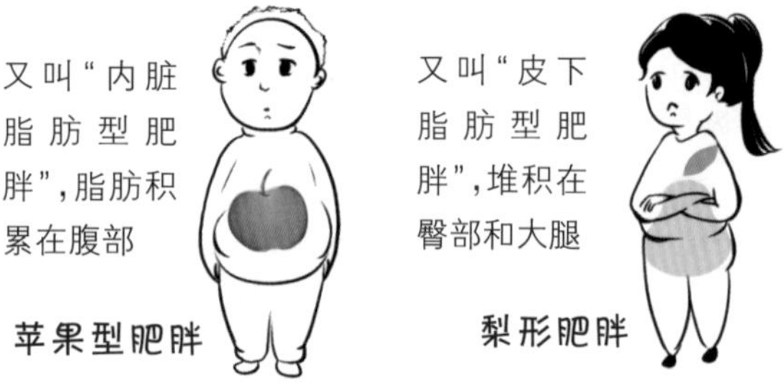

又叫“内脏脂肪型肥胖”，脂肪积累在腹部
苹果型肥胖
又叫“皮下脂肪型肥胖”，堆积在臀部和大腿
梨形肥胖

内脏脂肪型肥胖所造成的疾病，危险性相对更高。

《新英格兰医学杂志》上有研究说，他们发现了调控肥胖的基因：IRX3和IRX5。如果基因中含有胞嘧啶，就是胖基因；如果基因中含有胸腺嘧啶，就是瘦基因。含有胖基因的小鼠“喂水”都长胖。

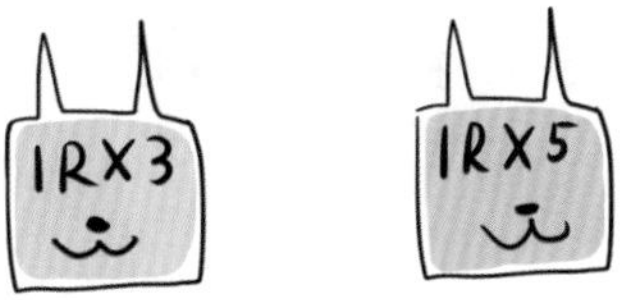
IRX3
IRX5

科学家们还发现了一种细菌，名叫“纺锤状细菌”，有较多这种细菌的人很难发胖。

只要你是健康的，你的体重就没有那么重要！

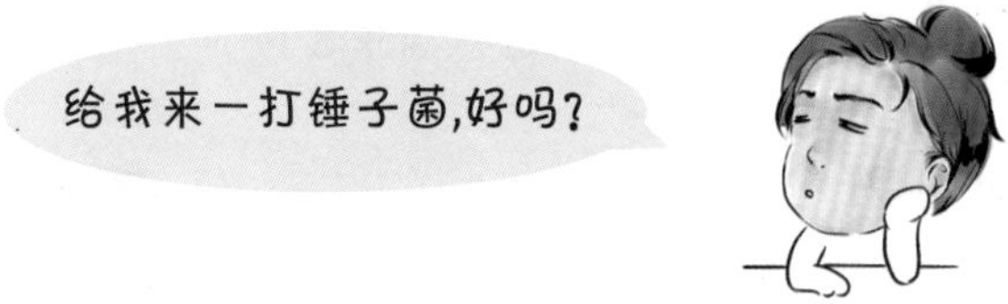
给我来一打锤子菌，好吗？

每逢佳节胖三斤！
心情太好加三斤！
心情太差再三斤！

情绪和我们的体重也有关，有些人压力一大，内分泌就紊乱，体重也“噌噌噌”地上去了，这叫作“压力性肥胖”。

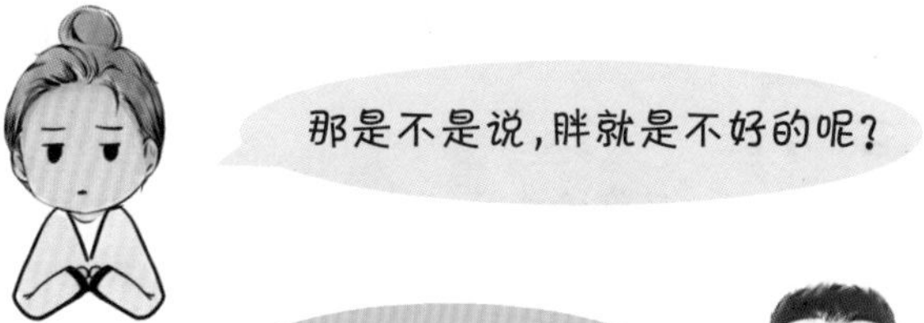
那是不是说，胖就是不好的呢？

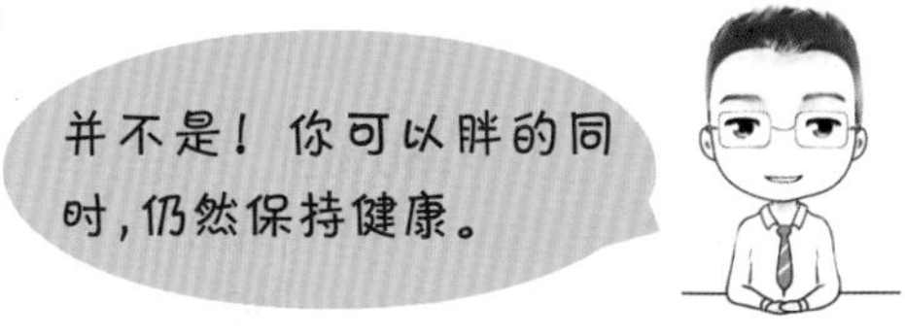
并不是！你可以胖的同时，仍然保持健康。

只要你是健康的，你的体重就没有那么重要！

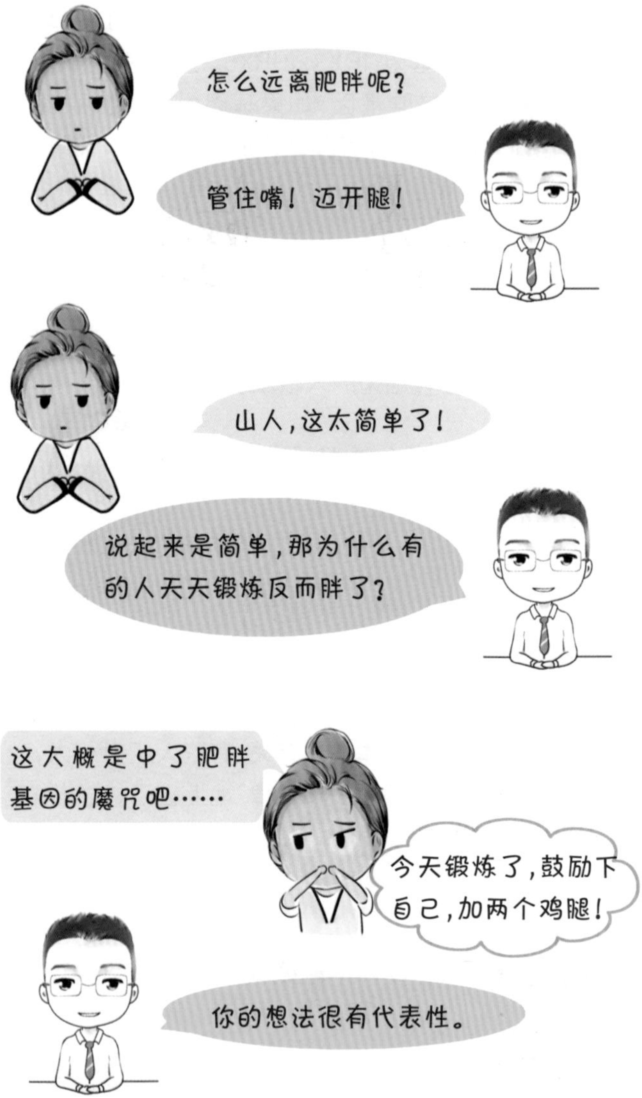
怎么远离肥胖呢？
管住嘴！迈开腿！
山人，这太简单了！
说起来是简单，那为什么有的人天天锻炼反而胖了？
这大概是中了肥胖基因的魔咒吧……
今天锻炼了，鼓励下自己，加两个鸡腿！
你的想法很有代表性。

很多消极派认为，50% 肥胖是由基因决定，后天的努力是徒劳的，但现有的科学实验结论已经把这个百分比下降到了 20%。所以，合理饮食很重要。请对照膳食结构表。

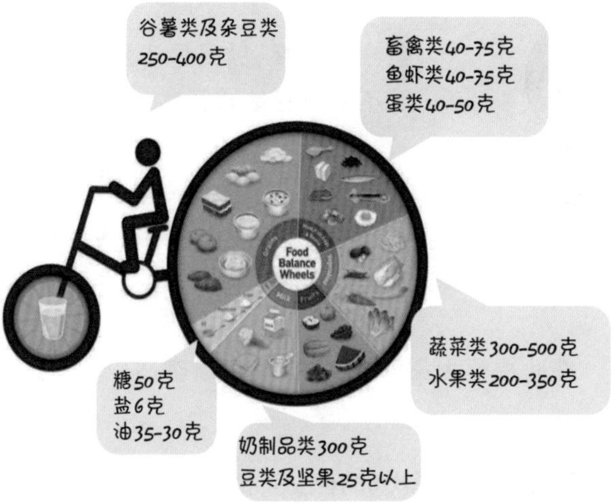
谷薯类及杂豆类
250-400克
畜禽类40-75克
鱼虾类40-75克
蛋类40-50克
Food Balance Wheels
蔬菜类300-500克
水果类200-350克
糖50克
盐6克
油25-30克
奶制品类300克
豆类及坚果25克以上

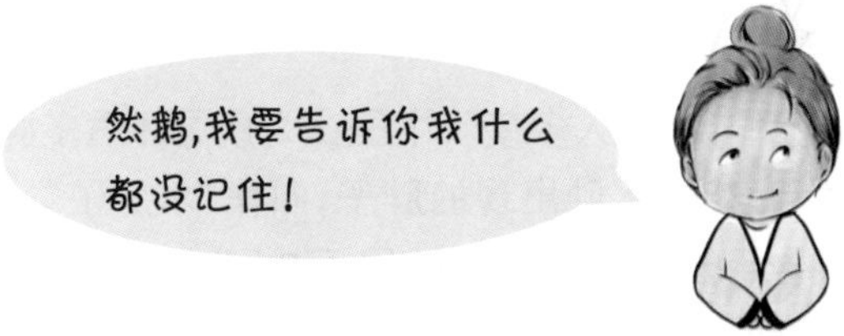
然鹅,我要告诉你我什么都没记住!

身体是“形”与“气”的结合,重形还须重养“精气神”。

记不住的话就掌握简单几点:选择鱼虾、瘦肉类、膳食纤维;选择新鲜未加工肉类;选择低热量、容易产生饱腹感的食物,比如藜麦、奇亚籽、香蕉等;用网红食谱来代替节食。

少吃肥肉、内脏。戒烟酒、零食、含糖饮料。烹调上多蒸煮炖,少煎炸烤。吃饭时要细嚼慢咽,因为大脑至少要20分钟才能收到饱的信号。

需要提醒大家的是:

不要节食!不要节食!!不要节食!!!

第二条大家也都知道——

运动!运动!!运动!!!

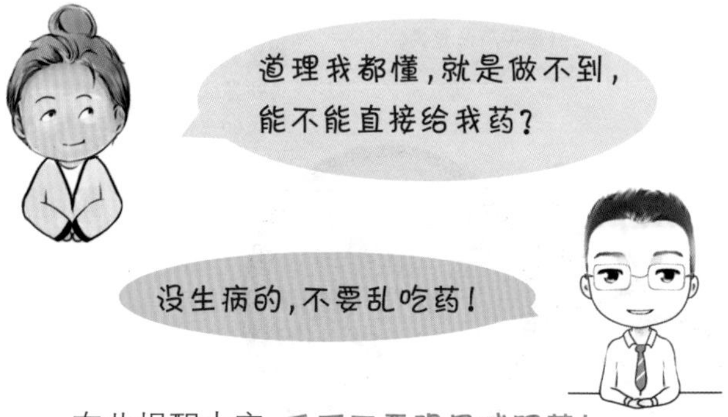
道理我都懂，就是做不到，
能不能直接给我药？
没生病的，不要乱吃药！

在此提醒大家：千万不要服用减肥药！

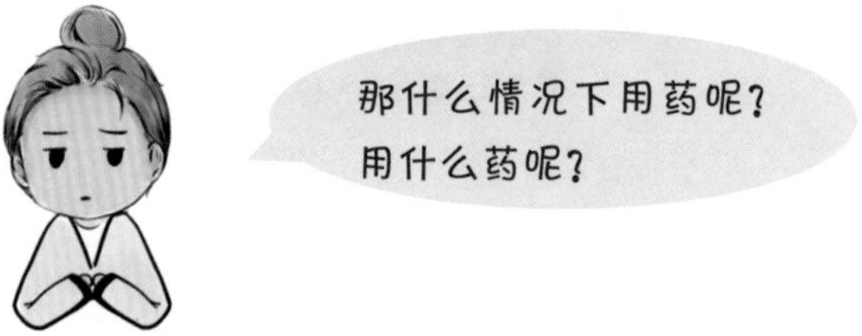
那什么情况下用药呢？
用什么药呢？

我们说“肥人多痰”，中医认为痰湿体质多胖人。这种因痰湿、水肿出现的胖子，叫作“水胖子”，这类人适合用五苓散。五苓散用于减肥，对伴有高脂血症、脂肪肝、高血尿酸、痛风的肥胖更合适。对伴有血脂高的人，也可以用绞股蓝、山楂、陈皮、枸杞子、丹参做药茶喝。

《本草纲目》中也记载了一道药粥，取薏米与大米，同煮成稀粥服。

荷叶也是减肥的常用药，作为食疗和代茶饮很受欢迎，可以用山楂、干荷叶、薏米共研细末，每天一小包用沸水冲泡，代茶饮。

有的人是脾虚，因虚而表现出胖的假象，所谓“形盛而气衰”，这时候反而要扶正健脾。

最后，重要的事情说三遍：**不要节食！适度运动！不要乱吃所谓的减肥药！**

微胖才是人间正道！

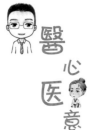

国际“保胃战”——防在前头，不吃苦头

37

每年4月9日是国际“养胃日”。

天气冷暖、防护不当，容易感冒；
食物不洁、饮食不节，容易拉肚；
股市涨跌、情绪波动，容易生变。

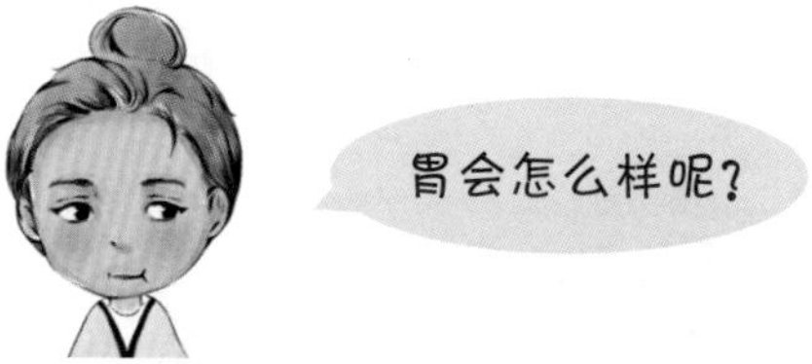
胃会怎么样呢？

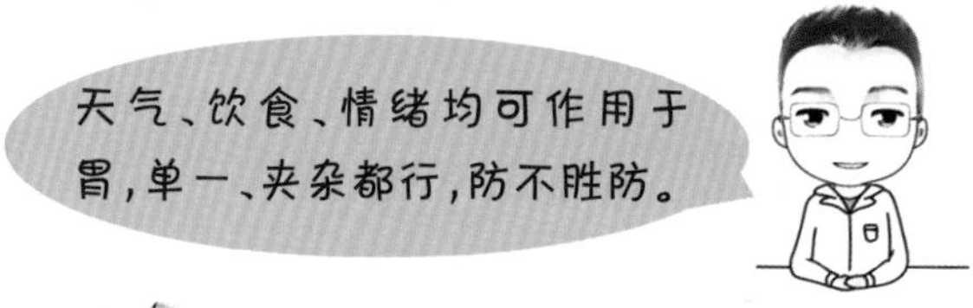
天气、饮食、情绪均可作用于胃，单一、夹杂都行，防不胜防。

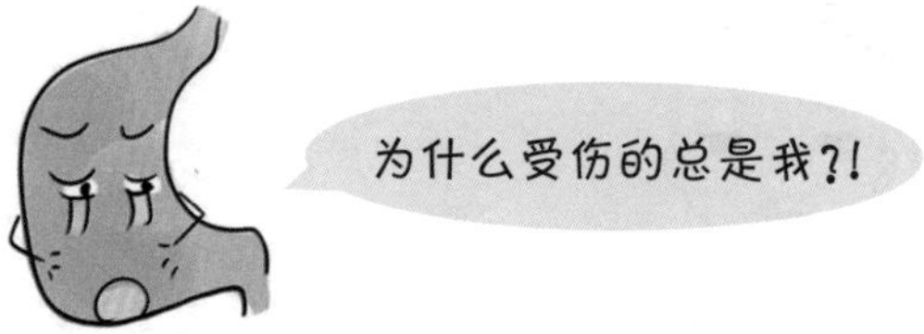
为什么受伤的总是我?!

中医学一贯强调治未病，所谓“圣人不治已病治未病，不治已乱治未乱”。

胃对我们现实生活质量的重要性不言自明，张景岳在《景岳全书·论脾胃》中直言道：“有胃则生，无胃则死”！所以我们要“防在前头，不吃苦头”。

怎么防呢？让我们来梳理一下。

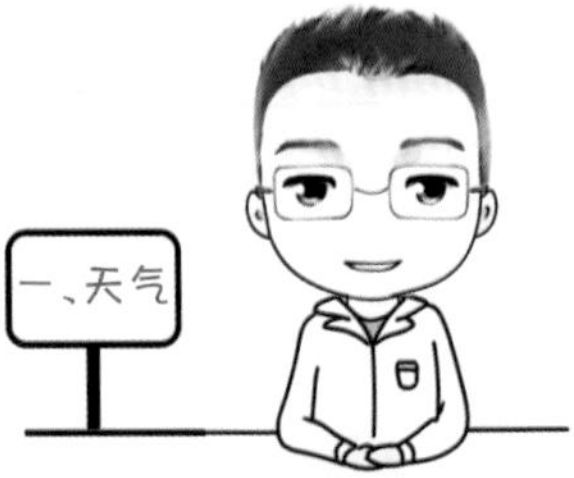
一、天气

胃怕冷，
这大家都知道。

有的人胃很敏感，一受凉就不舒服了。中医说“寒凉伤胃”“寒主收引”，受凉后，胃就容易痉挛。

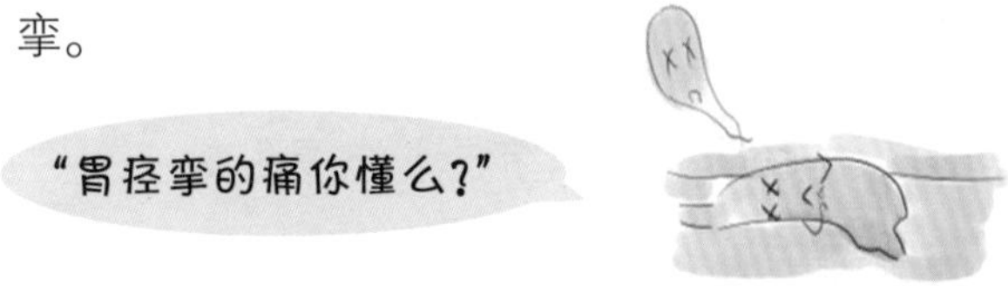
“胃痉挛的痛你懂么?”

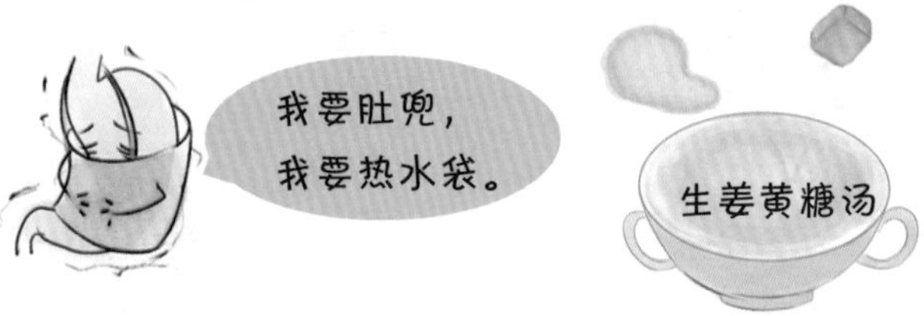
我要肚兜，
我要热水袋。
生姜黄糖汤

所以我们说“护胃暖先知”。

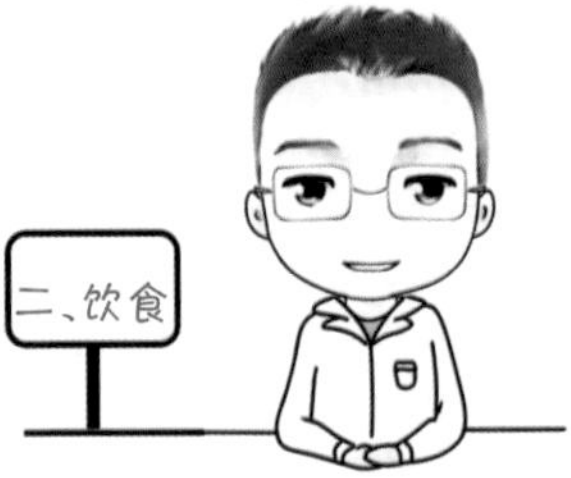
二、饮食

第一点就是饮食
要有度。

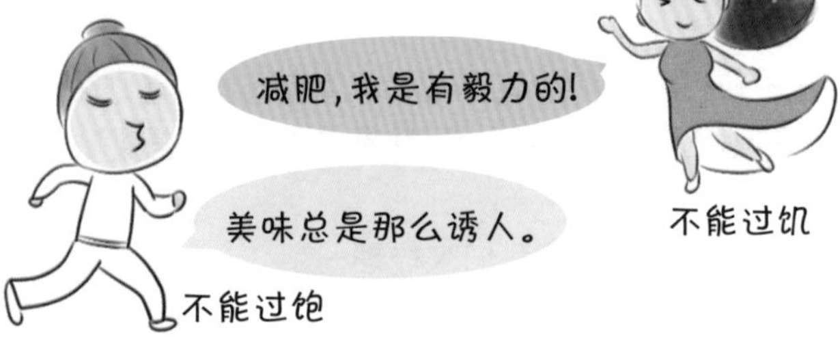
减肥，我是有毅力的!
美味总是那么诱人。
不能过饥
不能过饱

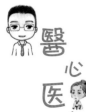

第二点是注意饮食卫生。食物不干净、隔夜变质……总有那乘虚而入的时候。

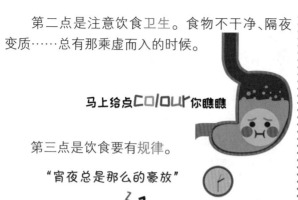

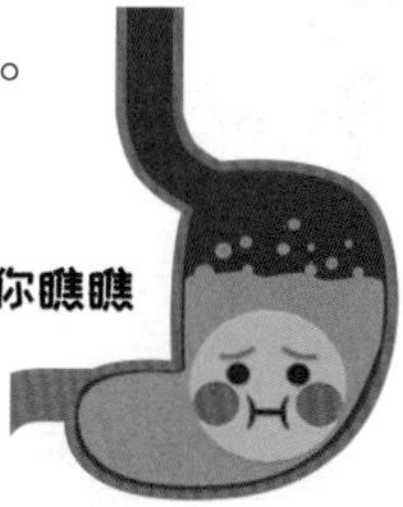
马上给点Colour你瞧瞧

第三点是饮食要有规律。

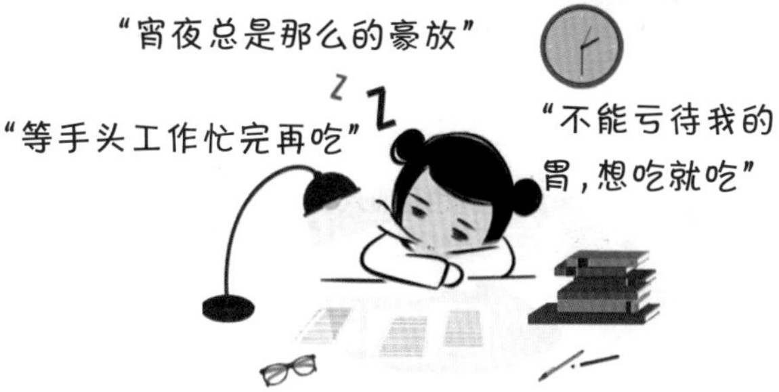
“宵夜总是那么的豪放”
“等手头工作忙完再吃”
“不能亏待我的胃，想吃就吃”

饿过头，
或暴饮暴食，
或饥饱无常，
都容易得胃病。

这就是饮食无常“三宗罪”：不节、不洁、不时，这对我们的胃伤害很大。所以我们说“饮食需有常”。

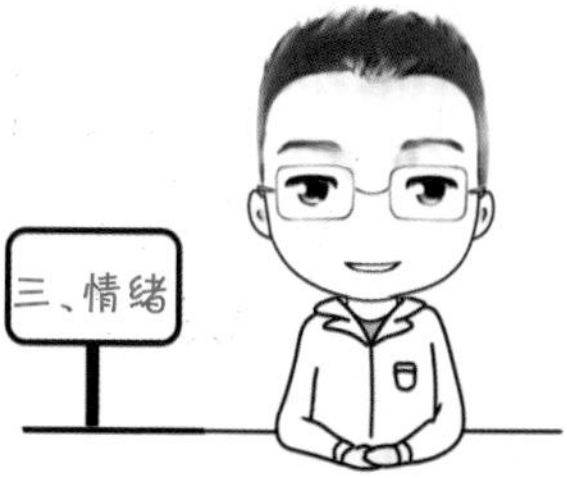
三、情绪

情绪伤胃更是说不完的“理”。

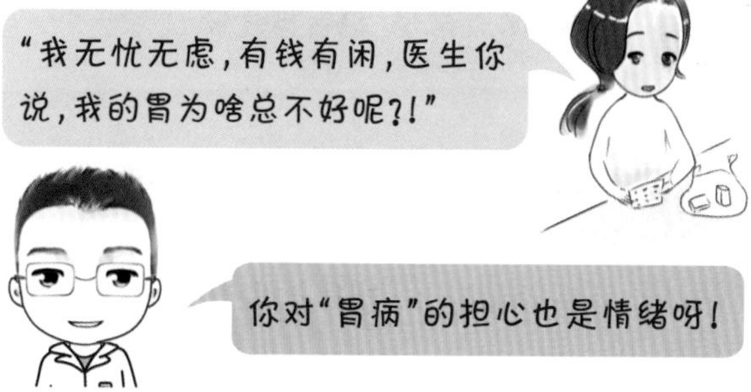
“我无忧无虑，有钱有闲，医生你说，我的胃为啥总不好呢?!”
你对“胃病”的担心也是情绪呀!

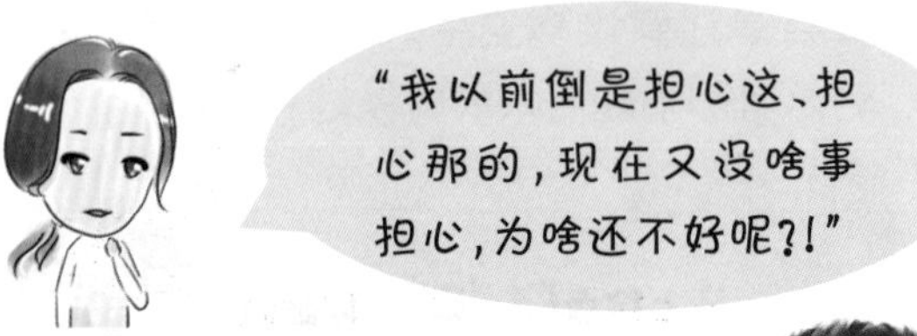
“我以前倒是担心这、担心那的，现在又没啥事担心，为啥还不好呢?!”

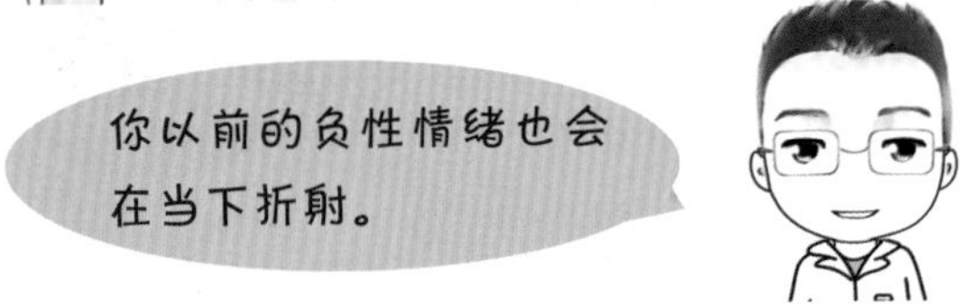
你以前的负性情绪也会在当下折射。

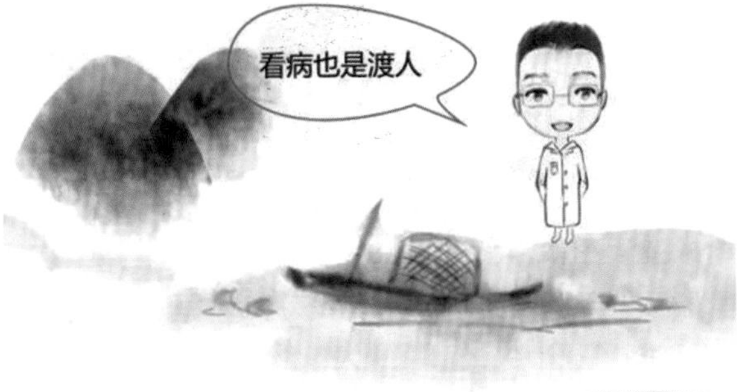
看病也是渡人

厌恶可以恶心；生气可以胃胀；愤怒可以胃痛；紧张可以腹泻；压抑可以厌食；心烦可以口臭；绝望可以眩晕跌倒……

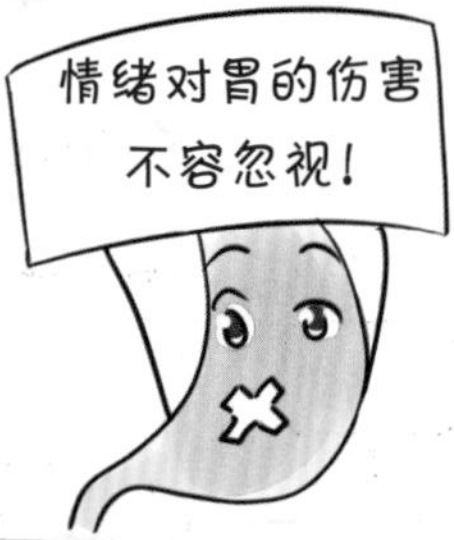
情绪对胃的伤害不容忽视!

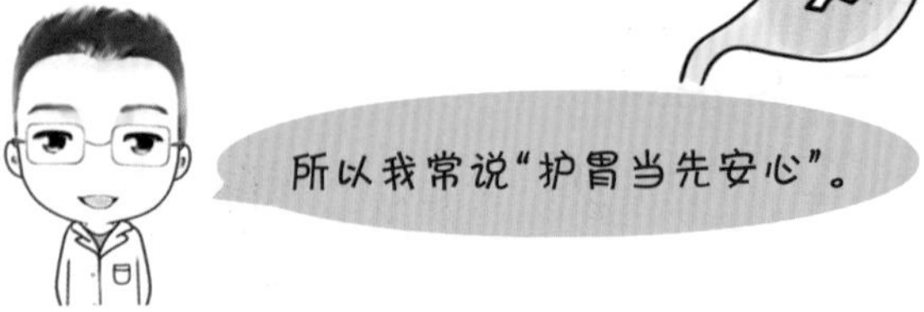
所以我常说“护胃当先安心”。

其实，你清楚自己的胃生病的原因，你才是自己最好的“护胃使者”。

护胃，从保暖做起，从规律饮食做起，从开心做起。

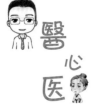

首先，你要察觉到自己的问题。要安静下来，听你的身体跟你讲它的故事，你要拥抱它的紧张、焦虑、抑郁……然后，你要找到困扰你的心结，重新去看待它，建立新的认知，需要时用药物辅助、支持治疗。

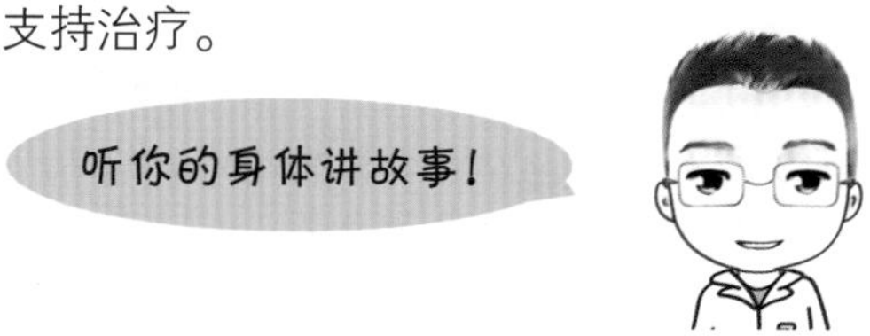
听你的身体讲故事！

我们常说“心、体、食、药”四个方面的治疗，在这个过程中病的人才是主导，医生其实是辅助者，最终靠自己走出身体和内心的双重困境。

有时，你不知道怎样是对的和错的，不知道什么样的治疗方法才是适合自己的，在这个过程中，医生的作用就是纠正错误的认识，给你科学、经验性的指导。

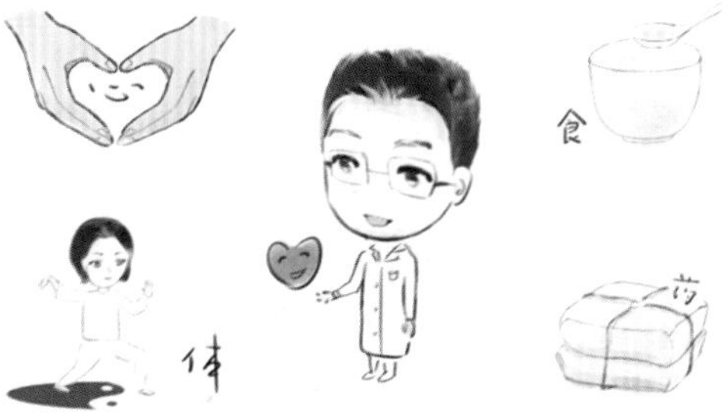
食
体

治病四部曲——“认准病，用对药，讲疗程，靠自己”。针对病因防治，才能“断根”。

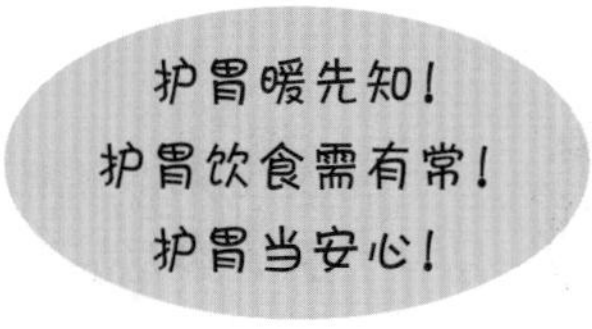
护胃暖先知！
护胃饮食需有常！
护胃当安心！

护胃，
从保暖做起，
从规律饮食做起，
从开心做起。

38 那些没有胃病的胃痛，那些没有肠病的腹泻

高血压、糖尿病等慢性病需要长期甚至是终身服药，这种观点随着健康管理的完善和健康知识的普及，已经被大多数人接受。

反复发作的溃疡病、难治性的胃食管反流，需要长期服用PPI或者按需给药，大家也都能接受了。

人们对疾病的认识越来越多，对药物的认可度越来越大。

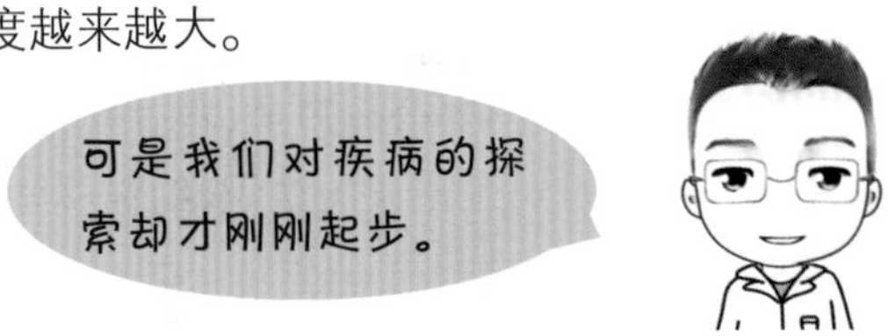
可是我们对疾病的探索却才刚刚起步。

比如，有些人说自己老犯胃病，那为什么会生病的呢？

1. 是生活方式导致？

抽烟喝酒还熬夜
串串烧烤再宵夜

2. 有焦虑、抑郁吗？是我们所说的心身疾病吗？

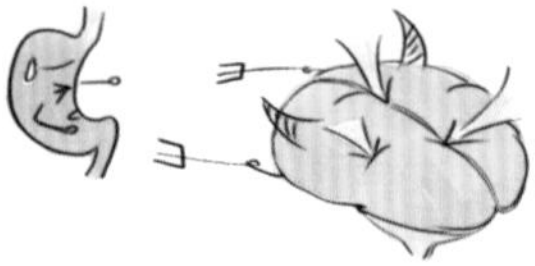

3. 还是因为感觉过于敏锐，内脏敏感性增高？

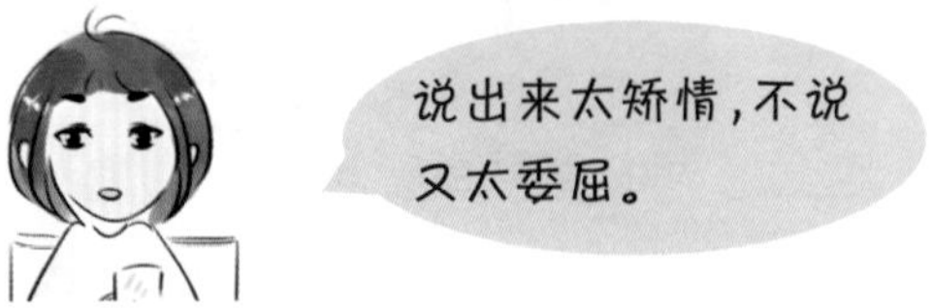
说出来太矫情，不说又太委屈。

一些医生专注寻找生理病理的解释，瞄准“人的病”。

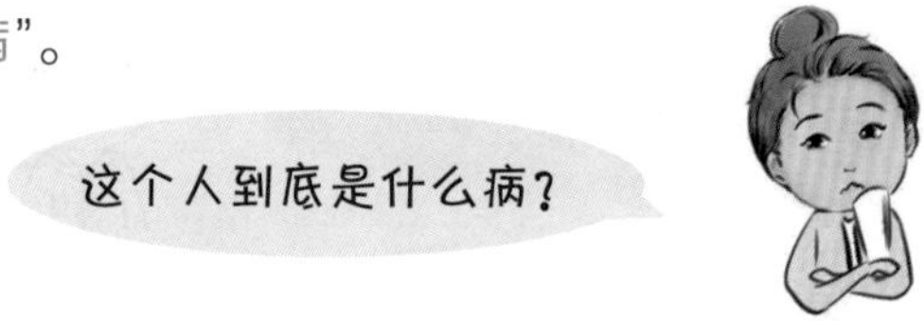
这个人到底是什么病？

另一些医生转向寻找生理背后的心理因素，发现“病的人”。

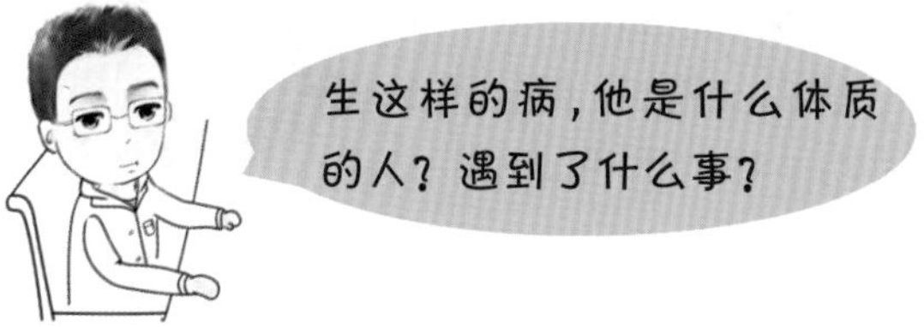
生这样的病，他是什么体质的人？遇到了什么事？

我们每个人对待困难(包括身体上的不适)，都有自己的特殊的心理应对方式。

那些没有胃病的“胃痛”，学名叫功能性消化不良。

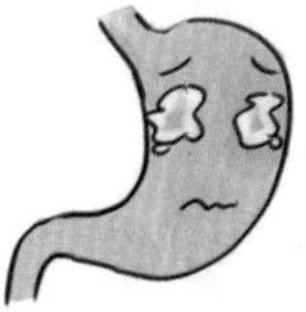

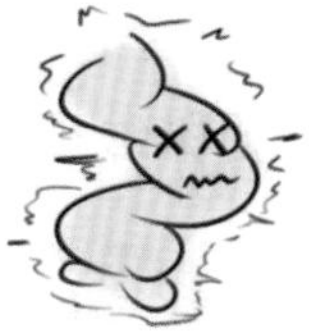

那些没有肠病的肚子痛和腹泻，学名叫“肠易激综合征”。

更进一步地，长期感受压力，焦虑，抑郁等负面情绪，不仅仅会让人出现躯体症状，还可能引起病理性的改变，形成溃疡病、高血压等，严重的甚至发生心脑血管意外。

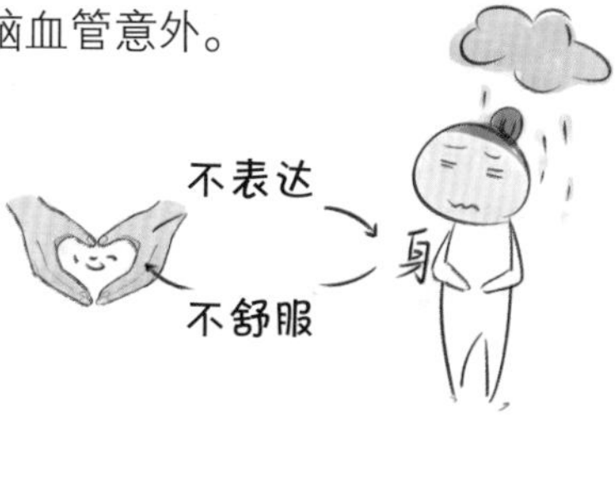
不表达
身
不舒服

中医治疗的根本对象并不是疾病，而是患病的身体、患病的人。

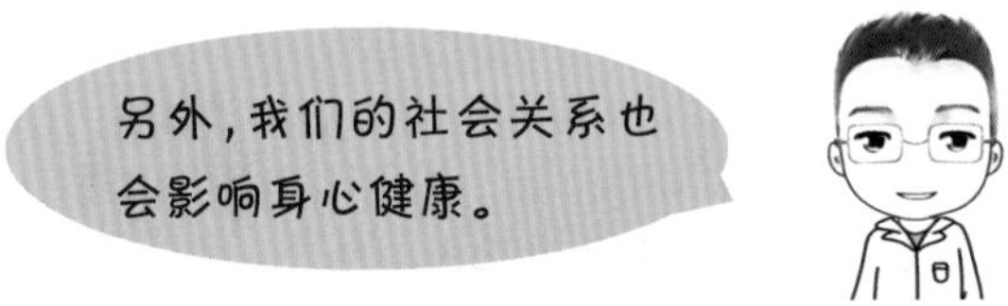
另外，我们的社会关系也
会影响身心健康。

没有人是一座孤岛

幼年时缺乏安全感的人，成年后可能会很辛苦。离异、夫妻感情存在危机的人，因为缺少关键的支持，也更容易出现各种功能性的不适。

对于这类情况，很显然药物的疗效很有限。而长期服用抗焦虑抗抑郁药也值得商榷：一是依从性会比较差，恐怕没有几个人愿意让别人知道自己在用“精神类”药物；二是长期服用这类药物的安全性还有待研究。

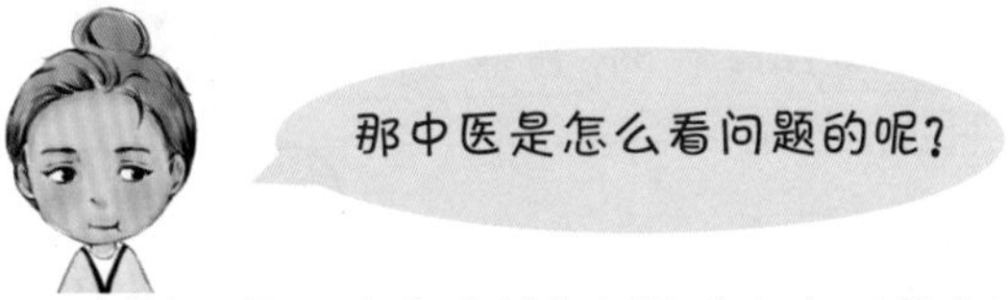
那中医是怎么看问题的呢？

《素问·阴阳应象大论》中说：“人有五脏化五气，以生喜怒悲忧恐。”

大怒可伤肝，有些人被气得头痛，严重的甚至晕倒。

狂喜可伤心，像《儒林外史》中的范进，最后终于考中了举人，狂喜之下突发短暂的精神障碍性疯癫。

思虑过重可伤脾，有的人想了太多烦心事就吃不下饭，吃一点就觉得肚子胀。

悲伤过度可伤肺，很多人难过或忧愁的时候，喉咙里都会觉得不舒服，呼吸起来气不通畅，明明没病，却是“如鲠在喉”。

惊吓过度可伤肾，容易出现耳鸣、遗尿、性功能障碍等。

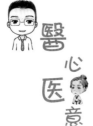

反过来再看：

心虚胆怯容易受到惊吓，心思比较敏感。

杯弓蛇影

肺虚的人容易伤春悲秋，心理脆弱。

欲语泪先流

肝火旺盛的人脾气不好，一言不合就吵架。

气大伤肝，互怼动气

肾虚的人容易感到害怕、恐惧。

惶惶不可终日

调畅情志正是内强正气的方法之一。

中医不只是一个处方、一个药物、一根针、一簇灸、一个罐…… 而是更关注病痛背后有血有肉的人。

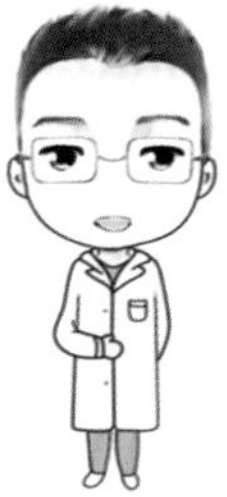

治病之道，首先在于调养心神，然后配合锻炼、导引等运动行为疗法，再用膏摩、针灸疏通经络气血，最后才是中西医综合治疗。

古为今用，洋为中用
由表及里，层层推进
中西结合，心身同治

那些没有胃病的胃痛，
那些没有肠病的肚子痛和腹泻，
那些焦虑，那些紧张，那些抑郁，
让它们都散去吧。

39 你的"胃病"无需胃药，你做对了吗？

"医生，我的胃病可是疑难杂症了，为什么你不用胃药也可以看好我的胃病？"人们经常会这样问我。

他们常常拿着一堆药，说自己的胃病是如何的难治、胃里如何的难受。

在充分评估后，我会对他说：

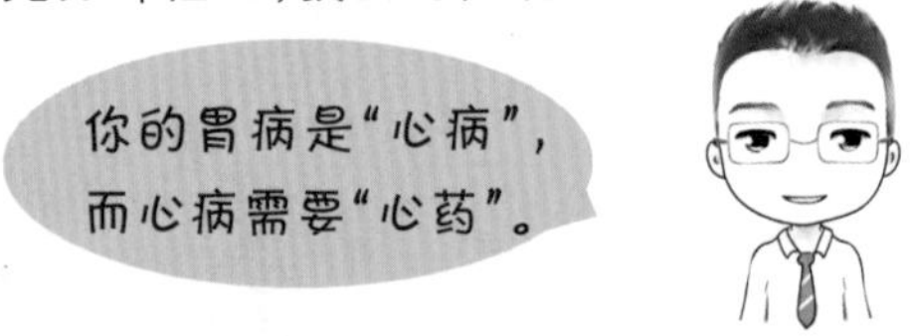
你的胃病是"心病"，
而心病需要"心药"。

这里的"心病"不一定是有心理问题，有些人是"感觉异常"，因为其内脏敏感性增高。一些刺激在普通人身上不会引起不适，但这部分敏感的人就会觉得不舒服。

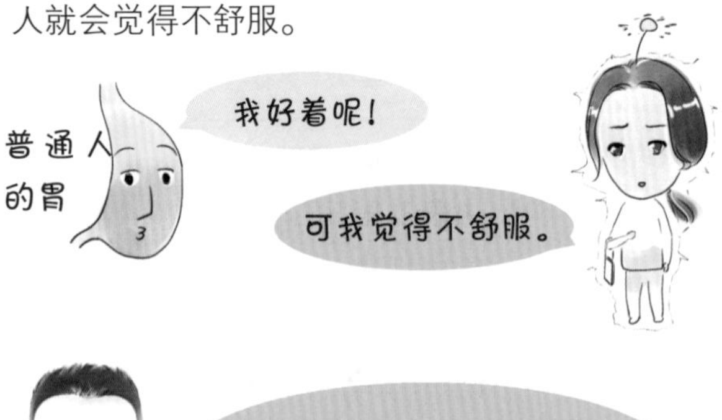
普通人的胃
我好着呢！
可我觉得不舒服。

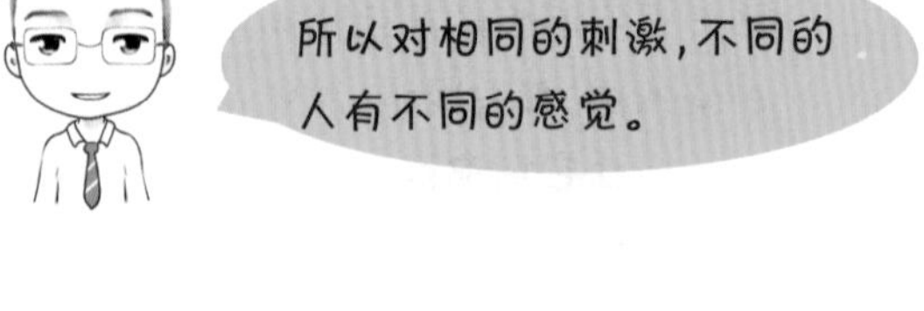
所以对相同的刺激，不同的人有不同的感觉。

对待困难——
有的人大惊小怪，
有的人逆来顺受，
有的人得过且过。

有些人消化不良，自己觉得痛不欲生，搅得全家人也不安宁，半夜里要吃宵夜，东西煮好后只吃一两口就不吃了……他们身上也许并没什么大问题。

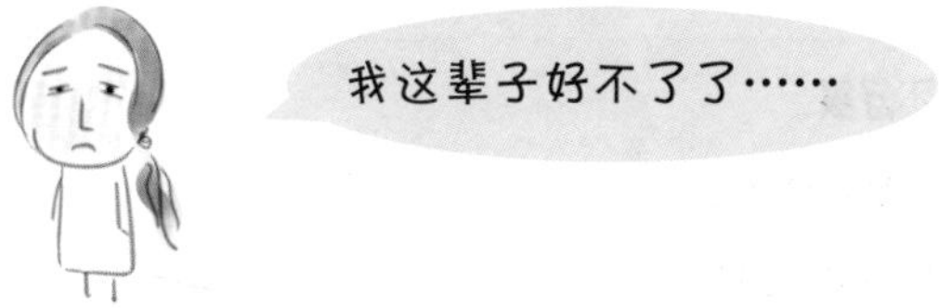
我这辈子好不了了……

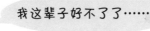

这些人出现不适的时候，更喜欢求助医生。同时，对于自己的症状，他们中更多人会悲观地认为再也好不了了。

成人在遇到冲突、压抑、创伤等压力时，可将自己内心的矛盾转换成躯体不适，表现出各种症状。

在胃脘部不适的同时，往往存在下列情况：

主症

心烦意乱

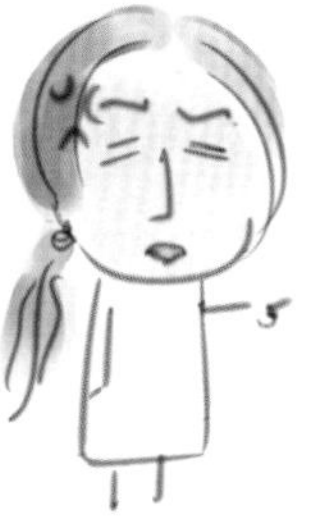

胡思乱想

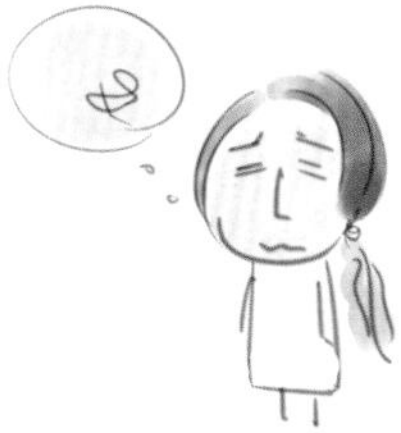

失眠多梦

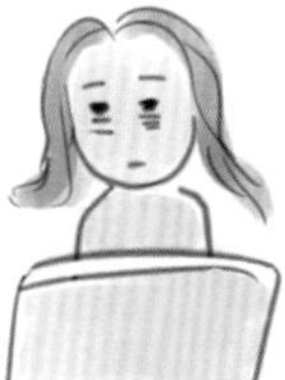

次症

气逆上顶	形寒肢冷	恶风汗出
胸胁胀痛	口干口苦	腰背酸困
疲倦乏力	小便频数	舌苔厚腻

佐症

家庭生活背景中有负性生活事件；
主动要求检查，反复询问病情；
看病带上字条，不停翻动病例；
经常看各种养生节目，爱上网查病查药。

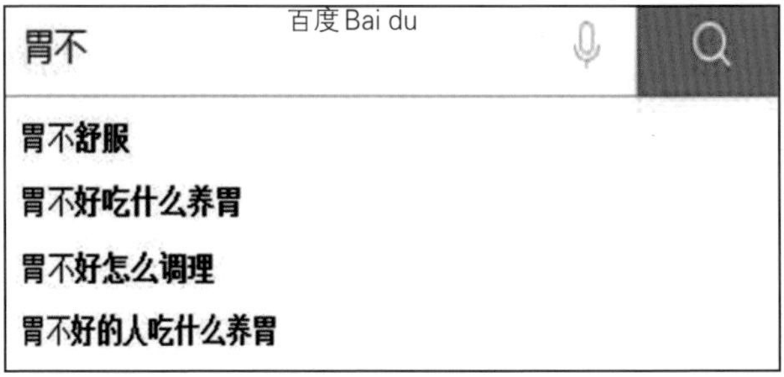
百度Bai du
胃不
胃不舒服
胃不好吃什么养胃
胃不好怎么调理
胃不好的人吃什么养胃

但实验室和理化检查暂时都没发现器质性病变。

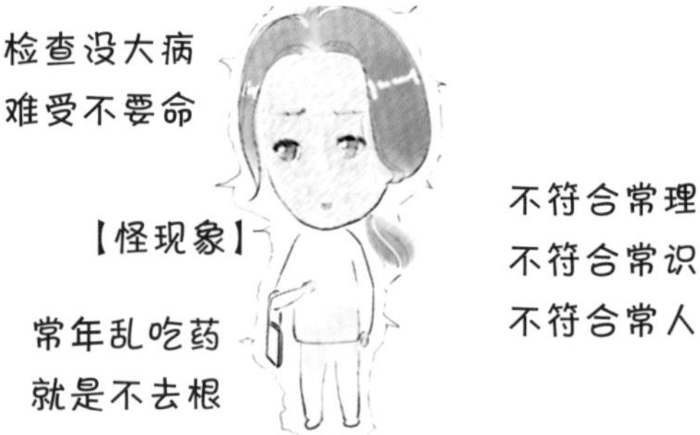
检查没大病
难受不要命
【怪现象】
常年乱吃药
就是不去根
不符合常理
不符合常识
不符合常人

作为医生，遇到这些情况，如果只是简单地重复各种检查、重复用所谓的“胃药”，既没法解决病人的病痛，还加重他们的经济负担。

对于这类病人，常规用抑酸药和促动力药都不会奏效，因为不管是减少胃酸还是帮助增强胃动力，都与病人的发病机制无关。

这样的病人可能会很关心医学知识，能说出不少专业名词，会自己去翻阅专业书籍，但往往找不出原因，反而让自己更加焦虑。

我们可以把这样的一连排成语送给他们：

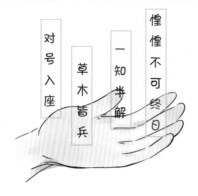

对号入座
草木皆兵
一知半解
惶惶不可终日

有时“你的胃病无需胃药”！

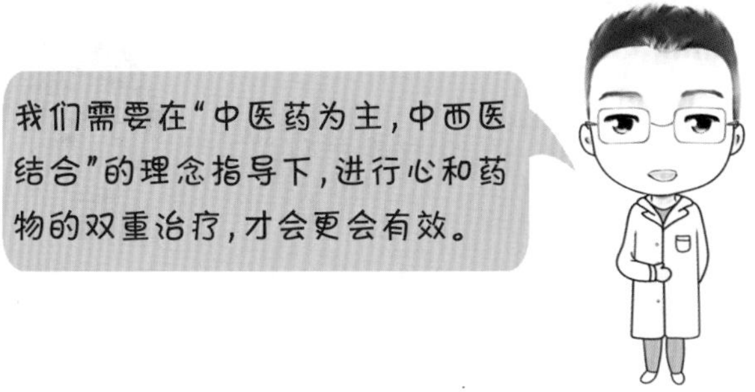

我们需要在“中医药为主，中西医结合”的理念指导下，进行心和药物的双重治疗，才会更会有效。

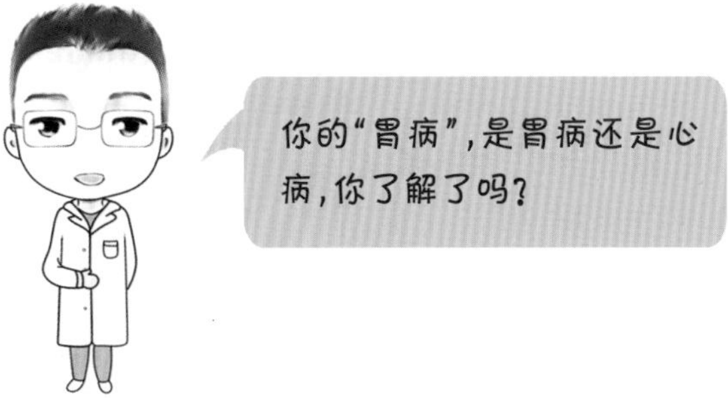

你的“胃病”，是胃病还是心病，你了解了吗？

心身疾病的治疗，除了解除躯体不适，还要处理相关的心理问题。

40 医生，为什么我舌头有瘀斑？

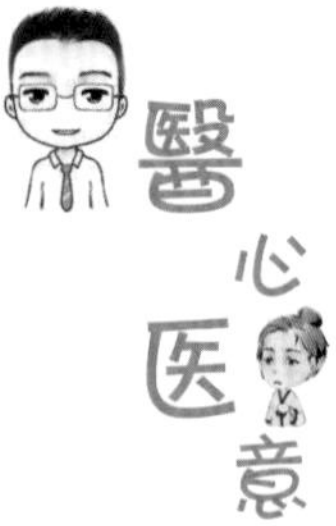
醫
心
医
意

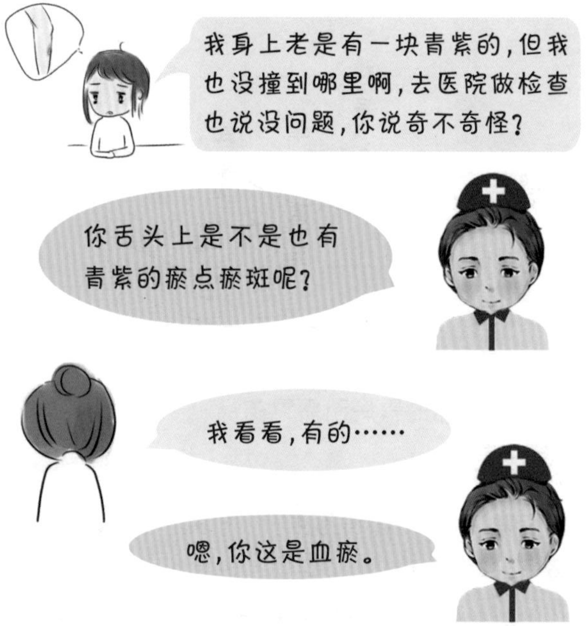
我身上老是有一块青紫的，但我也没撞到哪里啊，去医院做检查也说没问题，你说奇不奇怪？
你舌头上是不是也有青紫的瘀点瘀斑呢？
我看看，有的……
嗯，你这是血瘀。

血瘀是什么？简单地说，就是血液运行不畅。

血瘀有什么症状？

看外在表现：

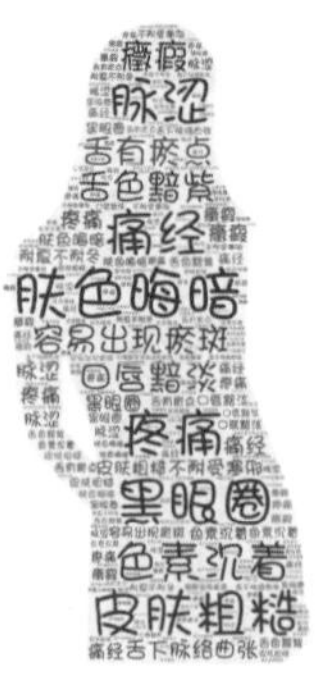
脉涩
舌有瘀点
舌色黯紫
痛经
肤色晦暗
容易出现瘀斑
口唇黯淡
疼痛
黑眼圈
色素沉着
皮肤粗糙

◇ 面色晦暗、色素沉着容易长斑
◇ 口唇颜色深、往往偏紫色黯
◇ 皮肤干燥、粗糙，不荣润
◇ 舌有青紫色的瘀斑、瘀点
◇ 舌下脉络紫暗或增粗、曲张
◇ 脉是涩的

为什么会血瘀呢？

气虚气不足，没力气推动它运行。

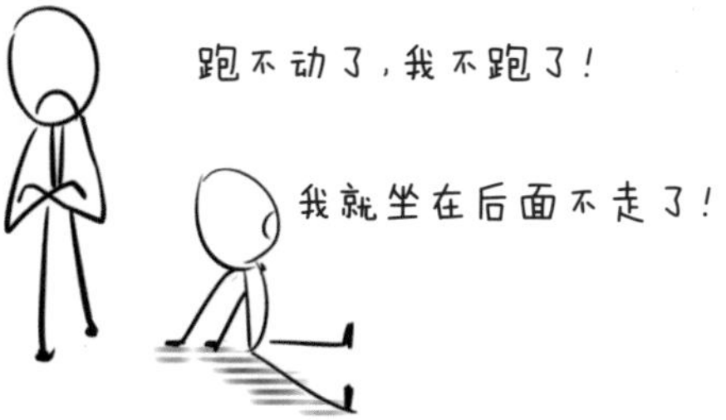
跑不动了，我不跑了！
我就坐在后面不走了！

你心情不好、心思重，气血的心情也就不好，它们就不想动了。

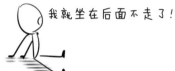

你心情不好的时候是不是茶饭不思，整个人都没精神？那你就要想想身体中的气血，它们也是一样的状态。

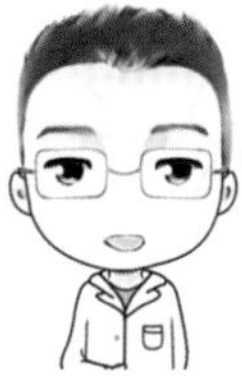

“饮食起居，一失其宜，皆能使血瘀滞不行。”

再有，我们说“血得寒则凝”。你看冬天水流速度慢，甚至结冰，在夏天水却哗哗地流淌。人体的血液也像自然界的河流一样，天气冷了你受了寒，血流得就慢了，就容易出现瘀滞。

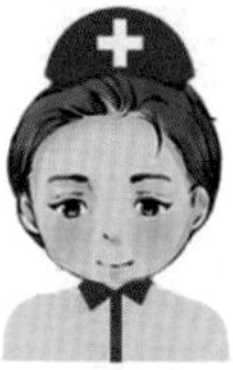

有没有因为热而血瘀的呢？

有的。

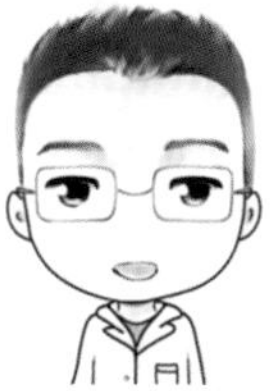

火热煎熬血液同样会黏滞，所以除了不要不开心，老是发脾气肝火旺也不可取哦~此外，你不喜欢运动，老是坐着躺着不活动，血液就黏稠了，也容易瘀滞。

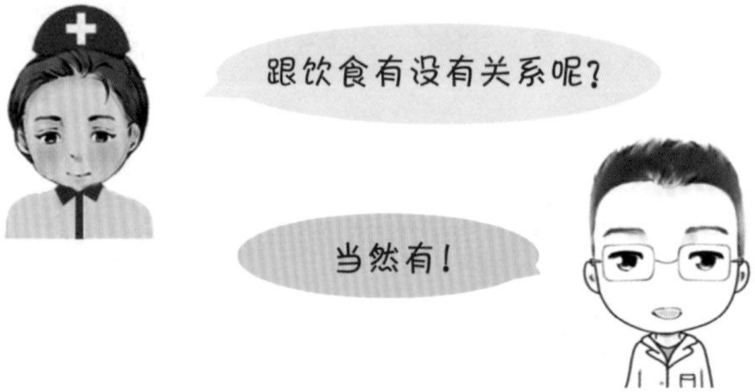
跟饮食有没有关系呢？
当然有！

正常情况下我们的血液质地清，摄入过度的物质，超出了代谢范围，就会堆积，血液里的不良物质等垃圾多了，同样容易发生瘀滞。

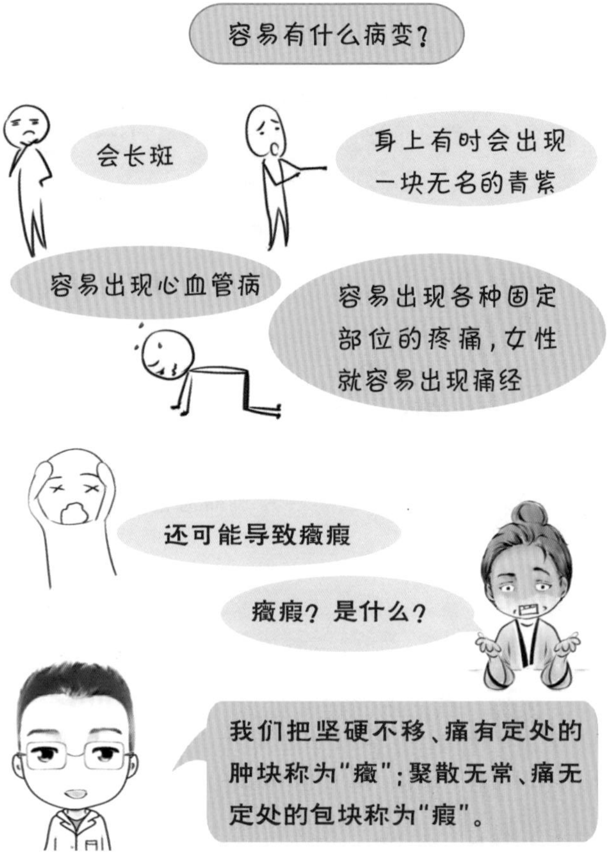
容易有什么病变？
会长斑
身上有时会出现
一块无名的青紫
容易出现心血管病
容易出现各种固定
部位的疼痛，女性
就容易出现痛经
还可能导致癥瘕
癥瘕？是什么？
我们把坚硬不移、痛有定处的
肿块称为“癥”；聚散无常、痛无
定处的包块称为“瘕”。

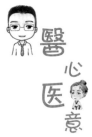

血瘀质怎么调理？

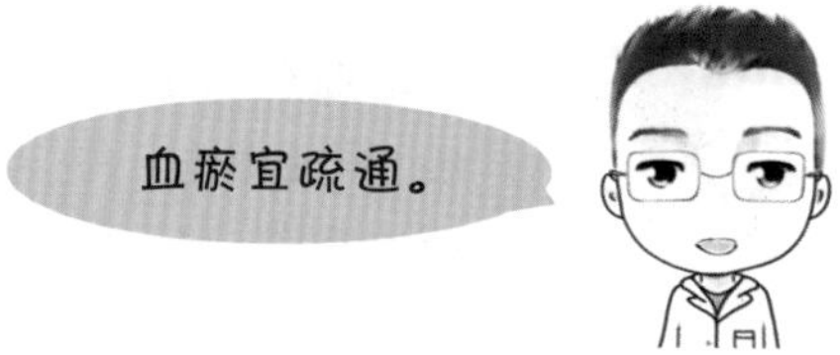

血瘀宜疏通。

1.莫生气！

气流动畅快了，
血行才会畅快。

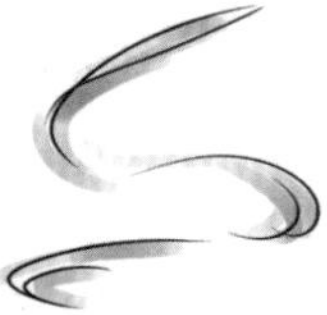

2.动起来！

中医说“气行则血行”，如果你不动，你身体内部的状态和你的状态是一致的，也不动。

年轻人的活动量可适当加大，跑步、登山、游泳、球类运动都可以。总的来说，建议采用小负荷、多次数的健身锻炼法，以促进全身气血的通畅，太极拳、八段锦、散步、广播操也很好。

运动中要注意保持水分的供应，还要注意身体的各种不适症状。

运动是最简单、有效的活血方式，可以促进血液循环和机体代谢。

3.忌寒凉，宜温通。

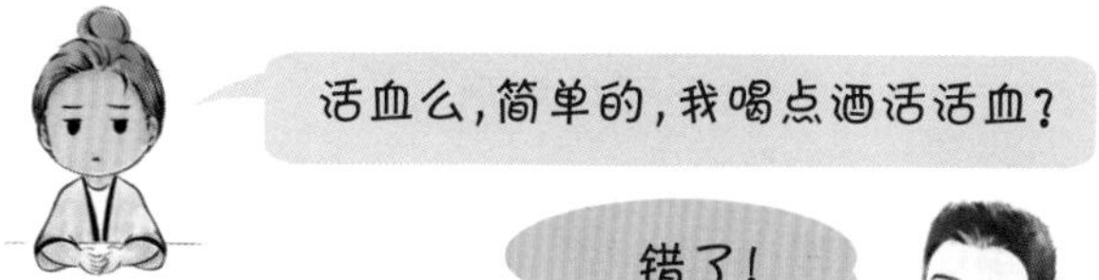

活血么，简单的，我喝点酒活活血？

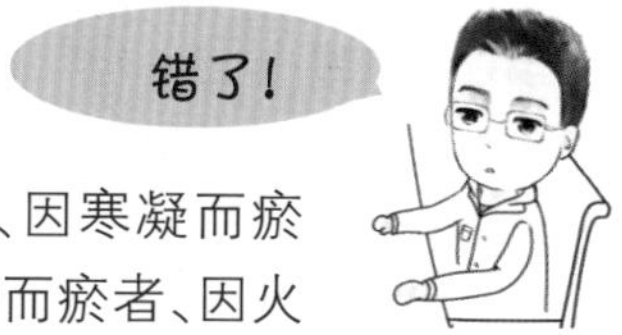

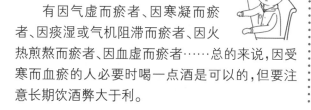

错了！

有因气虚而瘀者、因寒凝而瘀者、因痰湿或气机阻滞而瘀者、因火热煎熬而瘀者、因血虚而瘀者……总的来说，因受寒而血瘀的人必要时喝一点酒是可以的，但要注意长期饮酒弊大于利。

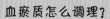

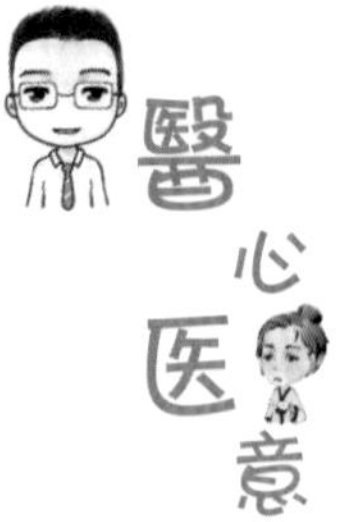
醫
心
医
意

4. 平常适当用点活血药。

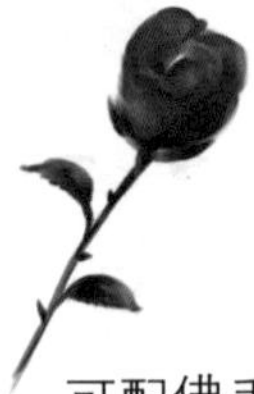

活血药有很多，比如山楂、红曲、三七粉……平日可取玫瑰花作茶饮，她性情相对温和。

可配佛手以理气解郁，调和肝胃。用于血瘀体质又见肝胃不和，胁肋胀痛，胃脘疼痛，嗳气少食等。

需要注意的是，药物的作用都是一体两面。

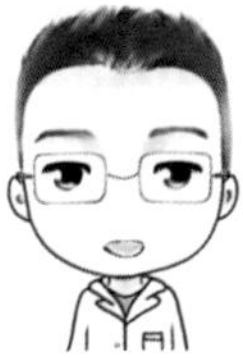

活血类药物具有消散的作用，活血的同时就容易耗气，病好了就不要吃了，或者和其他药物配伍了来服用。当然，孕妇禁用或慎用。

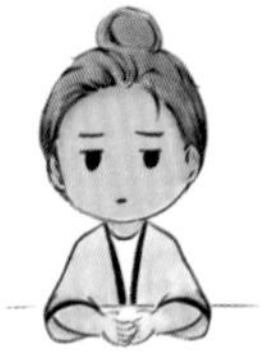

看来凡事都是有利有弊，取其利、防其弊，都要掌握好“度”。

还可以刮痧
拔罐
泡脚

冬天手上长冻疮了，可以用当归四逆汤泡手。但是注意了，细辛的量不能大，否则用多了、泡时间长了，虽然不长冻疮了，手上的皮肤却会变得很毛糙了。还要注意水温不能太高，防止烫伤。如果有皮肤破溃的，不能泡。

当归四逆汤加减：当归10克，桂枝10克，赤白芍10克，鸡血藤10克，细辛3克，甘草5克。

用水煎后外用，具体剂量当根据身体壮瘦情况来定。

中药泡手泡脚可改善局部血液循环，驱除寒冷，促进代谢，防治冻疮。

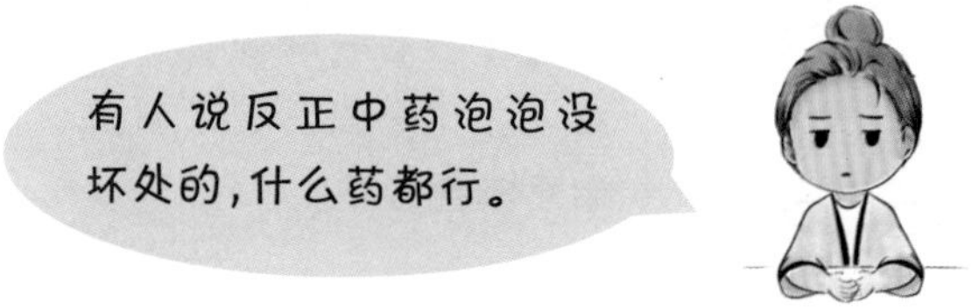
有人说反正中药泡泡没坏处的，什么药都行。

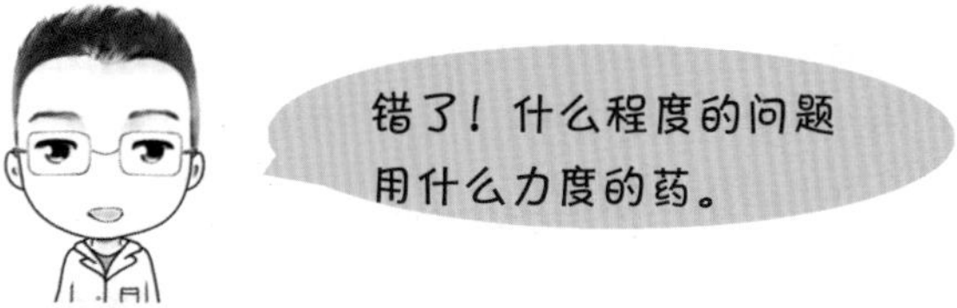
错了！什么程度的问题用什么力度的药。

以前天寒地冻的，手脚容易生冻疮，现在生冻疮的人比以前少多了，平常我们可以选用桂枝、当归、红花、艾叶、生姜就足够了。

也可选四物汤养血活血。

四物汤
地黄、赤芍、当归、川芎

41 天冷了，拉肚子怎么办？

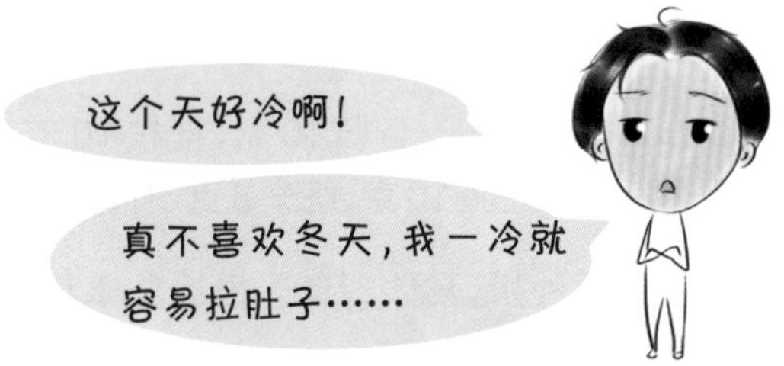
这个天好冷啊！
真不喜欢冬天，我一冷就容易拉肚子……

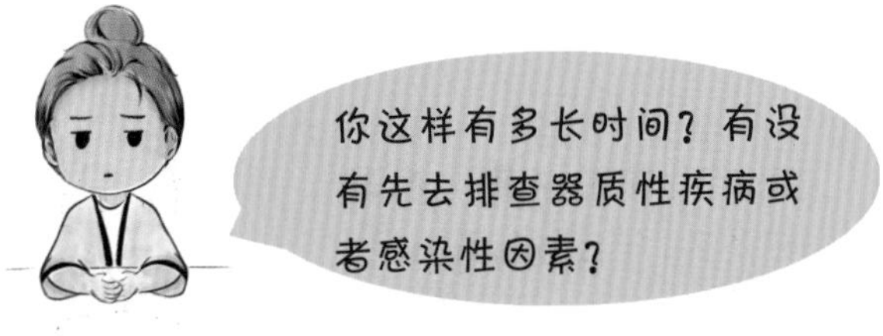
你这样有多长时间？有没有先去排查器质性疾病或者感染性因素？

除了消化系统的问题外，全身性疾病如糖尿病、植物神经病变、甲亢、肾病、自身免疫性疾病、服用药物等很多原因都会引起慢性腹泻。

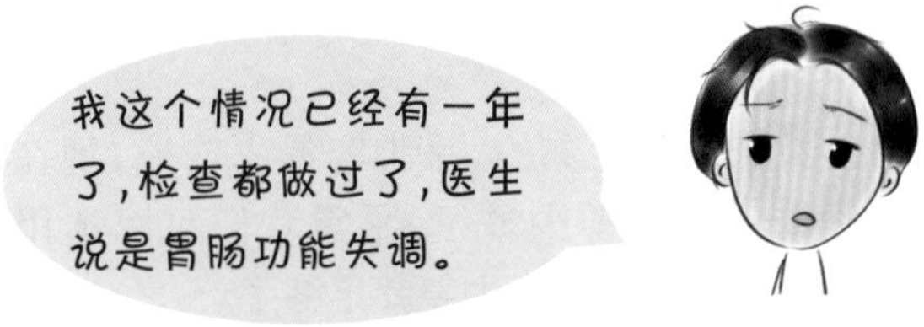
我这个情况已经有一年了，检查都做过了，医生说是胃肠功能失调。

为什么会慢性腹泻？

有的人饮食习惯不好，吃生冷、油腻、不干净的食物，或者吃东西没节制，损伤了脾胃，在症状轻的、时间不长、正气经得起消耗的情况下，如果把不良的饮食习惯调整好了，症状就没有了。

有的人脾胃功能弱，吃一点油腻的、冷的或水果就消化不了，中医说“脾虚”。

脾虚脾胃运化水湿的功能弱了，就容易滋生内湿，也容易感受外湿，所以古人说“湿盛则濡泄”。

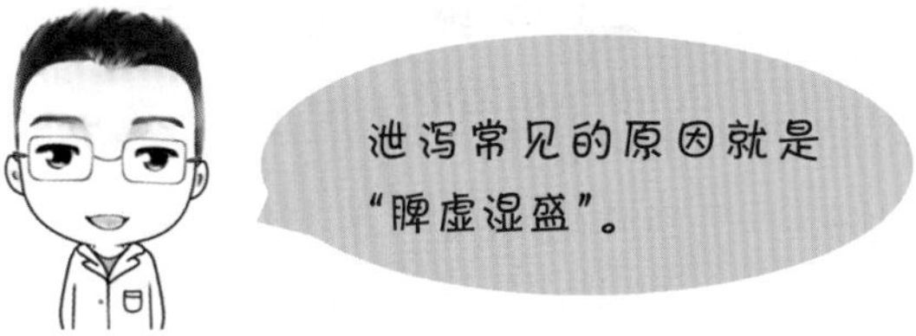
泄泻常见的原因就是
“脾虚湿盛”。

有的是体质弱、慢性病日久消耗或者肆意使用寒凉，导致气血不足，身体阳气弱，平常手脚冰凉，夏天经不住空调的冷风，容易觉得疲劳，一受寒或劳累就容易出现腹泻。

有的人甚至坐冷板凳也容易腹泻，每到凌晨，稍微一受凉就容易腹泻，我们叫它“五更泻”，补气和健运脾胃会有一定的效果，但过后又会复发，这是因为脾肾阳虚，需要温阳。

还有的人腹泻属于心身疾病。有一种“痛泻”，肚子一痛就要去上厕所，上完厕所马上就不痛了。中医认为这是脾虚肝郁，与精神紧张、神经刺激有关，比如肠易激惹综合征。

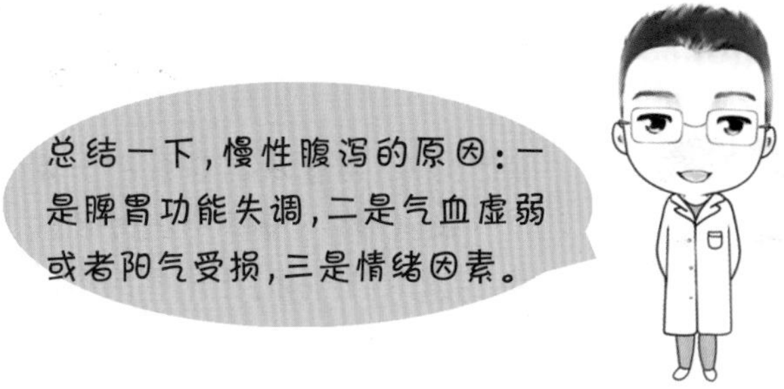
总结一下，慢性腹泻的原因：一
是脾胃功能失调，二是气血虚弱
或者阳气受损，三是情绪因素。

脾对食物的消化和吸收起着十分重要的作用，几乎所有的慢性腹泻都可出现或伴有脾虚。

中医怎么治呢？

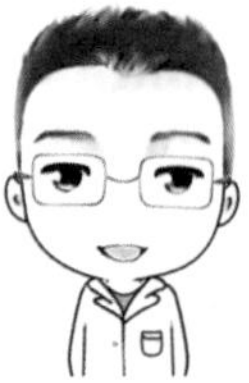

明朝有一位名医叫李中梓，他为了治泄泻找了九种治法！还特别提醒我们，看病不能死板，要圆机活法！

他在《医宗必读》里说道：“泄泻治法有九：一曰淡渗，一曰升提，一曰清凉，一曰疏利，一曰甘缓，一曰酸收，一曰燥脾，一曰温肾，一曰固涩。夫此九者，治泻之大法，业遣蕴。至于先后缓急之权，岂能预设。临证之顷，圆机灵变可矣。”

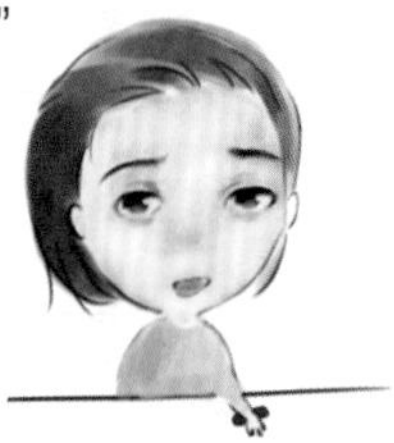

脾胃功能弱的常用四君子汤、参苓白术散、七味白术散、资生丸。

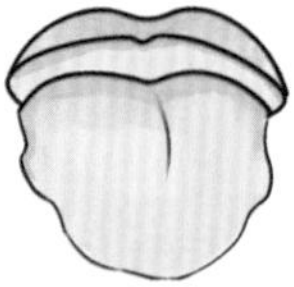

气血虚弱的，可以用归脾丸、八珍汤、补中益气丸等。这类人舌质往往是淡的，舌苔是白的，脉象细软无力。

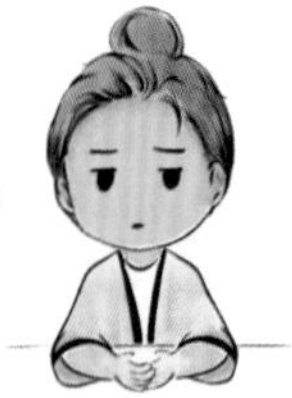

有的人用了补气、健脾的药后，效果有一点，但是不久又会复发，这是为什么呢？

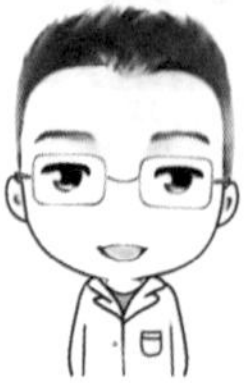

阳虚的人，用了这类药会有一定的效果，因为补气健脾药每多性温，但是火力不够，还是要用温阳的药物才行。

如“五更泻”，在黎明前作清水便，中医认为这是肾阳虚，要用“四神丸”，温肾散寒，涩肠止泻。

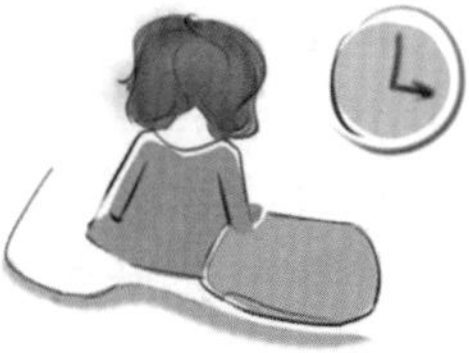

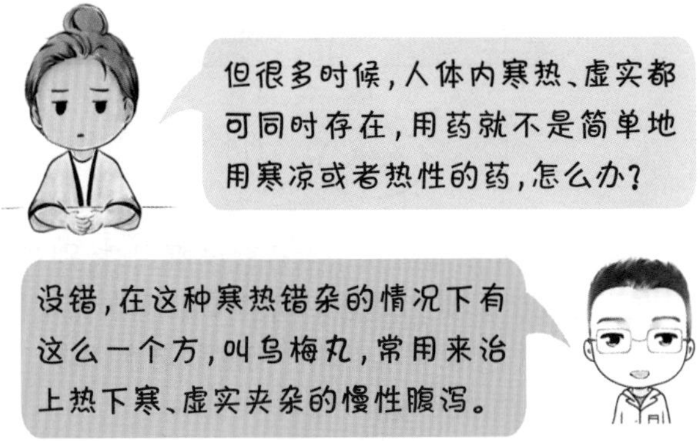
但很多时候，人体内寒热、虚实都可同时存在，用药就不是简单地用寒凉或者热性的药，怎么办？
没错，在这种寒热错杂的情况下有这么一个方，叫乌梅丸，常用来治上热下寒、虚实夹杂的慢性腹泻。

乌梅丸治疗的长期腹泻是寒热错杂之病，是既有寒又有热，是介于阴阳之间的一个病证，叫厥阴证。

乌梅丸

乌梅、花椒 干姜、桂枝、细辛、附子 黄连、黄柏 人参、当归	清上温下 消补兼施 主治久泻久痢

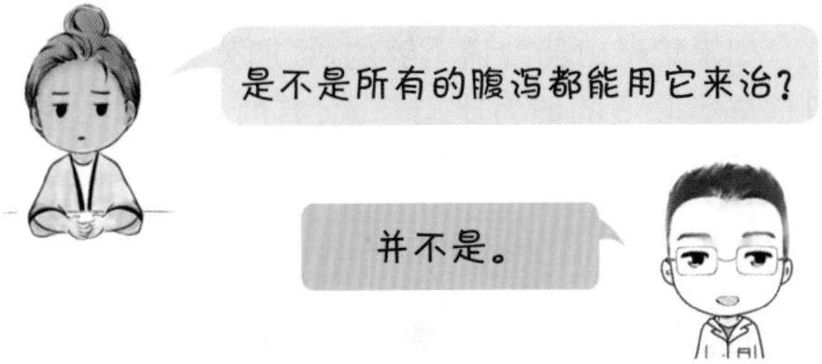
是不是所有的腹泻都能用它来治？
并不是。

它出自《伤寒杂病论》，仲景大大说它“主久利”，适合顽固性的腹泻，用其他治法没有效果的，如肠易激惹综合征、炎症性肠病。它寒温并调，温大于清，消补兼施，消大于补。

此外，还有跟工作压力、精神紧张等情志因素相关的腹泻，抑郁、发火或紧张时就容易肚子痛，肚子咕噜噜响，泻后就不痛了。应该疏肝解郁，如用痛泻要方、加味逍遥散等加减。

生活中可以怎么做呢?

饮食

饮食方面，苹果泥可用来治疗轻度腹泻，特别对治疗小儿腹泻效果更为明显。可将苹果用水洗净，削皮，用勺刮成泥，也可蒸熟吃。但对积滞水泻者无效，对感染性腹泻也无效。

山药煮粥喝治泄泻。民国名医张锡纯的《奇效验方》记载了一则案例：

> 奉天郑某某之女，年五岁。秋日为风寒所束，心中发热。医者不知用辛凉表散，而纯投以苦寒之药，连服十余剂，致脾胃受伤，大便滑泻，月余不止……治以此粥，俾随便饮之，日四五次……旬日全愈。

如果觉得山药力道不够的，可加芡实收敛固涩。但是芡实收涩的能力比山药大，有的人吃了会觉得满闷，可酌情加一点理气药。身体羸弱的人，加鸡蛋黄一起煮粥喝。

对慢性腹泻的人，我们要关注小便情况，看有没有小便不利;还要关注食欲，胃口好不好，吃不吃得下饭，这很重要。

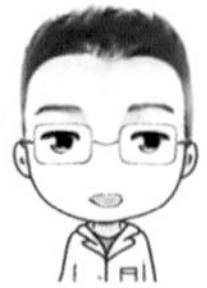

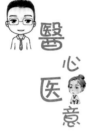

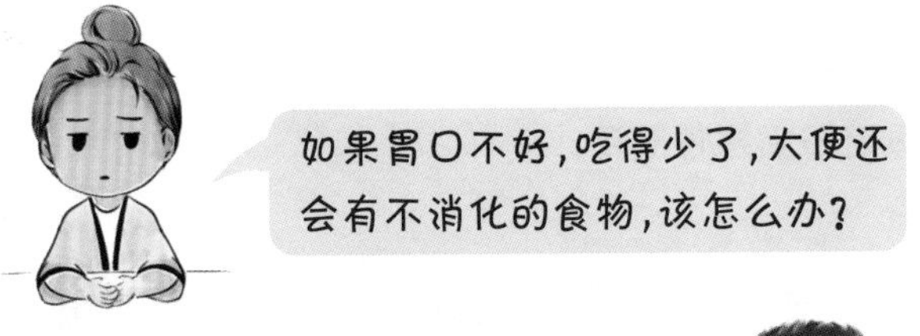
如果胃口不好，吃得少了，大便还会有不消化的食物，该怎么办？

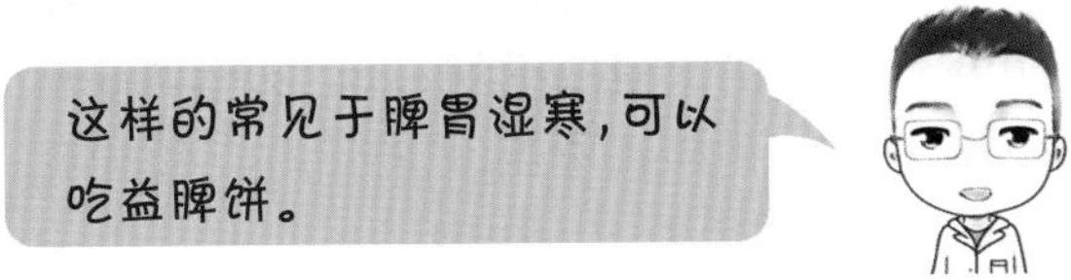
这样的常见于脾胃湿寒，可以吃益脾饼。

益脾饼

生白术、干姜、生鸡内金(2:1:1)，各自轧细焙熟，再加入熟枣肉，同捣如泥，做成小饼，然后烤干。平常可当点心，细嚼慢咽了吃。

也可以单用白术、枣肉，同样做成小饼干吃。

如果泄泻长久不止，气血俱虚，身体羸弱，虚汗淋漓，心中怔忡，饮食减少，可用扶中汤(生山药、炒白术、龙眼肉)。

临床上，慢性腹泻以虚证为主，多见气虚、脾虚、阳虚。

其他方法

寒性腹泻的可以泡脚。但如果是湿热为患，就不适合了。

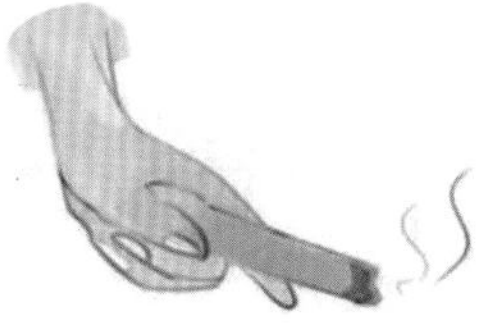

还可以艾灸，隔盐灸、隔姜灸。

神阙穴(肚脐)贴敷——适用于虚寒性腹泻。

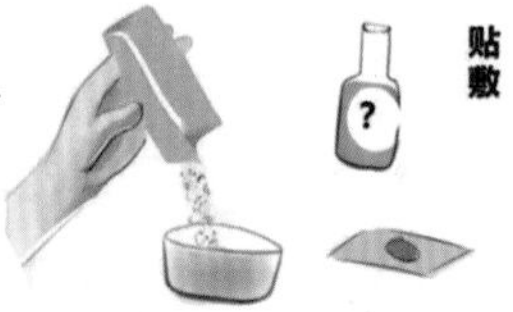
贴敷

取肉桂、广木香、吴茱萸各5克,丁香、地榆各4克。将上药共研成细粉,用老陈醋调成糊状,敷于脐上,用纱布覆盖,胶布固定。48小时换药一次,连用3次。

取胡椒10粒,五味子15克。共研细末,用藿香水调成糊状,敷于脐上,用纱布覆盖,胶布固定。每天一次,连敷3~5天。

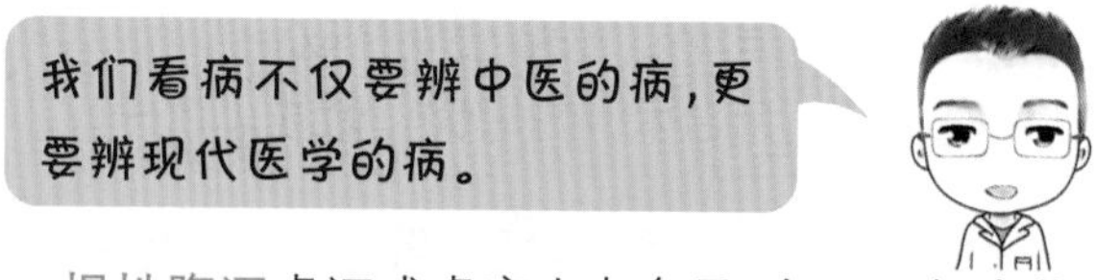
我们看病不仅要辨中医的病,更要辨现代医学的病。

慢性腹泻虚证或虚实夹杂多见,久泻反复发作,病程长,伴腹胀喜温喜按;而急性腹泻多为实证,病程短,多与食积、寒湿、湿热等有关;如果大便见黏冻脓血、里急后重等,属于"痢"。三者症状、病机和治法各有不同。

同时,长期腹泻反复发作,治疗效果又不好的,要注意排除消化道肿瘤等器质性疾病,所以相关检查也是必不可少的。

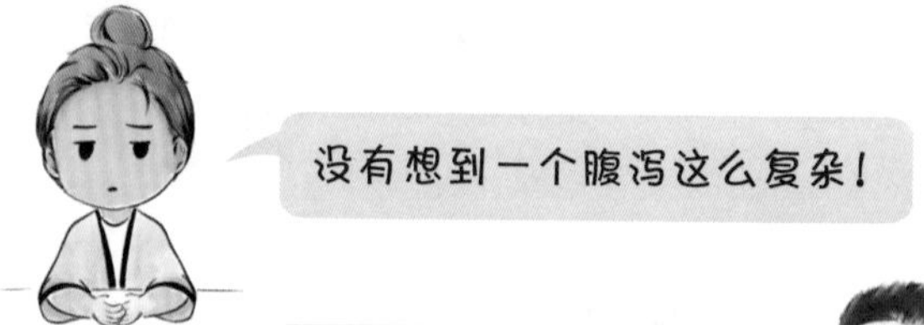
没有想到一个腹泻这么复杂!

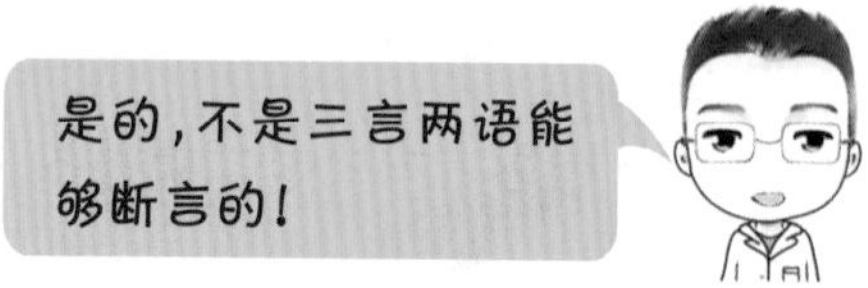
是的,不是三言两语能够断言的!

你好，我是山药 42

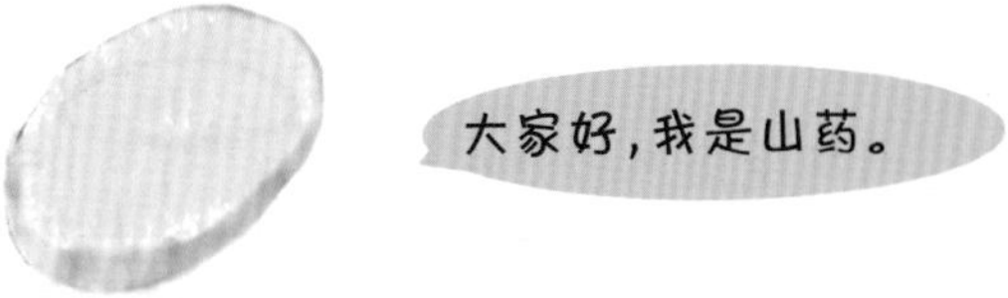

大家好，我是山药。

我本来有个风雅的名字，叫薯蓣，结果唐代宗叫李豫~~

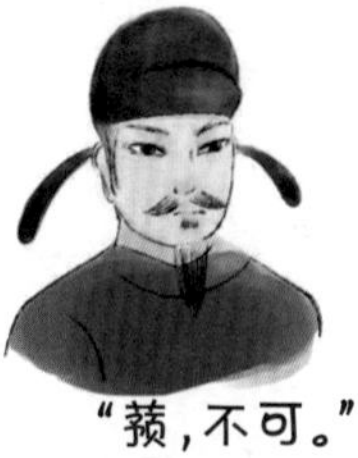

“蓣，不可。”

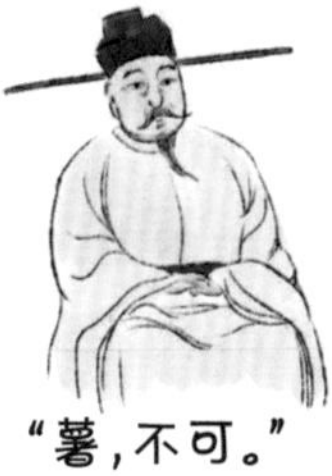

“薯，不可。”

唐朝人呢就开始叫我薯药，后来又碰上宋英宗叫赵曙~~

宋朝人呢就开始叫我山药……

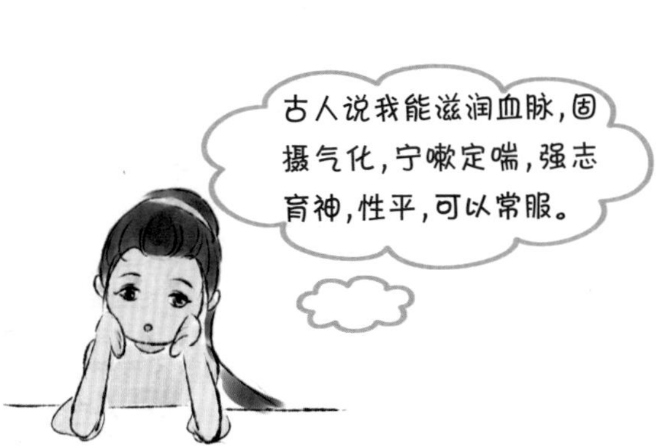

古人说我能滋润血脉，固摄气化，宁嗽定喘，强志育神，性平，可以常服。

怀山药是地道药材，是四大怀药之一（山药、牛膝、地黄、菊花）。

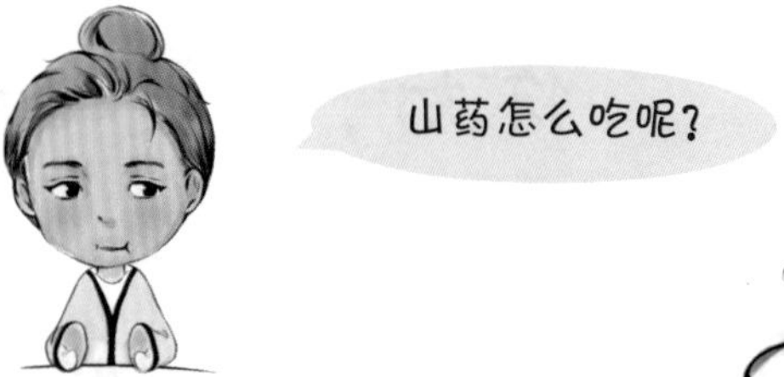
山药怎么吃呢？

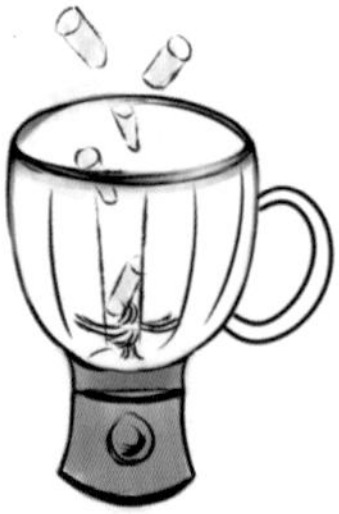

可以把生山药煮汁来喝；也可以蒸熟了，压成泥做山药丸子。

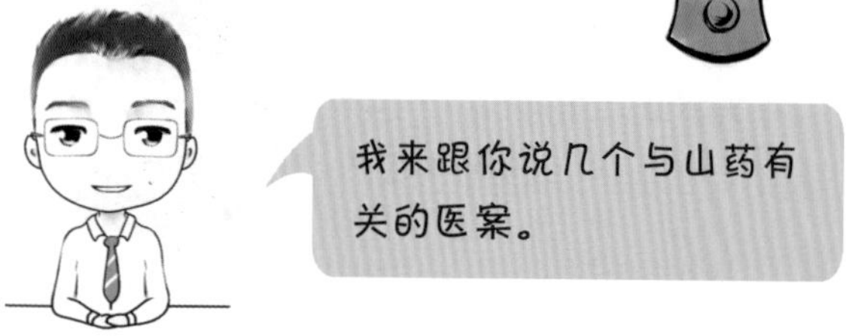
我来跟你说几个与山药有关的医案。

有一家人，家中有位老母亲，从三十几岁开始，就患痰喘咳嗽，反反复复三十年过去了，吃了很多药都不见好，而且随着岁数越大，症状越重了。

有一年的春天，又多了发烧、咽干、头汗出、食不下等不适。请医生过来看，说是痰盛有火，用了人参清肺汤加生地、丹皮等药。不但没效果，发热反而更厉害了，还开始拉肚子，这家人觉得这病是看不好了。

后来看到“一味薯蓣饮”，就试着用了生怀山药，加玄参，煎汤一大碗，分数次徐徐温服，喝了一剂就见到效果了，喝到三剂时身体恢复了一半。

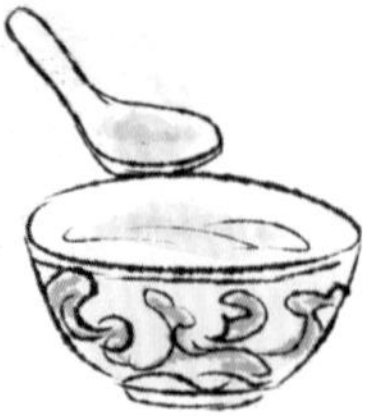

等这病好了个大半，接着又用生怀山药一两，研成细末，继续煮粥喝，每天喝两次，胃口不好的时候加点开胃药。这么多年的病症总算是大好了。

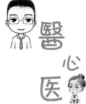

还是在这一家人里，另外一个人平常容易拉肚子，好多年如此，后来也是吃山药粥吃好了。

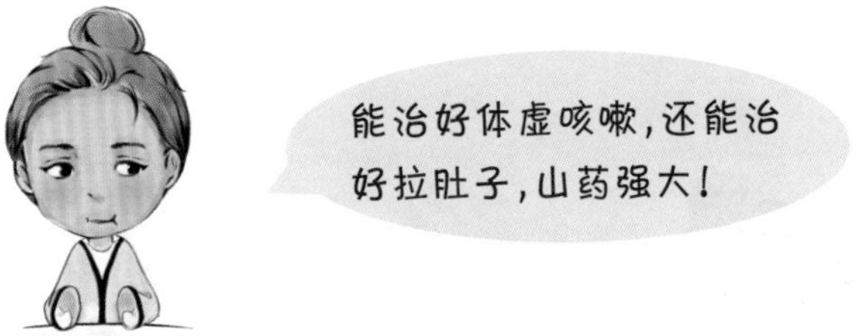
能治好体虚咳嗽，还能治好拉肚子，山药强大！

山药还治劳瘵发热，或喘或嗽，或自汗，或心中怔忡，或因小便不利致大便滑泻等。用生怀山药煮汁两大碗，当茶喝。

有些人碰过山药后会出现手部红肿、瘙痒的现象，属于过敏，要谨慎食用，尽量避免接触生的山药。

再说一个山药与女孩的案例。

一妹子，月经有几年不来了，身体亏，用资生汤治疗的同时，叫她拿生山药煮汁当茶饮，一个月之后，身体渐渐好了，月经又恢复了。

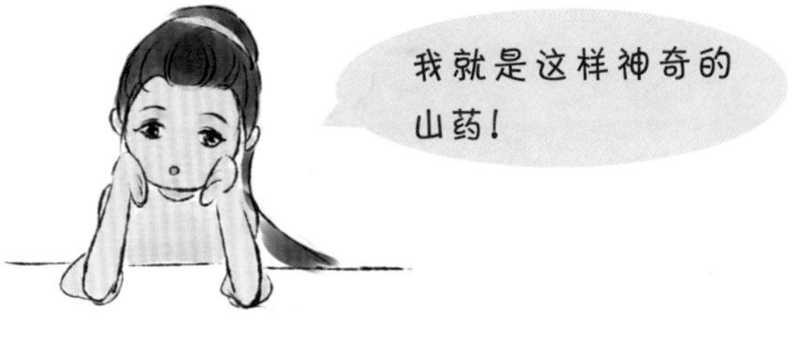
我就是这样神奇的山药！

43 呕家之圣药——姜

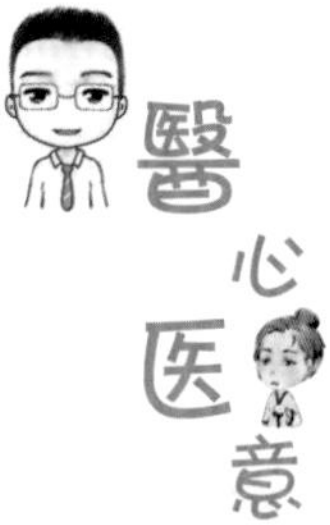
醫
心
医
意

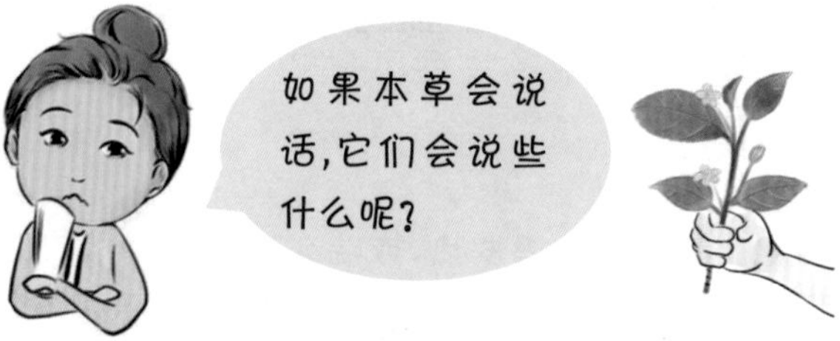
如果本草会说话,它们会说些什么呢?

唐朝孙思邈被人称为“药王”,他在《千金方》里记录了很多方药。他说到一味药,称它为“呕家圣药”。

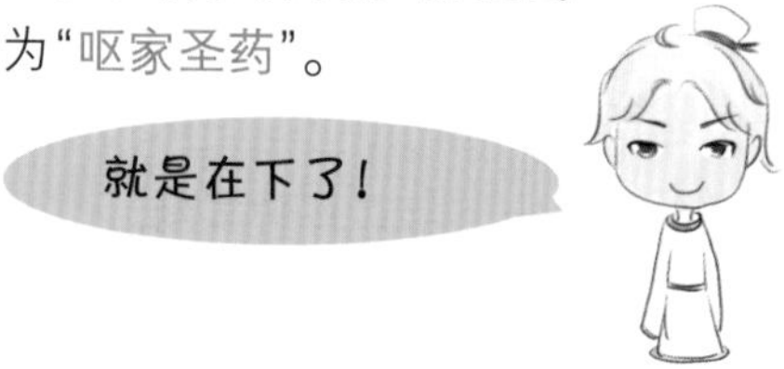
就是在下了!

“告诉我,你能做什么?”

夏天大家会经常在空调房间里,如果室内室外温差太大,就容易得风寒感冒。

风寒感冒初期,各种不适:

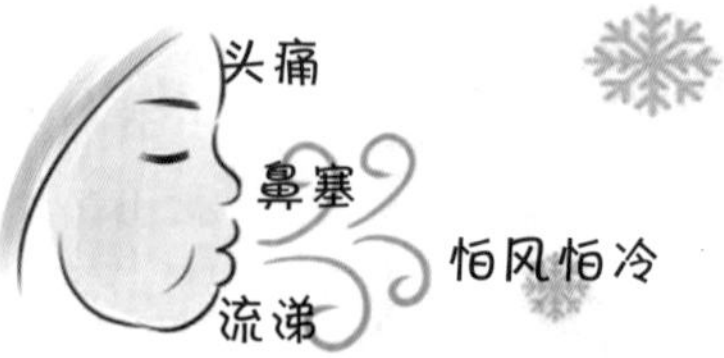
头痛
鼻塞
流涕
怕风怕冷

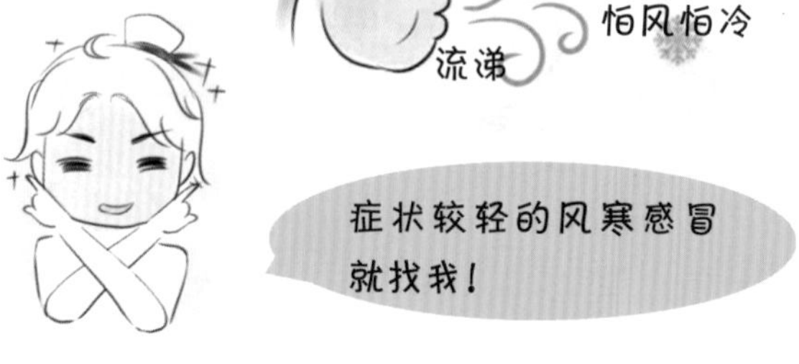
症状较轻的风寒感冒就找我!

痛经的妹子们，小肚子喜温喜按。

可加入红糖煮茶喝。也可用当归、羊肉适量，加入适量黄酒及调料，炖煮 1~2 小时，吃肉喝汤。

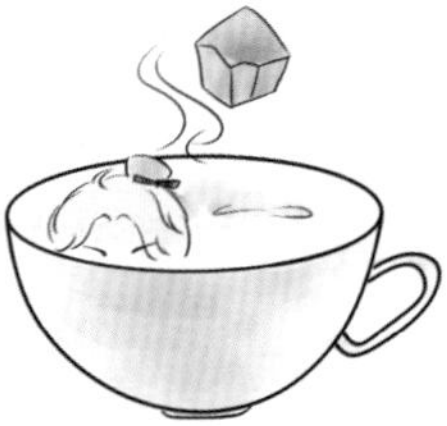

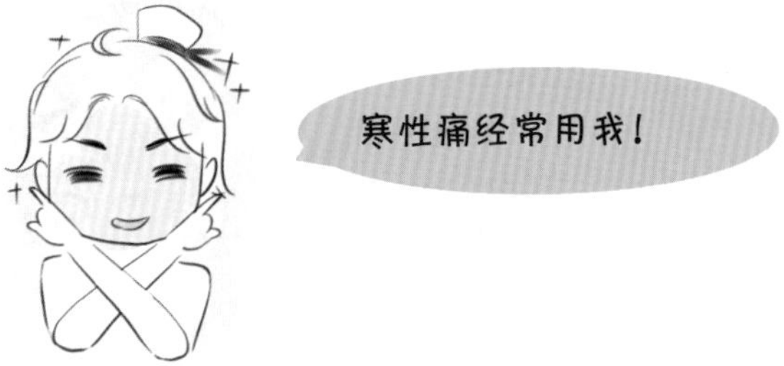
寒性痛经常用我！

若胃脘部不适而呕吐，和清半夏一起适量煎煮，这就是临床治疗呕吐常用的经典方小半夏汤。

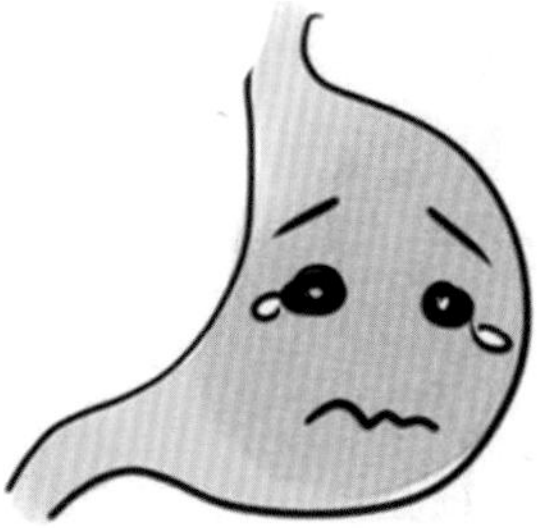

若呕吐清水、胃脘部隐隐作痛，和饴糖一起，开水泡焖 15 分钟服用。

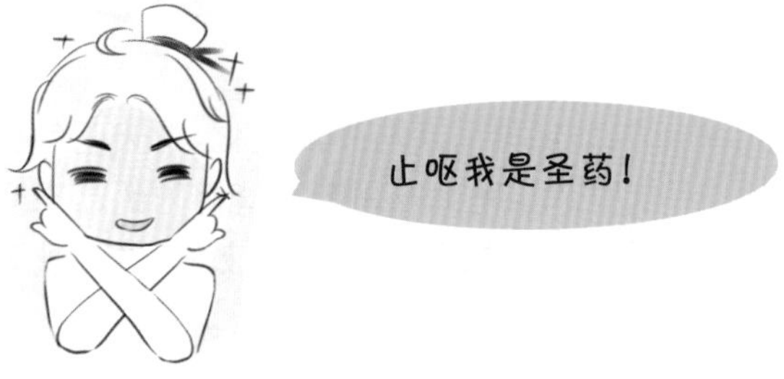
止呕我是圣药！

发汗解表，
温中止呕，
温肺止咳，
解鱼腥虾蟹毒，
制半夏、南星毒。

如果你心情一嗨，
胃口一开，
鱼虾蟹胡吃海塞，
可用我解鱼虾毒，
也可以加紫苏一起。

此外，我还能解生半夏、天南星等药物之毒。中药生半夏有毒，现代药理实验证明姜制半夏确能降低毒性和刺激性。以姜汁煮半夏降低效果最明显，姜汁冷浸不如姜煮。

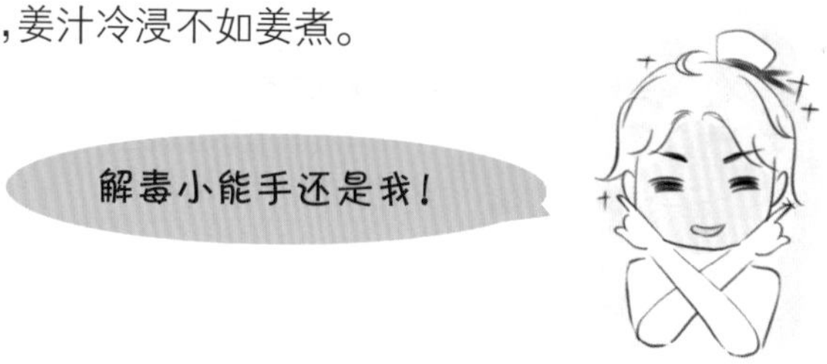
解毒小能手还是我！

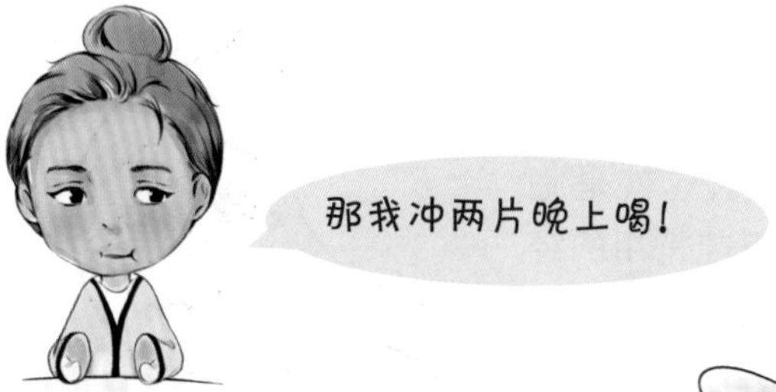
那我冲两片晚上喝！

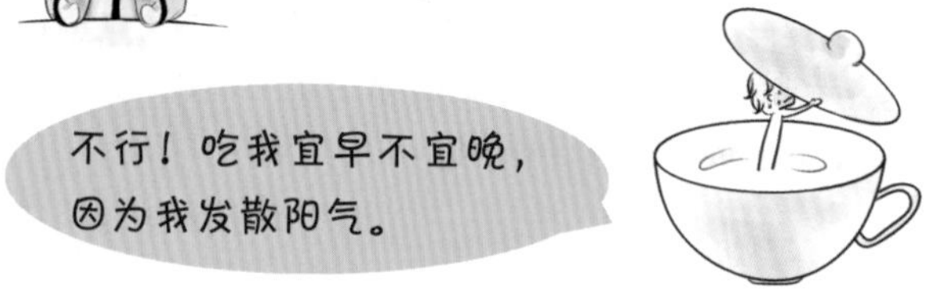
不行！吃我宜早不宜晚，
因为我发散阳气。

人体的气血能量随着白昼而变化，白天阳气生发，晚上阳气收敛。晚上吃生姜违背阴阳的动态变化规律，辛辣温燥之物还会消耗阴液。此外，秋天天干气燥，人容易阴虚，也不适合吃姜。

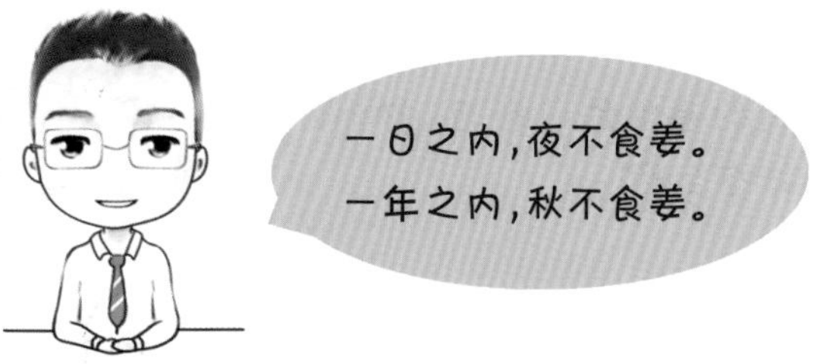
一日之内，夜不食姜。
一年之内，秋不食姜。

生姜辛温走窜，易助火生热，伤阴动血。

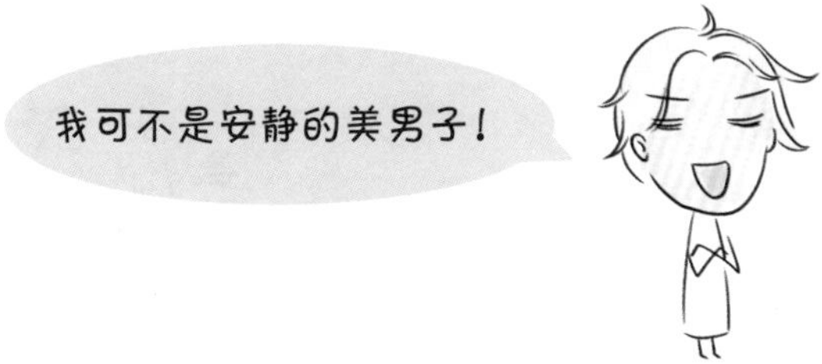
我可不是安静的美男子！

阴虚有热、内热偏重的人不宜吃。

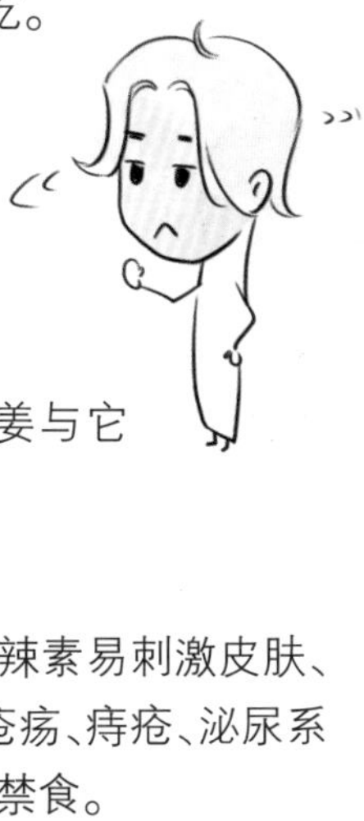

咽喉红肿热痛的人不能用。

出血的人不能吃。

喝酒时不吃，因为酒是热性，姜与它不和！

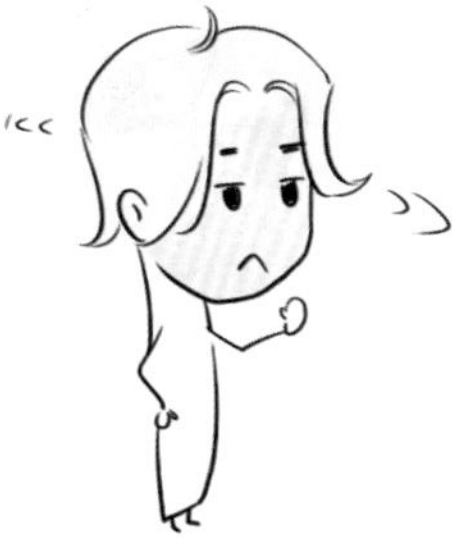

生姜的姜辣素易刺激皮肤、黏膜，有疮疡、痔疮、泌尿系感染的人禁食。

变质的生姜禁食。

干姜、炮姜、生姜： 源于一物，其中，生姜，即平素常见的姜；干姜，是选老姜晒干或烘干而成；炮姜是用干姜经过炮制而成。三者作用各有偏重。

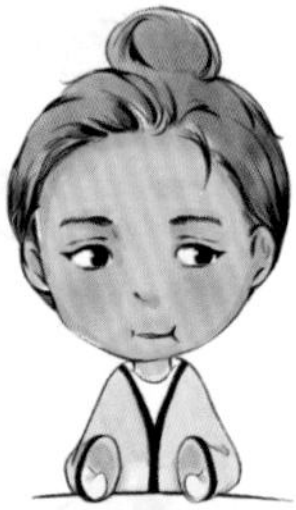
吃货的追求是口感好，怎么才能好吃点呢？

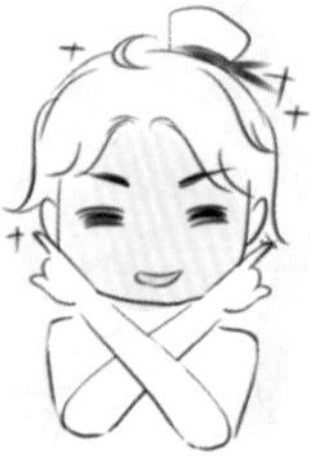
你可以来一杯姜汁撞奶！

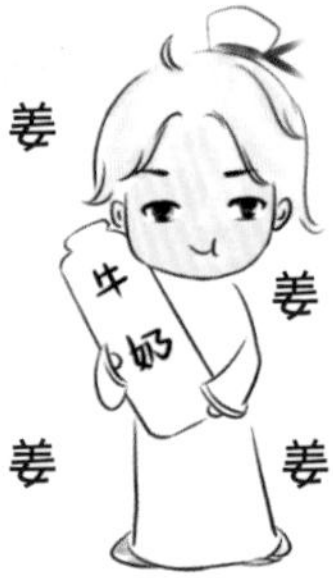
姜
牛奶
姜
姜
姜

姜奶茶：姜汁1汤匙、鲜牛奶200毫升、红糖适量，将姜汁、牛奶和红糖混匀，隔水炖熟饮用。

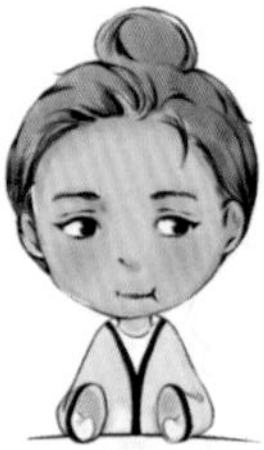
我爱喝可可味的！

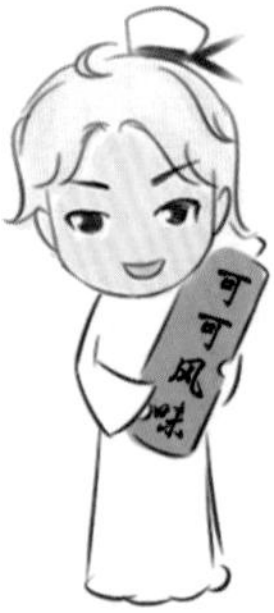
可可风味

生姜蜂蜜水：取绿茶适量、薄鲜姜3片，放茶杯里用沸水冲泡，加蜂蜜，盖焖3～5分钟，白天喝少许。

药有上中下品；量有三六九数。
外有虚实胖瘦；内有气血强弱。

秉性相合才是顺！

原来你是这样的三伏贴 44

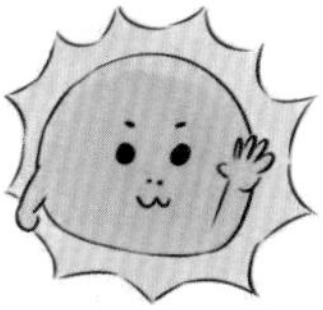

小暑之后就要入伏啦！“冬病夏治”三伏贴预热啦！

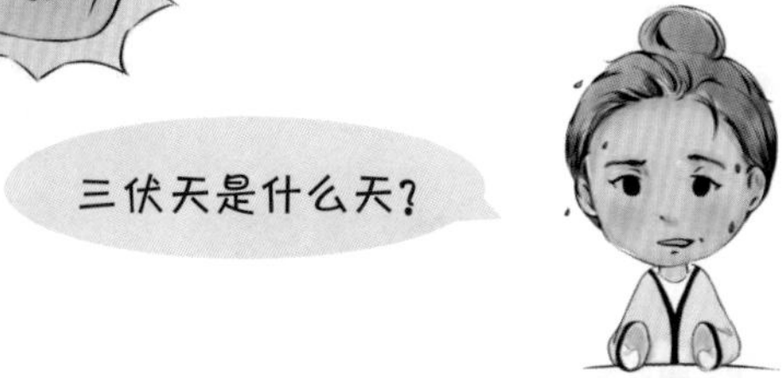
三伏天是什么天？

伏，就是藏。三伏天的意思呢，就是说接下来的日子里，会很热很热很热~~

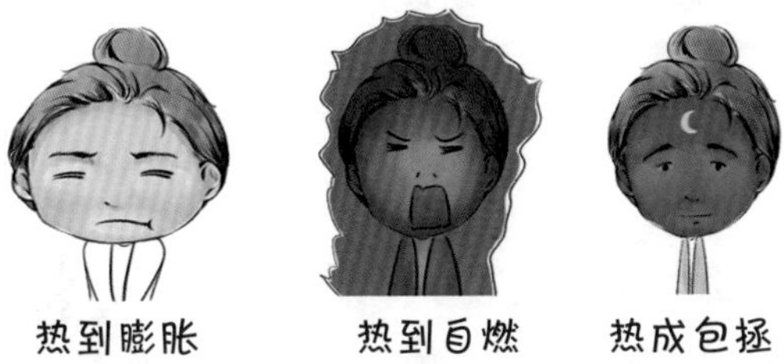
热到膨胀
热到自燃
热成包拯

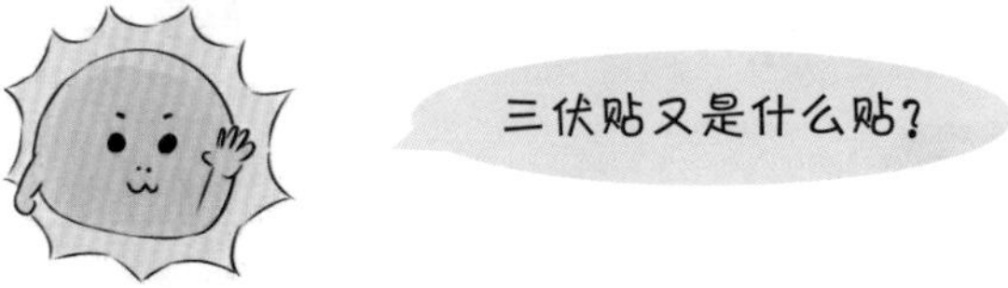
三伏贴又是什么贴？

贴，即穴位贴敷。它是借三伏天的炎热之气，激发和调动体内阳气，以祛除体内寒邪，从而预防和减少疾病在冬季的发作。

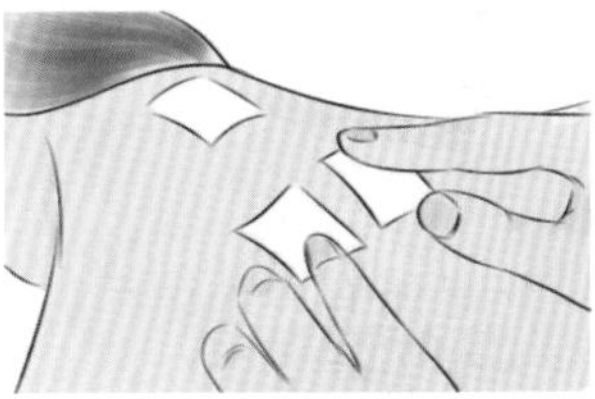

三伏天出现在小暑和处暑之中，“伏”就是天气太热了，宜伏不宜动。
三伏是按农历计算的，大约在阳历的7月中下旬至8月上旬间。

三伏贴所取药材多为辛温之品，如生姜、白芥子、细辛等，通过穴位贴敷刺激腧穴，多选膻中、大椎、背俞穴、气海等。

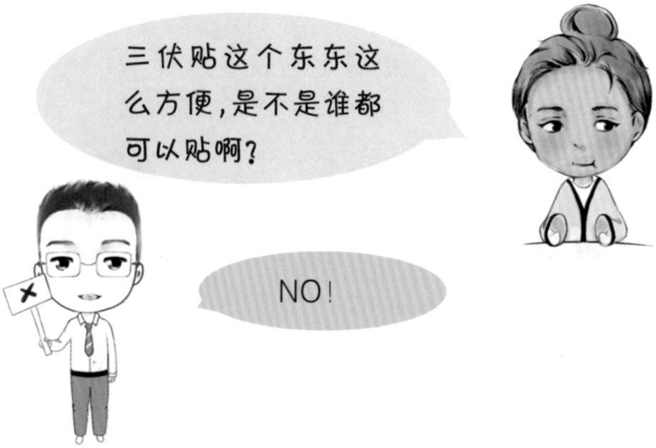
三伏贴这个东东这么方便，是不是谁都可以贴啊？
NO！

肺炎及多种感染性疾病、妊娠期妇女、糖尿病患者、肿瘤患者、有心脏起搏器者等禁用。

对贴敷药物极度敏感、特殊体质及接触性皮炎等皮肤病患者，贴敷穴位局部皮肤有破溃者，禁用。

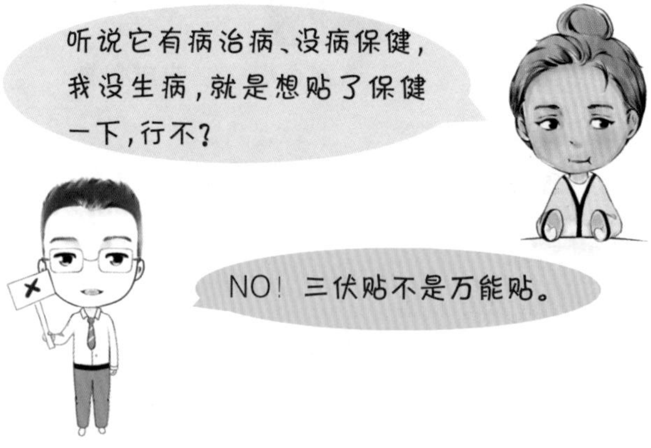
听说它有病治病、没病保健，我没生病，就是想贴了保健一下，行不？
NO！三伏贴不是万能贴。

不是所有慢性病都能用三伏贴来治；它也不能代替临床治疗。

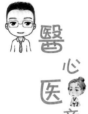

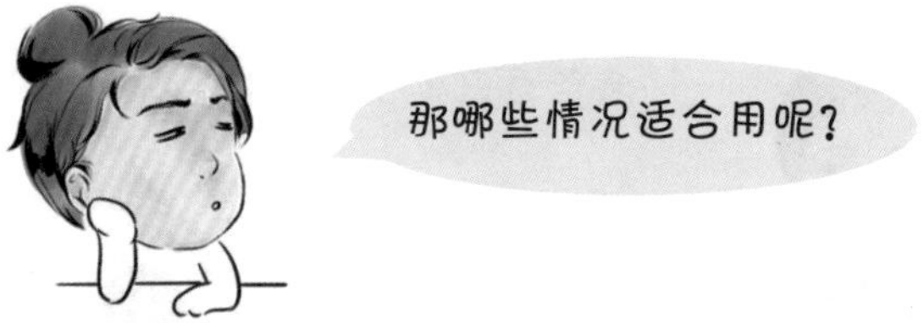
那哪些情况适合用呢？

呼吸系统疾病
慢性咳嗽、哮喘、慢性支气管炎、慢性阻塞性肺病、反复感冒等。

消化系统疾病
慢性胃炎，慢性肠炎，消化不良，脾胃虚弱等。

风湿性疾病
关节疼痛肢体麻木，肩周炎，风湿性关节炎等。

耳鼻喉科疾病
过敏性鼻炎、慢性鼻窦炎、慢性咽喉炎等。

妇科疾病
月经不调、慢性盆腔炎、痛经、胞宫寒凝不孕、乳腺增生等。

使用三伏贴还得看个人体质，通常情况下，那些冬天容易患的疾病，如寒证、阳虚证等可以冬病夏治。

对于火毒炽盛或阴虚内热的体质，贴敷就如火上浇油。

冬病夏治体现了中医学“天人合一”的整体观和“未病先防”的疾病预防观。

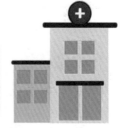

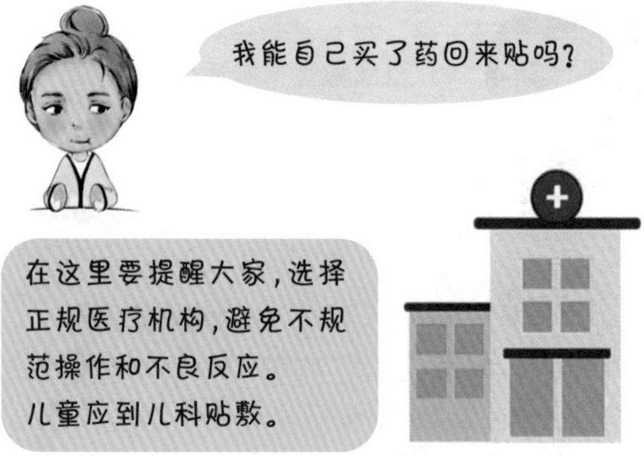
我能自己买了药回来贴吗？
在这里要提醒大家，选择正规医疗机构，避免不规范操作和不良反应。
儿童应到儿科贴敷。

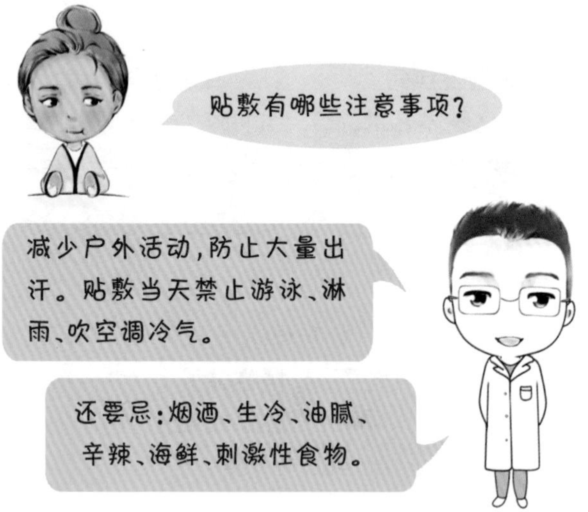
贴敷有哪些注意事项？
减少户外活动，防止大量出汗。贴敷当天禁止游泳、淋雨、吹空调冷气。
还要忌：烟酒、生冷、油腻、辛辣、海鲜、刺激性食物。

外用品忌入口。

小儿、久病、体弱、消瘦、体质敏感者，贴敷时间宜短。如出现皮肤过敏反应，应及时将贴敷药物取下。轻者停止贴敷，避免刺激，多可自愈。重者应到皮肤科就诊。

十年一觉红楼梦，他年葬花知为谁

45

读过《红楼梦》的人都晓得，林黛玉是弱不禁风的，但甚少有人深究，林黛玉究竟所患何病？

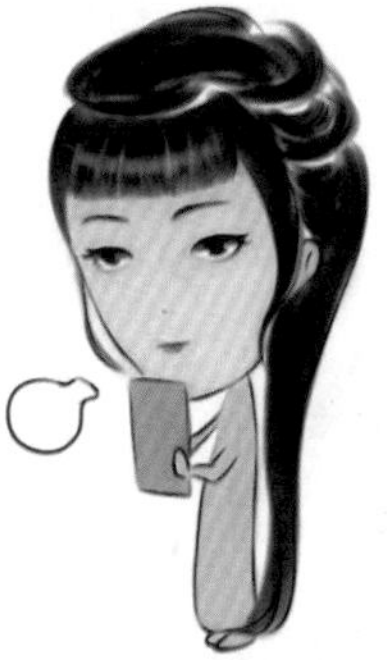

一、春恨秋悲皆自惹

林黛玉最初的病，实际上是先天不足之证。

先天不足，正气虚弱，又分气虚、血虚，气虚可发展为阳虚，血虚可发展为阴虚。

我们来看书中的几段摘要：

> 第一回：林黛玉前世本是一株绛珠仙草，"终日游于离恨天外，饥则食蜜青果为膳，渴则饮灌愁海水为汤。只因尚未酬报灌溉之德，故其五内便郁结着一段缠绵不尽之意。"这是最初的根源：先天不足，后天失养，心有郁结。
>
> 第二回："这女学生年又小，身体又极怯弱……哀痛过伤，本自怯弱多病的，触犯旧症，遂连日不曾上学。"
>
> 第三回："我自来是如此，从会吃饮食时便吃药，到今日未断，请了多少名医修方配药，皆不见效。"
>
> 第二十八回："林妹妹是内症，先天生的弱。"

先天不足导致后天发育不良，宝黛初见面时，林黛玉便是一副病容：

两弯似蹙非蹙罥烟眉，
一双似喜非喜含情目。
态生两靥之愁，
娇袭一身之病。

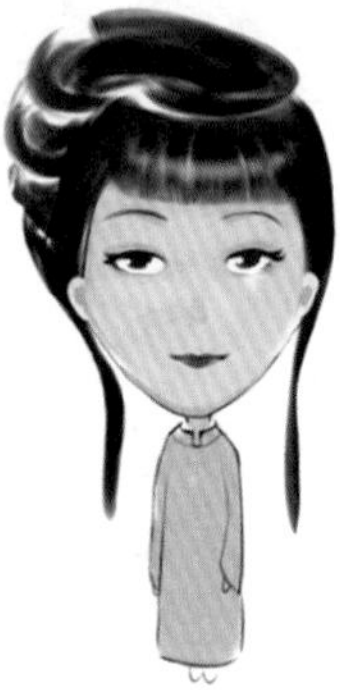

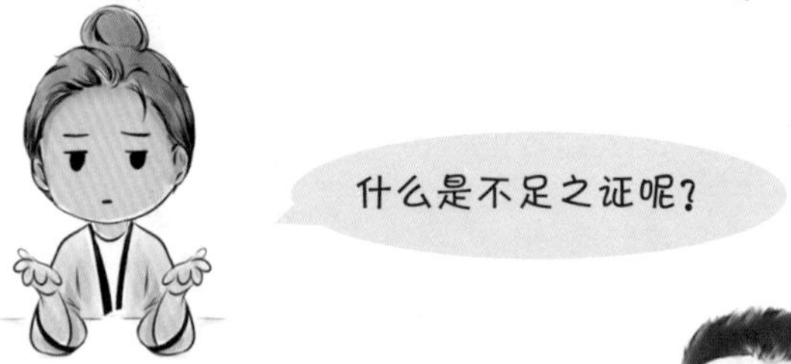
什么是不足之证呢？

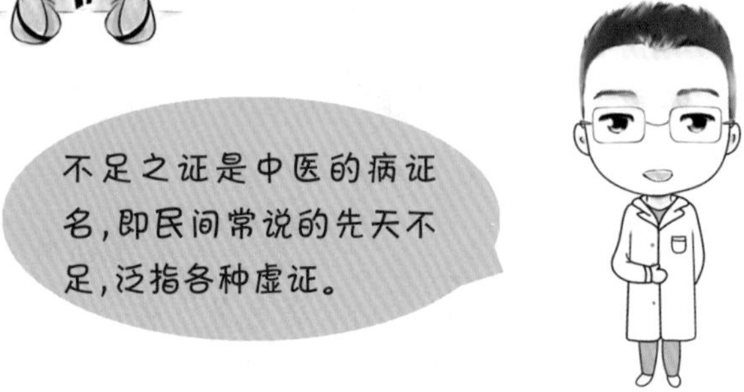
不足之证是中医的病证名，即民间常说的先天不足，泛指各种虚证。

虚证是指人的正气虚弱不足，分气虚、血虚，气虚可发展为阳虚，血虚可发展为阴虚。有些人可见气血或阴阳皆虚。

气虚主要表现为少气、懒言、心悸、自汗、头晕、耳鸣、小便清而频、脉虚弱等。

血虚主要表现为面色苍白、唇舌色淡、头晕目眩、心悸怔忡，疲倦乏力或手足麻木，脉细弱等。

二、花容月貌为谁妍？

更为致命的是，林黛玉后来又得了肺痨，也就是西医中的肺结核。林黛玉患肺结核有三个症状：咳嗽、咯血、午后潮热。

> 第四十五回："黛玉每岁至春分秋分之后，必犯嗽疾，今秋又遇贾母高兴，多游玩了两次，未免过劳了神，近日又复嗽起来，觉得比往常又重。"
>
> 第九十七回："半日又咳嗽了一阵，丫头递了痰盒，吐出都是痰中带血的。"
>
> 第三十四回："觉得浑身火热，面上作烧；走至镜台，揭起锦袱一照，只见腮上通红，真合压倒桃花，却不知病由此起。"

除开先天不足，黛玉的病更重要的是后天影响。

书中王大夫分析病情说："这病时常应得头晕，减饮食，多梦，没到五更，必醒个几次。即日间听见不干自己的事，也必要动气，且多疑多惧。不知者疑为性情乖诞，其实因肝阴亏损，心气衰耗，都是这个病在那里作怪。"

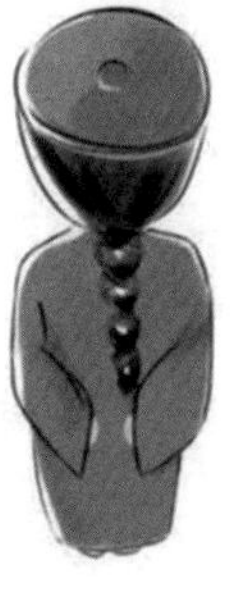

三、春梦随云散

身体本就孱弱，加上忧思过度，所以她后来又患上了失眠。

> 第五十七回："我这睡不着也并非今日，大约一年之中，通共也只好睡十夜满足的。"
>
> 第八十二回："我何尝不要睡，只是睡不着。你睡你的罢。"

失眠很常见，虽然不属于重大疾病，但严重妨碍人们正常生活、工作、学习和健康，并能加重或诱发心悸、胸痹、眩晕、头痛、中风病等病症。顽固性的失眠，会给人带来长期的痛苦，影响身心健康。

四、飞花逐水流

身体的种种不适影响了脾胃功能，使林黛玉有了厌食之证。

> 第三十八回：“黛玉独不敢多吃，只吃了一点儿夹子(螃蟹)肉就下来了……便令将那合欢花浸的酒烫一壶来。黛玉也只吃了一口便放下了。”
>
> 第五十七回：“黛玉一听此言，哇的一声，将腹中之药一概呛出，抖肠搜肺，炽胃扇肝的痛声大嗽了几阵，一时面红发乱，目肿筋浮，喘的抬不起头来。紫鹃忙上来捶背，黛玉伏枕喘息半晌。”

厌食是指较长时期食欲不振，甚则拒食的一种常见的病症。病在胃者，以胃阴不足为主，见厌食而口干多饮，大便干结，舌红少津。病在脾者，以脾运失健为主，见厌食，面色少华，腹胀便溏，舌淡苔白。

五、他年葬侬知是谁

四种病情交加在一起，从身病延伸到心病。林黛玉时常是怯弱、皱眉、哭泣，身体每况愈下。

> 第九十七回：“黛玉又一面喘一面说道：‘紫鹃妹妹，我躺着不受用，你扶起我来靠着坐坐才好’。”

体弱如此，加上种种现实困境，林黛玉最终香消玉殒。

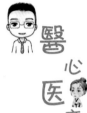

世事沧桑多烦扰，
有的人难以释怀，
有的人放浪形骸，
有人把心事隐藏。

中医认为，七情所伤，五内郁结，心病会加重身病。所以治病治身，也要治心。

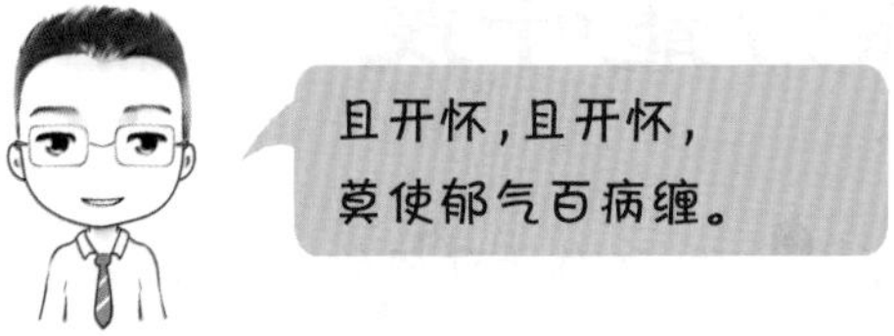
且开怀，且开怀，
莫使郁气百病缠。

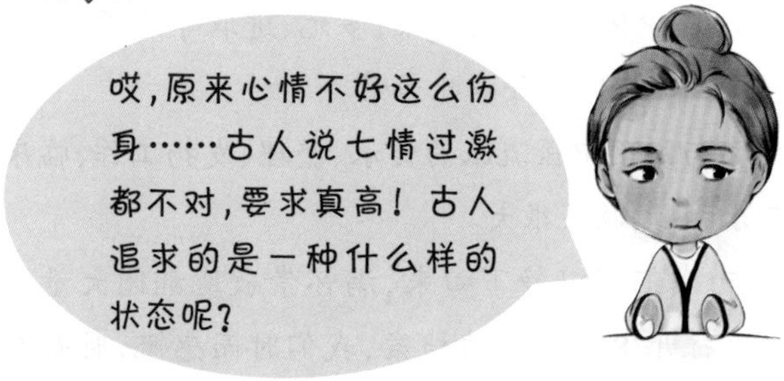
哎，原来心情不好这么伤身……古人说七情过激都不对，要求真高！古人追求的是一种什么样的状态呢？

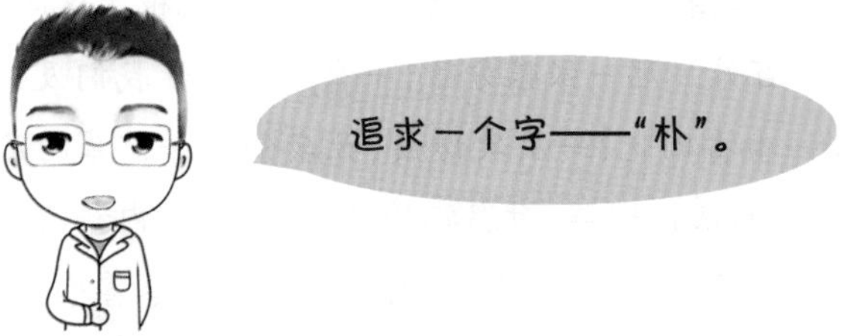
追求一个字——“朴”。

笑是给身体最好的礼物。

就像《素问·上古天真论》所说的：“志闲而少欲，心安而不惧，形劳而不倦，气从以顺，各从所欲，皆得所愿。故美其食，任其服，乐其俗，高下不相慕，其民故曰朴。是以嗜欲不能劳其目，淫邪不能惑其心，愚智贤不肖，不惧于物，故合于道。”

后记

根深方能叶茂

作为一个生于江阴、长于江阴、工作于江阴的中医人，从事中医工作二十多年，江阴中医的博大、精深、多元、进取等元素，早已在自己身上打下了深深的烙印，并以此为荣。

近年来，有幸参与江阴中医流派的传承、整理、发扬工作，临床上也不断精进，其乐融融，收获很大。

因为这项工作，我们得以静下心来，满怀崇敬地翻阅大量资料，参考大量文献，打开尘封已久的档案，我们时而感慨，时而沉思，时而兴奋，时而流泪，我们了解了江阴中医是这样扎根于民间，生长于临床，服务于百姓。那一张张方子，一个个医案让我们吸吮了前辈的精华，那一番番回忆，一次次访谈，让我们追寻前辈的足迹。江阴中医对伤寒的认识理解，对温病的精到用药，对内科杂病的绝技验方，对针灸简便廉验、追求卓越，对临床各科的尽善尽美，让我们重新认识中医药的魅力，江阴中医人对中医事业的热爱，对病人情同手足的关心，讷于言而敏于行的医风，让我们重新认识江阴中医人的传统，这传统还将一代代传下去。

因为这项工作，我们得以知晓江阴中医：一源多流，自成体系；师传多样，教育为本；经世致用，注重经典；德术并举，誉满杏林；衷中参西，注重实效；世医传承，璀璨耀眼；开宗立派，创新为上；医风道骨，不入俗流；临床诸科，追求卓越；嘉惠后学，不遗余力；天江颗粒，独占鳌头；膏方文化，蔚然成风；男女双冠，大医国师；经方运气，双星闪烁。江阴中医人注重实践、注重实效、注重实用的特性和一脉相承的"人心齐、民性刚、敢攀登、创一流"的江阴精神是如此地契合，一座城造就一种医风，兼容并蓄、海纳百川，中医也成了江阴这座城市闪亮的名片。

因为这项工作，我得以完成临床和文献的相关系列课题，出版了5部专著，并收获了很多省市级的成果，获得了很多的荣誉。"认准病、用对药、讲疗程、靠自己"的疾病诊治观，"心、食、药、动"四位一体的疾病调养观和"病多痰湿、法在清化；胃以喜为补，唯有度需循；久病易伴'心病'、心病需用'心药'；动静两相宜、微调致中和"的临证体悟逐渐形成体系。我也因此成了患者心目中的"好医生"，常常门诊过百。

但我产生了更多的困惑，作为一名医者，我更希望病家少生病、不生病，或者病情不加重。怎样才可以做得更好呢？这个问题一直萦绕我的心头，我要回归，回归到老百姓需要我的地方！只有"科普"才可以。我利用可以利用的资源和时间，江阴18个社区卫生服务中心、195家社区卫生服务站都留下了我们团队的足迹，尽可能地深入浅出，讲好中医的故事。

其间，我的老师赵景芳、袁士良、陈正平等给了我很多的鼓励，江阴卫健委、中医院、中医药学会的领导给了我很多的支持，我的社区同道、各位院长给了我很多方便，还有更多的社区医生，没有他们，我无法得以坚持。本书的共同作者缪黎玮是我不可多得的同门，她将我的理念和文字很好地转化为生动活泼的"杏林素问"，并将更多的内容整理并加以展示，"杏林素问"公众号应运而生。当科普遇上互联网+，无疑是为中医普及插上了腾飞的翅膀，我感谢她。团队中还有颇具能力和灵气的夏秋钰，总结整理是她的强项，做了很多的幕后工作，让我可以安心地处理临床业务，张海英为“杏林素问”的线下活动倾注了大量的精力，匡宇娟做了后期相关的文字编排，还有王君、孔晓红、袁保、王雪平等青年才俊，感谢你们。“杏林素问”因你们而精彩。还要感谢东南大学出版社的褚蔚编辑，没有她的鼓励督促，我可能还在彷徨。

值此《医心医意——“杏林素问”中医健康科普》即将出版之际，“融媒体时代立体化中医药科普体系构建”等三个项目获得了无锡市卫健委、江阴市科协等专项资助。江苏省中医药发展研究中心主任、江苏省中医药学会副会长兼秘书长黄亚博先生为本书写序，增色添彩，在此一并感谢。

历史的长河滚滚向前，中医的传承和传播延绵不绝。在这个长河中，我们是一滴小小的水珠，我们向前奔腾，努力追赶前面的浪花，我们又不断回头，尽力提携后面的浪花，承前启后，乐此不疲。

感恩这项工作，培养了我们，丰富了我们，我们会继续努力。书中疏漏、不当之处，祈请同道和读者批评指正。

花海兵

2019年6月

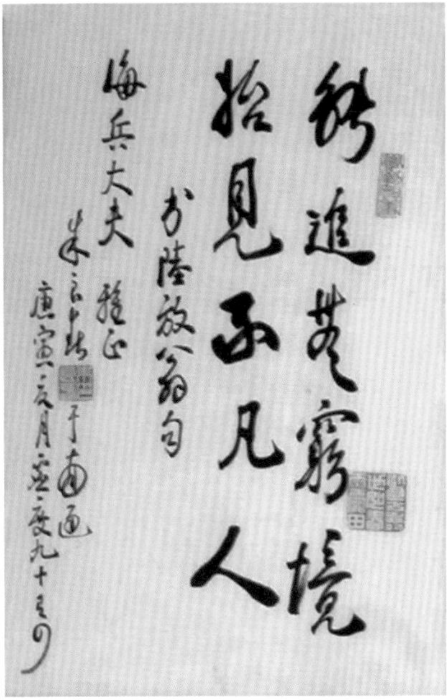

国医大师朱良春给花海兵的题词

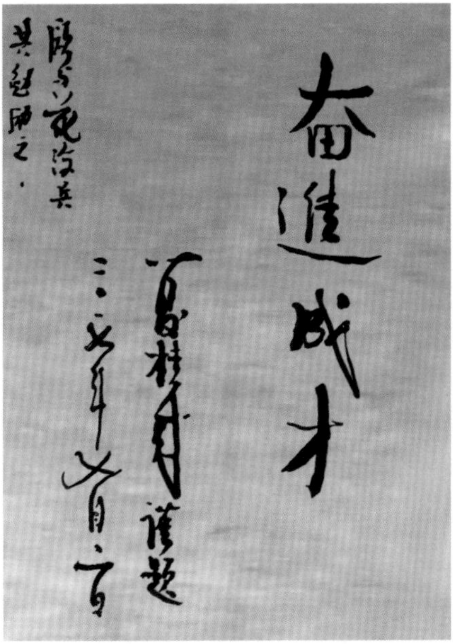
奋进成才

国医大师夏桂成给花海兵的题词